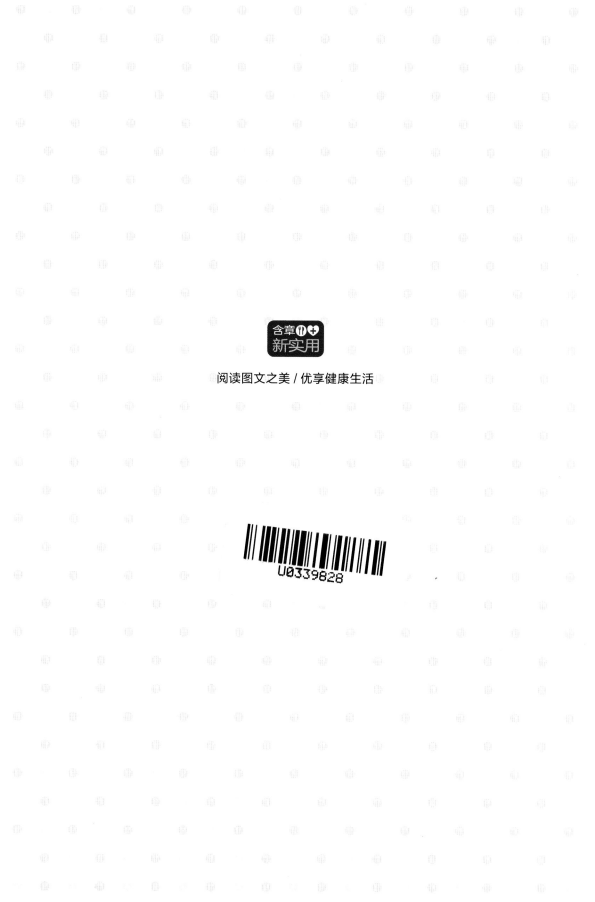

含章 11+
新实用

阅读图文之美 / 优享健康生活

U0339828

地道食材
速查图鉴

于雅婷 孙 平 编著

江苏凤凰科学技术出版社·南京

图书在版编目（CIP）数据

中国地道食材速查图鉴 / 于雅婷 , 孙平编著 . — 南京 : 江苏凤凰科学技术出版社 , 2022.2（2022.8 重印）

ISBN 978-7-5713-2488-9

Ⅰ . ①中… Ⅱ . ①于… ②孙… Ⅲ . ①食物养生 – 图集 Ⅳ . ①R247.1-64

中国版本图书馆 CIP 数据核字 (2021) 第 215157 号

中国地道食材速查图鉴

编　　　著	于雅婷　孙　平	
责 任 编 辑	汤景清　陈　艺	
责 任 校 对	仲　敏	
责 任 监 制	方　晨	

出 版 发 行	江苏凤凰科学技术出版社
出版社地址	南京市湖南路 1 号 A 楼，邮编：210009
出版社网址	http://www.pspress.cn
印　　　刷	天津丰富彩艺印刷有限公司

开　　　本	718 mm × 1 000 mm　1/16
印　　　张	13
插　　　页	1
字　　　数	320 000
版　　　次	2022 年 2 月第 1 版
印　　　次	2022 年 8 月第 2 次印刷

标 准 书 号	ISBN 978-7-5713-2488-9
定　　　价	45.00 元

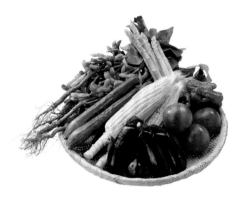

中华饮食，流光溢彩

中华美食是食材、食艺与中国古典哲学的完美结合，饮食是一种文化，而中华美食则誉满天下。中国的饮食文化源远流长。几千年来，人们经过不断的总结，已形成中华美食的八大菜系，即鲁、川、粤、闽、苏、浙、湘、徽流派。中国烹饪历史悠久，地方菜在长期的积累与发展中形成了具有典型特色的代表派系。八大菜系的起源和发展往往是与各地的民风民俗、地方物产、历史人文等要素紧密联系在一起的。

我们日常生活中所食用的食物都来自自然界所提供的天然资源，在人类进化的过程中，饮食对人类的生存具有极大的重要性。食物的来源可以是植物、动物或者其他物质。

谷物、水果、蔬菜、肉类都有各种各样的颜色和味道，而且不同颜色和味道的食物还有不同的功效。传统中医有五行学说，有脏腑理论，同时根据颜色和味道把食物也划分为5类，因此产生了"五色入五脏"和"五味入五脏"的理论。

谷类是我国人民的传统主食，在人们的饮食中占有重要的地位。谷类所含的营养物质主要是碳水化合物和蛋白质，其中碳水化合物的主要成分是淀粉。谷类食物是含糖类最多的食物，因此成为人体热量最主要的来源。谷类还含有丰富的B族维生素、一定量的膳食纤维及维生素E，脂肪含量较少。谷类中所含的淀粉结构简单，能够被人体快速分解，因此可在短时间内为身体提供大量热量，并且淀粉被分解后会形成二氧化碳和水，可直接被排出体外，因此谷类作为人体热量的主要来源是非常适合的。

水果主要分为鲜果和干果两类。鲜果富含维生素，其中维生素C的含量尤为突出，同时含有较多的矿物质，如钙、铁、锌、钾等，但所含的蛋白质较少。干果营养十分丰富，所含的脂肪绝大部分为不饱和脂肪酸，是人体必需脂肪酸的优质来源。此外，干果还含有丰富的蛋白质、碳水化合物及膳食纤维，尤其富含矿物质和维生素，其中钾、钠、钙、镁、铁、锌、B族维生素、维生素E的含量都较多。

人体需要的许多营养都来自所食用的蔬菜。蔬菜中所含的物质主要是水分，为70%～90%，除此之外，便是含量很少的蛋白质、糖类、脂肪、矿物质及膳食纤维等，对人体的生理活动有着重要的作用。日常生活中，成年人每天需要摄入200～500g蔬菜才能满足身体的需要。

肉类的动物蛋白含量高，其主要含水、蛋白质、脂肪、碳水化合物、矿物质、维生素等营养成分，其中水分含量为75%，蛋白质含量为10%～20%，脂肪含量为2%～8%，碳水化合物含量为1%～3%，矿物质含量为0.8%～1.2%，富含B族维生素和维生素A等。它能为人体提供丰富的营养成分，保证机体的健康。

本书介绍的食材范围广泛且实用，涵盖了蔬菜、谷类、水果、坚果、乳制品、肉、蛋、海产品、调味料9类。养生保健最重要的是合理地摄取必要的营养。本书用牵线图解的方式，汇集了大家日常生活涉及的常见食材，对每一种食物的营养成分、食疗价值、食用常识和恰当吃法都进行了介绍。本书更是以八大菜系为主线，用生动朴实的语言详细介绍了中华传统美食的趣闻和制作方法，让大家了解美食的同时，学会自己制作美食。

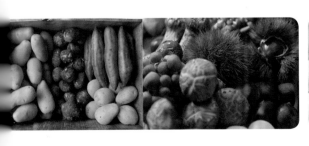
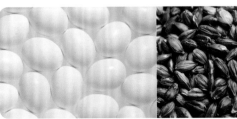

目录

第一章 中华饮食文化

第二章 谷物和米面制品

大米

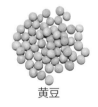

黄豆

蚕豆

第三章 蛋和乳制品

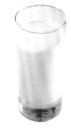

牛奶

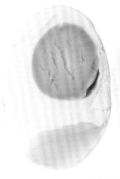

鸭蛋

第四章 蔬菜

青椒

藕

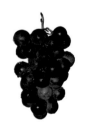

洋葱

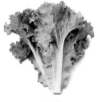

生菜

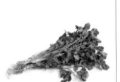

香菜

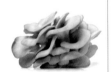

平菇

第五章 水果

葡萄

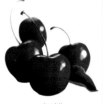

樱桃

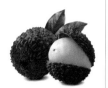

荔枝

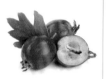

山楂

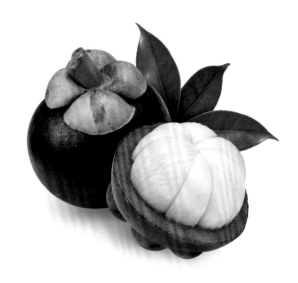

山竹

第六章　坚果

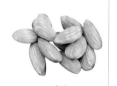

杏仁

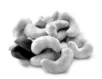

腰果

第七章　肉

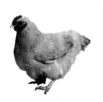

鸡肉

兔肉

第八章 鱼虾蟹贝

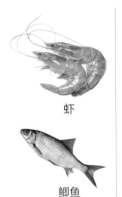

虾

鲫鱼

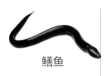

鳝鱼

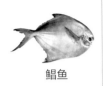

鲳鱼

第九章 调味品

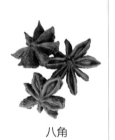

姜

辣椒

八角

备注：1杯（固体）= 250 克　　1杯（液体）= 250 毫升　　1大匙（固体）= 15 克
1大匙（液体）= 15 毫升　　1小匙（固体）= 5 克　　1小匙（液体）= 5 毫升

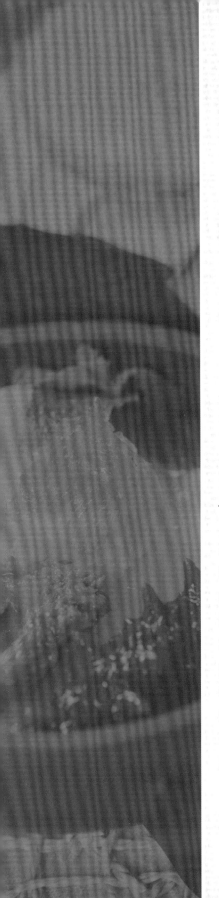

第一章

中华饮食文化

　　饮食文化是华夏文化的一朵奇葩。泱泱中华，五千年文明，在中华民族浩瀚的文化宝库中，"饮食文化"这颗明珠历久弥新。几千年来，中华美食调味精益、烹饪技巧巧妙，堪称举世瞩目。从沿革讲，中华饮食文化历史悠久，推出六万多种传统菜点、五光十色的筵宴和膳食繁盛的风味流派；从外延看，中华饮食文化从民族与宗教、民俗与功能等多种角度体现了异彩纷呈的使用价值；从特质看，中华饮食文化讲究"色、香、味"俱全，除了讲究菜肴的色彩搭配，更凸显中华民族传统礼仪。总之，中华饮食文化是一种广视野、深层次、多角度、高品位的悠久区域文化。可以说，中华饮食文化是中华文化中最精粹的部分之一。

中华美食溯源

中华菜有数千年发展历史，由历代宫廷菜、官府菜及地方菜组成。

我国幅员辽阔，由于各地自然条件、生活习惯、经济文化发展和历史时期的不同，在饮食烹调和菜肴品类方面，逐渐形成了不同的地方风味。

朝代	饮食文化	朝代年限	代表菜
夏、商、西周时期	谷物的初加工，由以碾春为主变为以磨为主，石磨开始普及，周人的饮食状况有了很大的改善，开始进食宰割后的牲畜	约公元前2070年～公元前771年	开创了"八珍"菜系的先例
春秋、战国、秦朝时期	我国最早的地方风味菜——鲁菜、苏菜、粤菜、川菜的雏形就在此时期形成	公元前770年～公元前206年	拆烩大鱼头、清蒸鲥鱼、野鸭菜饭、银芽鸡丝
汉、唐时期	引进了胡瓜、胡桃、西瓜，人们开始过上定居的农业生活	公元前206年～公元907年	芝麻烧饼、烧尾宴
五代、宋、辽、金、元时期	疆域扩大带来了饮食文化的大发展。这一时期，涮羊肉在忽必烈的推捧下诞生；元大都成为有史可考的第一家烤鸭店的发源地	公元907年～公元1368年	烤全羊
明、清时期	明清食俗混入满蒙的特点，饮食结构有了很大变化，蔬菜的种植达到较高水平，人工畜养的畜禽成为肉食主要来源	公元1368年～公元1911年	满汉全席

礼俗

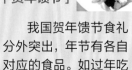

「贺年馈节」

我国贺年馈节食礼分外突出，年节有各自对应的食品。如过年吃饺子、元宵节吃汤圆等。

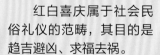

「红白喜庆」

红白喜庆属于社会民俗礼仪的范畴，其目的是趋吉避凶、求福去祸。

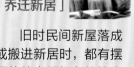

「乔迁新居」

旧时民间新屋落成或搬进新居时，都有摆酒款待亲朋好友的饮食礼仪，至今犹存。

中国地方食材风物志

猴头菇（黑龙江省）

猴头菇多生长在树干的枯死部位，喜低湿环境，我国黑龙江省盛产此物。

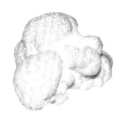

沙田柚（广西壮族自治区）

沙田柚，数广西容县沙田所产最出名。该地土壤肥沃，排水良好，种出的柚子形、色、香、味俱佳。

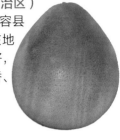

波罗蜜（广东省）

波罗蜜在我国广东、海南等地产量较高，广东省更因所产的波罗蜜个大、味美而闻名遐迩。

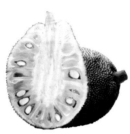

哈密瓜（新疆维吾尔自治区）

新疆维吾尔自治区是我国日照资源最丰富的地方，它无可取代的地理气候，使得在此地种植出品的哈密瓜甘甜多汁。

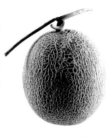

橘子（江西省）

江西省地理条件优越，雨水充沛，光照充足，素有"鱼米之乡"的美誉，所盛产的橘子营养丰富，色、香、味兼优。

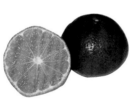

苹果（山东省）

山东省烟台市地处黄海与渤海之间，烟台苹果素以风味香甜、细脆津纯、酥脆多汁享誉海内外。

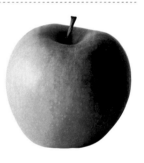

龙眼（福建省）

福建省枕山面海，气候条件优越，属亚热带海洋性季风气候，所产的龙眼肉质细腻、汁多甜美。

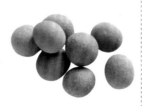

板栗（北京市）

北京良乡板栗壳薄，炒熟之后易剥，果肉细，糯性大，含糖量高。

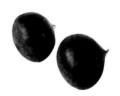

我国各个省份都有自己的特产。例如，长白山的野山参、树莓、草蘑、榛子、油豆角；辽宁的秋白梨、山楂、香水梨、鸭梨；甘肃的蕨菜、百合、黄花菜；宁夏的山杏、西瓜、蚕豆、马莲等。

文化食旅——神州名食名点

世界各地有各种各样的风味小吃，特色鲜明、风味独特，可突出反映当地的物质及社会生活风貌。品尝特色小吃，也就了解了当地的风情。

新疆

新疆的风味小吃做工精细、主副兼备、营养丰富、食用方便，特别是别具一格的烤全羊、烤羊肉串、烤鱼、抓饭等，声誉斐然。

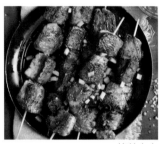

烤羊肉串

东北

东北三省是汉族和朝鲜族杂居的地区，朝鲜族饮食是当地的一大特色。冷面、打糕、酱汤等，都是当地独特的风味小吃。

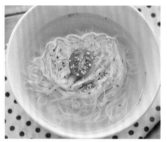

冷面

四川

四川名小吃真可谓种类繁多、技法多样、工艺精细、调味独特，如藤椒抄手、冒菜、客家凉粉、金钩烘蛋、麻辣粉、脆皮锅盔、烧卖、五香卤排骨等。

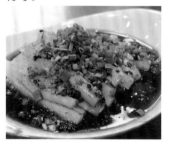

客家凉粉

云南

过桥米线是云南著名的风味小吃，汤鲜味美、肉片鲜嫩、口味清香、别具风味。

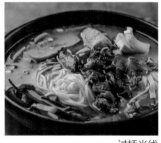

过桥米线

西藏

在西藏，家家都离不开酥油茶。酥油茶是藏族人不可缺少的食品。

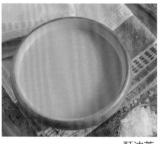

酥油茶

内蒙古

奶茶是蒙古族传统的热饮料，由茶水加鲜奶熬制而成，可终日饮用。有暖胃、解渴、充饥、助消化的功效。

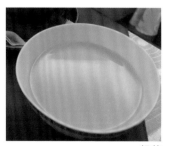

奶茶

早在南北朝的梁朝，即大约1500年前，中国人的饮食生活中已存在常馔和小食之分。

北京

北京小吃是北京人津津乐道的一项特色，融入了汉、回、满各族特色，并沿承了宫廷风味特色。在小吃烹调方式上，更是煎、炒、烹、炸、烤、涮、烙样样齐全。如爆肚冯、羊头马、年糕杨、奶酪魏等。

陕西

传统的风味小吃是陕西烹饪文化的重要组成部分，它以浓郁的乡土韵味赢得了赞赏。羊肉泡馍、凉皮、锅盔等都是陕西小吃的代表。

福建

福建小吃是我国著名小吃的一部分。七星鱼丸是福州名点，以猪肉做馅制成球形丸子，在汤中煮熟后浮沉摇摆，似空中星斗，故名七星鱼丸。

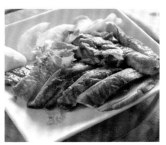

北京烤鸭

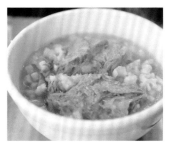

羊肉泡馍

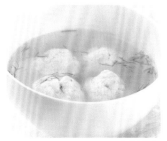

七星鱼丸

上海

上海小吃的口味以清淡、鲜美、可口著称，蒸、煮、炸、烙，品种繁多。汤包、百叶、油面筋是人们最青睐的"三主件"。

广西

南宁米粉饺是广西传统风味小吃。食用时佐以麻油、黄皮酱，并配搭一小碗上汤。

湖南

米粉是湖南人最喜爱的一种食物，质地柔韧、富有弹性，水煮不糊汤，干炒不易断，配以各种菜码或汤料，爽滑入味。

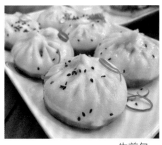

生煎包

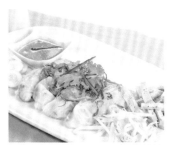

米粉饺

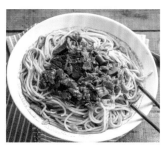

米粉

广东

广东小吃属岭南风味，多源于民间，大都被流传下来而成为传统名食。蒸肠粉是广州最负盛名的小吃，白如雪、薄如纸、油光闪亮、香滑可口。

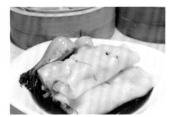

蒸肠粉

遍尝各方佳味——八大菜系

川菜

川菜是重庆、成都、乐山、内江和自贡等地方特色菜的统称。

主要特点在于味型多样。辣椒、胡椒、花椒、豆瓣酱等是主要调味品,不同的配比,化出了麻辣、酸辣、椒麻、麻酱、蒜泥、芥末、红油、糖醋、鱼香、怪味等各种味型,无不厚实醇浓,具有一菜一格、百菜百味的特殊风味,各式菜点无不令人称赞。

粤菜

即广东菜,由广府、客家、潮汕三种风味组成,粤菜是国内民间第二大菜系,以广府风味为代表。

广府菜注重质和味,口味比较清淡,力求清中求鲜、淡中求美,而且随季节的变化而变化,夏秋偏重清淡,冬春偏重浓郁。食味讲究清、鲜、嫩、爽、滑、香;调味遍及酸、甜、苦、辣、咸。代表菜品有广州文昌鸡、龙虎斗、白灼虾、烤乳猪、香芋扣肉、黄埔炒蛋、炖禾虫、五彩炒蛇丝等。

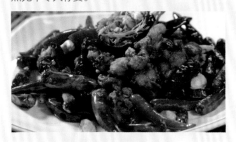
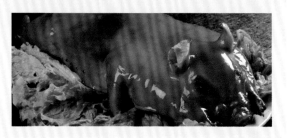

苏菜

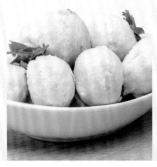

即江苏菜系,亦有四大菜系中将苏菜称为淮扬菜一说。由徐海、淮扬、南京和苏南四种风味组成,是宫廷第二大菜系。江苏菜系由原江浙菜系分出。原江浙菜系可分为淮扬风味、南京风味、苏南风味、浙江风味和徽州风味。后来,浙菜和徽菜以其选料讲究、刀工精细、咸甜适中、讲究造型的鲜明特色各为八大菜系之一。

鲜咸适度,习尚五辛、五味兼崇,清而不淡、浓而不浊。其菜无论取料于何物,均注意"食疗、食补"作用。另外,徐州菜多用大蟹和狗肉,尤其是全狗席甚为著名。代表菜品有霸王别姬、彭城鱼丸、地锅鸡等。

鲁菜

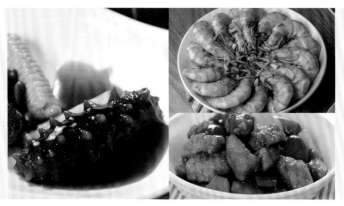

即山东菜系,由济南、胶东、孔府三种风味组成,是宫廷最大菜系,以孔府风味为龙头。

以清香、鲜嫩、味纯著称,一菜一味,百菜不重,尤重制汤,清汤、奶汤的使用及熬制都有严格规定,菜品以清鲜脆嫩著称。用高汤调制是鲁菜的一大特色。

闽菜

闽菜又称福建菜，是我国八大菜系之一。在后来发展中形成福州、闽南、闽西三大流派。汤菜清，味道淡爽清鲜，重酸甜，讲究以汤提鲜，擅长烹制海鲜佳肴。其烹调技法以蒸、煎、炒、熘、焖、炸、淋为特色。

闽菜除了招牌菜"佛跳墙"，还有肉粽、七星鱼丸、乌柳居、白雪鸡、芋丸、醉排骨、红糖鱼排等，均别有风味。

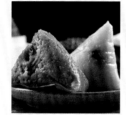

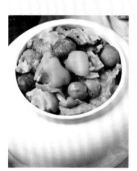

闽菜以闽东、闽南、闽西、闽北、闽中、莆仙地方风味菜为主。

浙菜

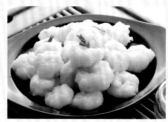

具有悠久历史的浙江菜品种丰富，主要由杭州、宁波、绍兴、温州四个流派组成，菜品鲜美滑嫩、脆软清爽，其特点是清、香、脆、嫩、爽、鲜，入口香绵软糯，富有乡村风味。

浙江省地理位置优越，山清水秀，物产丰富佳肴美。

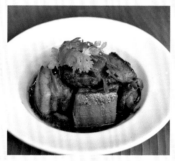

选料讲究，烹饪独到，注重本味。

湘菜

湖南地处长江中游南部，气候温和，土质肥沃，物产丰富，有"鱼米之乡"之称。富饶的物产和优越的自然条件，为湘菜在选料上提供了物质条件。

总体说来，湘菜具有以下几个特点：①刀工精细，形味俱美。湘菜的基本刀法有十六种之多，烹饪时，注重依味造型。②长于调味，以酸辣著称。③技法多样。湘菜的烹调方法历史悠久，烹调方法多样，尤重煨，小火慢炖，原汁原味。有的菜晶莹醇厚，有的菜汁纯滋养，有的菜软糯浓郁，有的菜酥烂鲜香，许多煨出来的菜肴成为湘菜中的名馔佳品。

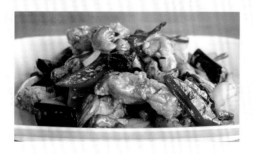

徽菜

徽菜喜用火腿调味，善加冰糖提鲜，善于保持菜品的原汁原味，口感以鲜、咸、香为主，菜肴具有清爽、酥嫩、鲜醇的特色。

徽菜的主要特点如下：烹调方法上擅长烧、炖、蒸，而爆、炒少，重油、重色、重火功。代表菜品有火腿炖甲鱼、腌鲜鳜鱼、黄山炖鸽等上百种。

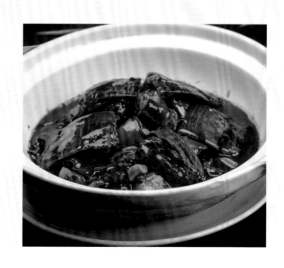

撷粹漫品——民族饮食

回族

回族日常饮食以面粉、大米为主，辅以玉米、豌豆等杂粮，喜食牛肉、羊肉、鸡肉、鸭肉及鱼类，回族人爱吃蔬菜，但忌食猪肉。

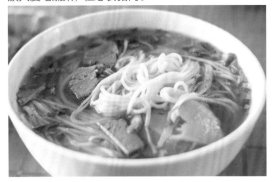

回族常采用煎、炒、烩、炸、爆、烤等烹调技法，做工精细考究，色、香、味俱佳。面食是回族人们的传统主食，拉面、馓子、长面、麻食、油茶、馄饨等都是回族人们待客的佳品。

维吾尔族

一种用白面或玉米面在特别的火坑中烤制而成的形似面饼，被称为"馕"的食品是维吾尔族人的家常主食之一。在新疆，家家户户都修有烤制馕专用的馕坑。

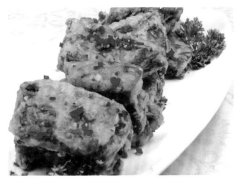

烤羊肉是维吾尔族的传统食品，风靡全国。手抓饭、拉面也是维吾尔族人喜爱的食品。

藏族

藏族人们以糌粑为主食，食用糌粑时，要和浓茶或奶茶、酥油、奶渣等一起食用；糌粑既便于储藏又便于携带，食用时也很方便。藏族过去很少食用蔬菜，副食以牛肉、羊肉为主，猪肉次之。

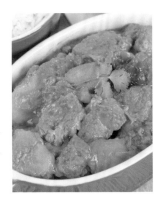

香寨是藏族食用米饭时的最佳菜肴，色、香、味俱全，芳香可口。制作时，先将马铃薯煮成八分熟，滤干，去皮，切成小块，待用。把羊肉剁成块，用适量酥油烹炒后，放入锅内加水焖煮，后加入八分熟的马铃薯块，再放油咖喱、盐、生姜、茴香、丁香、胡椒、藏蔻等调料，搅拌煮熟后即成。吃时可撒上葱泥。

满族

满汉全席是我国最著名的、规模最大的古典筵席。兴起于清代，是集满族与汉族菜点之精华而形成的历史上最著名的中华大宴，又有"满汉燕翅烧烤全席"之称。菜式取材广泛，用料精细，山珍海味无所不包。

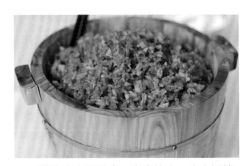

满族人喜爱黏食，喜食蜂蜜、小肉饭等，这种习俗也是满族人在长期从事狩猎、采集、饲养、农种、养蜂等经济生产的影响下，通过祭祀活动的祭品而被认定下来的。

傣族

傣族人日食两餐，以大米和糯米为主食。食用糯米时，用芭蕉叶包裹米饭成团，佐以盐、辣子、酸肉、烧鸡、青苔松即可进食。佐餐菜肴及小吃均以酸味为主，如酸笋、酸豌豆粉、酸肉及野生的酸果；傣族人喜食干酸菜。

傣族日常肉食有猪肉、牛肉、鸡肉、鸭肉，不食或少食羊肉，善做烤鸡、烧鸡，极喜鱼、虾、蟹、螺蛳、青苔等水产品。青苔入菜是傣族特有的风味菜肴。烹鱼时多做成酸鱼或烤成香茅草鱼；吃螃蟹时，将螃蟹连壳带肉剁成蟹酱，蘸饭吃，这种螃蟹酱被傣族人们称为"螃蟹喃咪布"。

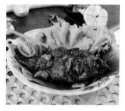
香茅烤鱼保留了鱼肉的鲜美，同时有香茅草的香气，又香又脆，让人回味无穷。

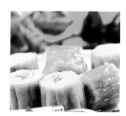
苦瓜是傣族产量最高、食用最多的日常蔬菜。

白族

白族人三餐都配新鲜蔬菜，肉食以猪肉为主，兼有牛肉、羊肉、鸡肉、鸭肉和鱼鲜，善于烹制火腿、腊肉、香肠、弓鱼、猪肝针、螺蛳酱、油鸡枞、吹肝和饭肠等食品。烹调方法多样，口味偏好酸辣；注重节庆，婚宴习惯用八道热菜组成"喜州土八碗"。

白族聚居在云南省大理白族自治州。雪梨、柑橘和茶是其著名特产。洱海盛产鱼类，弓鱼最著名。白族人喜食酸菜、砂锅菜等。口味以酸、凉、辣为主。

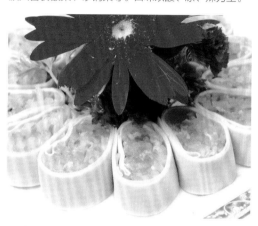

蒙古族

奶豆腐、烤全羊、炉烤带皮整羊、手抓羊肉、大炸羊、烤羊腿、蒙古包子、蒙古馅饼等，都是蒙古族富有特色的食品。这些食品中最具特色的是蒙古烤全羊、炉烤带皮整羊或称阿拉善烤全羊，最常见的是手抓羊肉。牛肉大都在冬季食用。有做成全牛肉宴的，但更多的是清炖、红烧、做汤。

除饮红茶外，蒙古族人每天都有饮奶茶的习惯；蒙古族人还喜欢将很多野生植物的果实、叶子、花等用于煮奶茶。

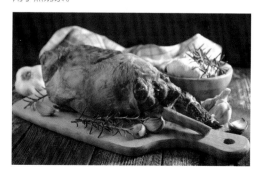

朝鲜族

朝鲜族的烹调方法以煎、煮、炒、汆、烤等为主，菜肴多清淡、软烂、爽脆。朝鲜族人不食羊肉、河鱼等。朝鲜族人最爱吃的传统食物是辣白菜。辣白菜清香爽口，有解腻、解酒、助消化、增食欲之功效，既是家常菜，又会出现在宴席的餐桌上。

打糕也是朝鲜族人们喜食的食品之一，每逢佳节或红白喜事，每家每户都用打糕来招待亲朋好友。

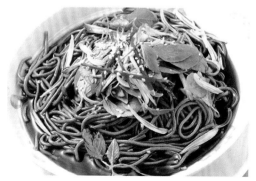
冷面是朝鲜族传统食品，清凉爽口，味道鲜美。

中国人的膳食指南——膳食宝塔

营养合理是健康的物质基础，而膳食的合理搭配是摄取营养的唯一途径。日常饮食当把营养与美味相结合，按照同类互换、多种多样的原则搭配一日三餐。

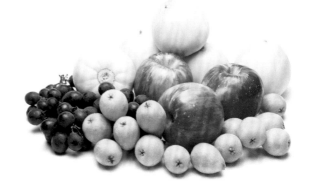

摄入标准

油类

正常人每天摄入的植物油要保持在 25~30g。

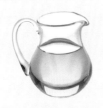

盐

每人每天摄入不超过 6g 盐为宜，肾病、高血压患者更应控制盐的摄入量。

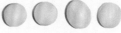

大豆类

成年人每天食用 25~35g 大豆为宜。另外，婴儿不宜多饮豆奶。

坚果类

成年人每天食用 25~35g 坚果为宜。另外，坚果不宜生食。

鱼虾类

鱼虾含有丰富的优质蛋白质，每天食用 40~75g 为宜。

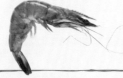

蛋类

鸡蛋的营养成分比较全面且均衡，每天食用 40 ~ 50g 为宜。

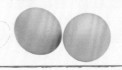

畜禽肉类

成年人每天食用 40 ~ 75g 畜禽肉类为宜。

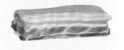

蔬菜类

蔬菜既是美食又是良药，每天食用 300~500g 为宜。

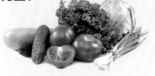

水果类

成年人每天食用 200~350g 水果为宜，上午食用水果可保证营养素的完全摄入。

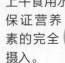

水

成人每天饮用 1500~1700ml 水为宜。但不宜饮水过量，否则会加重肾脏负担。

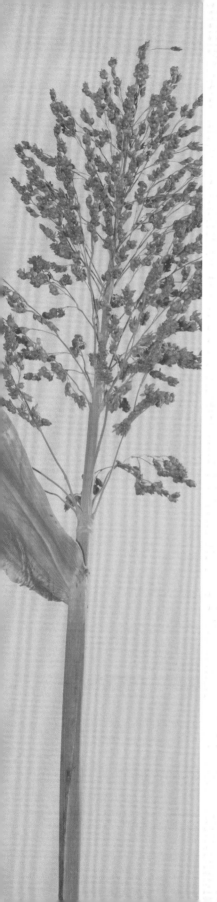

第二章

谷物和米面制品

　　谷类包括小麦、大米、玉米、小米、大麦、高粱等，是人体最主要的热量来源。谷类作为中国人的传统主食，从古至今都是老百姓餐桌上不可缺少的食物之一，在我国的膳食中占有重要的地位，被当作传统主食。谷物中碳水化合物的含量很高，具有极高的消化吸收率。以谷物为主的膳食模式，既可为人体提供充足的能量，又可减少脂肪的摄入量，对心脑血管疾病有极强的预防作用。近年来，随着人们生活水平的提高，谷物在饮食结构中所占的比例正在逐步缩小，但是，出于健康的考虑，还是建议大家摄入足够量的谷物。

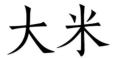

大米

健脾和胃，补中益气，益精强志

大米，又称白米、稻米，是中国人的主食之一。米色有白色、乌白色、紫色和黑色之分；米粒有较细长的，也有短胖形的。世界上大约有一半的人以大米为主食。

米粥具有健脾、和胃、清肺的功效。米汤可刺激胃液的分泌，可助消化，对脂肪的吸收有促进作用。

大米含有丰富的B族维生素，能预防脚气、缓解口腔炎症。

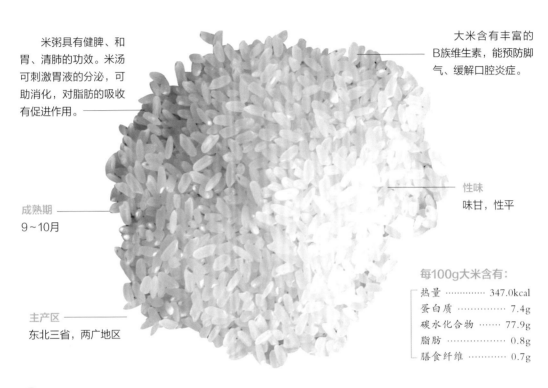

成熟期
9~10月

主产区
东北三省，两广地区

性味
味甘，性平

每100g大米含有：
- 热量 ············ 347.0kcal
- 蛋白质 ············ 7.4g
- 碳水化合物 ······ 77.9g
- 脂肪 ············ 0.8g
- 膳食纤维 ············ 0.7g

☺ 食疗特长

中医认为，大米有健脾和胃、补中益气、益精强志、除烦渴、止泻痢的功效，能使五脏血脉精髓充盛、筋骨肌肉强健，适用于腹痛、腹泻、虚劳损伤者，多食可强身健体。

选购指南

质量好的大米表面光亮，整齐均匀，硬度较高。质量差的大米硬度较低，碾压易碎，碎米粒较多。米粒表面出现的横纹叫作"爆腰"，横纹越多，质量越差。陈米色泽发灰，新米色泽鲜亮。

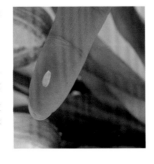

☺ 存放小窍门

① 米具要洁净、干燥、严实，如用米袋，要勒紧封口。

② 米袋浸泡在花椒水中，米袋风干盛米时，可将新鲜的花椒掺杂在米中，后扎紧袋口，可驱虫、防霉变。

③ 海带和大米按重量1：100的比例混放，定时取出海带晒去潮气，可保持大米干燥不霉变，并能有效晒去米虫。

④ 盛米的容器中放入螃蟹壳或洋葱，可以防虫蛀。

⑤ 米放在塑料袋中，以每袋5kg为宜；袋口扎紧后，放入冰箱冷冻室48小时后取出，取出后不要立即松开袋口，如此可杀死米虫。

🍚 熬粥小技巧

粥是"世间第一补人之物"。如何将米粥熬制得绵软可口，真是一门学问。熬粥时，可在水开时下米，米粒内外温度的差异会使米粒略微开裂，粥更加可口；熬粥时加入几滴食用油，可防止溢锅，若用高压锅煮制，用此法可防止喷溅；锅内水分始终保持沸腾，可使米粒中的淀粉更易

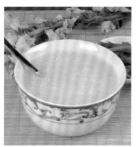

溶于汤中，口感更佳；熬粥过程中全程加盖，可避免水溶性维生素及某些营养成分的流失，也可以减少煮粥时间。

薄荷粥

材料：

干薄荷15g（鲜品30g），

粳米50~100g，冰糖适量

做法：

① 薄荷洗净，煎汤取汁。

② 大米洗净煮粥，将熟时入冰糖及薄荷汤，再煮1~2沸即成。

功效：

疏散风热，清利咽喉。本品不宜多服、久食，秋冬季节不宜食。

煮饭勿用生冷自来水

生活在城镇的居民大多饮用加氯的消毒自来水，而自来水中的氯会大量破坏谷物中的维生素B_1等成分；若用烧开的自来水煮饭，破坏米饭营养成分的氯会随水蒸气蒸发掉。

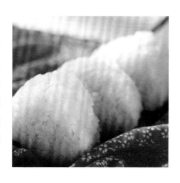

😊 焖饭小窍门

淘洗大米时，米在水中浸泡和搓洗的同时，米粒四周的营养素也在流失。淘米前后浸泡的时间越长，搓洗次数越多，营养素的损失也越多。所以，在做米饭时，要采用"蒸"的方法而不要"捞"，这样可以最大限度地保证大米中的维生素不被破坏；夏季米饭易馊，若在蒸制米饭时淋上几滴醋，可使米饭易于存放；用陈米煮饭时，可先将米浸泡2小时，煮蒸时在锅中加入2勺植物油；蒸制剩饭时，可加适量盐水；另外，在蒸制米饭时，加少量茶水，可使米饭色、香、味俱佳，还可去腻、化食，充分发挥米饭的营养价值。

夹生米饭补救法

若米饭夹生，可在米饭中加入2~3勺米酒，也可以用筷子在锅中扎几个直通锅底的洞，适当加入适量温水后重新焖制。

📦 中华小食屋

凉皮是陕西的一种地方特色小吃，面皮鲜嫩、滑爽，口感佳。陕西凉皮分为大米面皮和小麦面皮两大类，以大米面皮最受欢迎，故又称米皮。

做法：

① 大米磨成粉后，加适量水调成糊状。

② 拿一个底部平滑的蒸笼，倒入适量米糊，摊平至厚0.1厘米左右，上锅蒸。

③ 蒸至米皮略透明，即可取出放凉，然后切成条状备用。

④ 将辣椒油、芝麻酱、盐、醋、蒜等调料依个人口味与米皮搅拌即成。

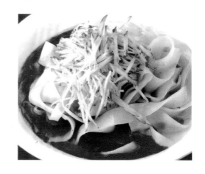

小麦

小麦，又叫麸麦、浮麦。小麦的原产地为波斯（即现在的伊朗），在公元前就开始栽种，是人类第一次栽培的农作物。小麦可直接做成酱油等，不过其最主要的用途是制成面粉。小麦是世界上总产量第二的粮食作物，是人类的主食之一，它的颖果磨成面粉后可制作面包、馒头、饼干、蛋糕、面条、水饺、包子等食物；发酵后可制成啤酒、酒精、伏特加和生质燃料。

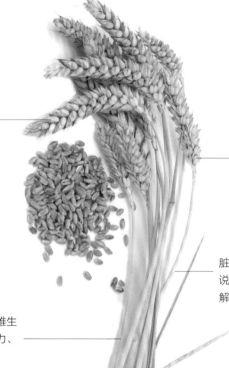

每100g小麦含有：

热量	339.0kcal
蛋白质	11.9g
碳水化合物	75.2g
脂肪	1.3g
膳食纤维	10.8g

小麦苗

小麦苗含有大量活性矿物质、维生素、蛋白质、微量元素，具有除烦热、疗黄疸、解酒毒的作用。经常食用小麦苗，可有效抑制癌细胞滋生，清除体内铅、汞、铝、铜等有毒金属，对高血压有一定的防治作用。

性味

味甘，性温

经常食用面粉能强健内脏与肠胃，对于更年期妇女来说，食用未精制的小麦还有缓解更年期综合征的作用。

面粉含有的维生素B$_1$、维生素B$_2$和维生素E具有恢复体力、防止精神恍惚的作用。

😊 食疗特长

小麦制粉时去除的胚芽和外皮被称为"麸皮"，麸皮内含有铁、锌、铜等矿物质和丰富的膳食纤维，能有效预防乳腺癌和结肠癌。进食全小麦可以降低血液中雌激素的含量，从而在一定程度上预防乳腺癌。食用麦麸的人肠息肉大都体积较小、数量较少。

品种群

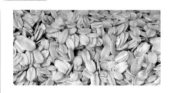

燕麦

又称野麦、野小麦、杜姥草。分布于我国长江流域、黄河流域。味甘，性平。能益脾养心、敛汗，有较高的营养价值。适用于体虚自汗、盗汗或肺结核患者。

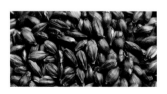

大麦

大麦是藏族人们的主要粮食。它所含的β-葡聚糖和可溶性纤维含量高于小麦，可作为保健食品。此外，大麦茶是朝鲜族人喜欢的饮料。

中国五大面食

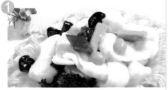

▲ 刀削面

中厚边薄，形似柳叶；入口外滑内筋，软而不黏，口感醇香，深受喜食面食者欢迎。

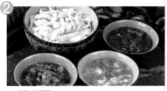

▲ 打卤面

亦饭亦菜，老北京有但凡婚嫁或过生日都要请客人吃上一顿打卤面的习俗。

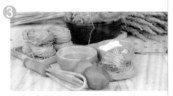

▲ 伊府面

也称油炸鸡蛋面，其含水量很低，可以保存较长时间，随时取用，极为方便。

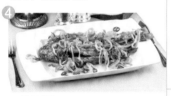

▲ 鱼焙面

河南开封的传统名菜，它是由糖醋熘鱼和焙面两道名菜配制而成的。

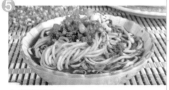

▲ 担担面

四川的独特风味，因小贩挑着装有各种食材的担子沿街叫卖而得名。面条细薄，卤汁酥香。

谷物和米面制品

中国小麦栽培史

小麦的栽种起源于西亚，5000多年前传入中国。之前，我国已经形成以种粟米为主的农耕文化。据史书记载，公元前6世纪以前，黄河中下游地区已经栽培小麦。到了春秋时期，栽培的范围逐步扩大。战国时期，石转磨的发明使得小麦的食用在当时得到推广，面粉制品的出现进一步促进了小麦栽培的发展。南宋时期，全国小麦总产量已经接近谷子，有时甚至超过谷子。明朝时期，小麦的种植遍及全国。中华人民共和国成立后，小麦种植发展更快，速度已经超过其他各种粮食作物。现在，小麦的种植面积和总产量得到更大的发展，其中小麦的播种面积居各种粮食作物首位，是重要的粮食作物之一。

话说啤酒

啤酒历史悠久，早在古巴比伦时代，已经有人将小麦当成啤酒的原料来使用。20世纪初，啤酒传入中国，现在，啤酒已成为水和茶之后世界上消耗量排名第三的饮料。

啤酒生产大致可分为麦芽制造、啤酒酿造、啤酒装灌三个主要过程，适度饮用啤酒可清热解毒、开胃消食；另外，啤酒的酵母含有对人体有益的多种维生素、蛋白质和铁质等成分，对皮肤保养具有一定的功效。

食用小麦面粉时应该少放碱或者不放碱

碱能使所有面食中的营养成分，如维生素E_1、维生素B_2等维生素及多种酶被破坏掉$50\% \sim 100\%$。

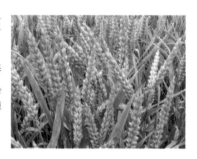

小食谱

益脾饼

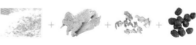

面粉 500g　白术 30g　生姜 6g　大枣 250g　鸡内金 适量

功效：健脾益气，开胃消食

做法：

① 将白术、生姜、大枣洗净后，加水适量入锅熬制1小时，单取大枣做泥。

② 将鸡内金研为细粉，与面粉调匀，倒入大枣泥，加水和成面团。

③ 将面团分割，做薄饼，用小火烙熟即成。

玉米

益肺宁心，调中开胃，清湿热

玉米，又称苞谷、苞米、棒子、玉蜀黍等，是世界总产量最高的粮食作物，是粗粮中的保健佳品。多食玉米对人体的健康非常有益。据报道，中美洲的印第安人几乎没有高血压，主要原因是这里的居民以玉米为主食，而玉米中含有可辅助降压的钙。玉米还具有降低胆固醇、防治冠心病、预防细胞衰老及脑功能衰退的作用。此外，黄玉米可以补充人体维生素A的不足。

玉米须含有丰富的硝酸钾、谷固醇、维生素k、豆固醇和挥发性生物碱，可降压、利尿、降糖、利胆、止血。

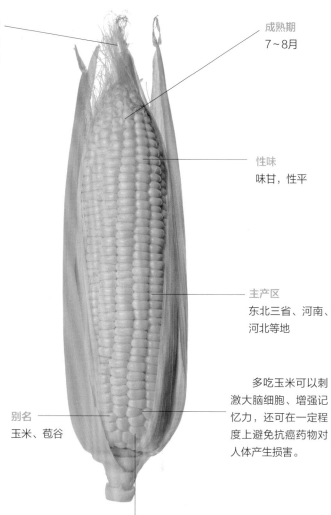

成熟期
7~8月

性味
味甘，性平

主产区
东北三省、河南、河北等地

多吃玉米可以刺激大脑细胞、增强记忆力，还可在一定程度上避免抗癌药物对人体产生损害。

别名
玉米、苞谷

品种群

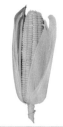

黄玉米

黄玉米营养丰富，含有丰富的蛋白质，热量低，食用后易于消化。

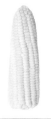

白玉米

白玉米种皮为白色，玉米粒略带淡黄色或粉红色。营养成分与黄玉米类似。

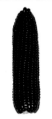

黑玉米

黑玉米外观乌黑发亮，色泽独特、营养丰富、香黏可口，适宜鲜食。

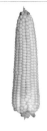

糯玉米

糯玉米香糯甜软，含有大量硒元素，可有效延缓人体心脑血管的老化。

玉米的胚乳中含有大量淀粉、脂类、蛋白质、矿物质及维生素；富含大量膳食纤维，能够刺激肠胃蠕动、防治便秘等；它所含的黄体素、玉米黄质可以缓解视疲劳，减缓眼睛老化。

每100g玉米(干)含有：

热量 ················ 352.0kcal
蛋白质 ·············· 8.8g
脂肪 ················ 3.8g
碳水化合物 ······ 74.7g
膳食纤维 ············ 8.0g

玉米排骨羹

材料：

玉米1根，猪排骨500g，胡萝卜1根，芹菜1根，枸杞子5g，生姜2片，八角2枚，葱白1段，香叶1片，盐、胡椒粉各适量

做法：

① 玉米、芹菜洗净后切段；猪排骨、胡萝卜洗净，切块。

② 猪排骨块入锅加水，煮去血沫。

③ 将猪排骨块和生姜片、八角、葱白段、香叶、枸杞子放入锅中，大火煮沸后转小火慢煲30分钟，放入玉米段、胡萝卜块和芹菜段，继续煲煮15分钟，最后加盐、胡椒粉调味即可。

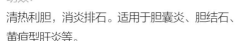

玉米须菊明茶

材料：

老玉米须15g，决明子9g，干菊花5g

做法：

将玉米须、决明子、干菊花用沸水冲泡。

功效：

清热利胆，消炎排石。适用于胆囊炎、胆结石、黄疸型肝炎等。

玉米面也可做成窝头。窝头上小下大中间空，呈圆锥状，北京人称这种食品为"窝窝头"。窝头含有丰富的膳食纤维，能刺激肠道蠕动，可预防动脉粥样硬化及其他心血管疾病，也可作为减肥食品。

选购指南

选购玉米时，应挑选颗粒饱满、排列紧密、玉米苞大、软硬适中、没有虫害、不太老不过嫩的。玉米太老了，难以咀嚼；太嫩了，没有嚼劲。

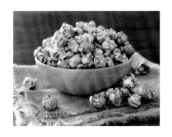

中华小食匮

爆米花是一种历史久远的膨化食品，起源可追溯到宋朝。当时的诗人范成大在他的《吴郡志·风俗》中就有记载："上元......爆糯谷于釜中，名孛娄，亦曰米花。每人自爆，以卜一年之休咎。"当时的爆米花用的是糯米。明朝时期，玉米传入中国，很快就成了爆米花的制作材料之一。爆米花松脆易消化，可作为日常零食，它的发明，足以见中国饮食的丰富多彩。

保鲜小窍门

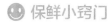

保存熟玉米时，只需将煮熟的玉米放入保鲜袋中，扎紧封口后，放入冰箱冷冻室。食用时，随时都可以将玉米在微波炉中加热，或用水煮几分钟即可。

很多人在保存熟玉米时，习惯将其放入冷藏室。其实，这样的保存方式很容易使玉米变馊。玉米中含有大量淀粉，而淀粉的主要成分是糖。含淀粉较多的食物只有在极其低的温度（如冰箱的冷冻室）下，才不会变质。

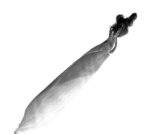

生玉米保存时，应先剥去玉米外皮，留下两三层内皮。无须清洗和摘穗，直接放入保鲜袋，封口后放入冰箱冷冻室保存即可。这样玉米能储存半年不变质，并且可始终保持鲜嫩。

食用时，取出玉米，洗净后放入锅中。倒入清水，大火煮开后再煮10分钟左右。冷冻玉米无须解冻，也不需要等水开后再放入锅中煮。

黄豆

强肝护心，通便降糖，延缓衰老

别名大豆，味甘，性平。在中国，黄豆及其制品是自古以来的传统食品。黄豆以丰富的营养物质保证了中华民族人民的体格健壮、繁衍发展。黄豆中含有一些改善人体功能、健全器官的特殊物质。我国种植、栽培黄豆已有 3000 多年的历史，《美国大百科全书》记载："在有文献记载以前，大豆便因营养价值高而被广泛栽培。"黄豆有"豆中之王"的美誉，人们称之为"植物肉""绿色的乳牛"。干黄豆中的蛋白质含量高达 40%，为粮食之冠。

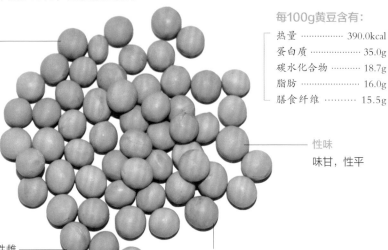

黄豆所含的卵磷脂可除掉附在血管壁上的胆固醇，防止血管硬化、预防心血管疾病、保护心脏。黄豆中的卵磷脂还具有防止肝脏内积存过多脂肪的作用，从而有效防治因肥胖而引起的脂肪肝。

大豆异黄酮含有植物性雌激素，能够减轻女性更年期症状，延缓女性细胞衰老；而且具有减少骨胶原丢失、促进骨胶原生成和降血脂等作用。

每100g黄豆含有：

热量 ………… 390.0kcal
蛋白质 ………… 35.0g
碳水化合物 ……… 18.7g
脂肪 ………… 16.0g
膳食纤维 ……… 15.5g

性味
味甘，性平

黄豆中含有的可溶性纤维既可通便，又能降低胆固醇含量。黄豆中还含有一种抑制胰酶的物质，对糖尿病有一定的辅助治疗作用。

选购指南

颗粒饱满且整齐均匀，无破瓣缺损、无虫害、无霉变、无挂丝的为优质黄豆。优质黄豆通常具有正常的香气和口感。鲜艳有光泽的是好黄豆；若色泽暗淡无光泽、有酸味或霉味者，则为劣质黄豆。

烹饪指导

生黄豆中含有抑制消化酶作用的物质，难以消化。在烹饪黄豆时，应将其在水中浸泡一晚后再充分加热。

为保证黄豆中所含的营养物能够充分释放，可与胡萝卜等黄绿色蔬菜同时烹制，保证营养均衡摄取。另外，黄豆容易受潮生虫，储存时，应将其放于密闭容器后置于阴凉、干燥处。

食用禁忌

① 炒熟的黄豆不宜多食。
② 对黄豆过敏者不宜食用。
③ 煮食时不宜加碱。
④ 加热时间不宜过长。
⑤ 服用铁制剂时不宜食用。
⑥ 服氨茶碱等茶碱类药时不宜食用。

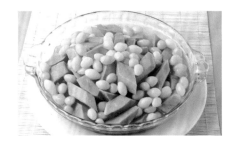

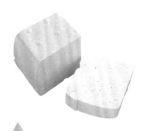

Tips

豆腐中含有丰富的锌，在流行性感冒高发季节，多食用豆腐可起到防病作用。

▲ 豆腐

豆腐由我国淮南王刘安所发明。历史悠久，深受人民的喜爱。用豆浆点卤石膏浆即成豆腐。豆腐高蛋白、低脂肪，可降血压、降血脂、降胆固醇，生熟皆可食用，老少咸宜，是养生延年之佳品。

▶ 腐竹

腐竹是中国的一种传统食品，色泽黄白，含有丰富的蛋白质及多种其他营养物质。做法多样，食之爽口，别有一番风味。

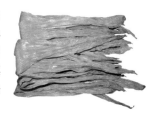

Tips

腐竹具有良好的健脑作用，对预防老年痴呆有一定功效。但因其所含热量较高，减肥者不宜多食。

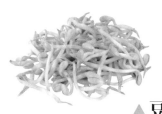

▼ 豆浆

豆浆是一种老少皆宜的营养饮品，有"植物奶"的美誉。它含有丰富的植物蛋白，还含有丰富的钙质。大枣、枸杞子、绿豆等都可以作为传统豆浆的配料。

▲ 豆芽

黄豆在发芽过程中，磷、钙、铁等矿物质在酶的作用下可被完全释放，人在食用黄豆芽后能减少体内乳酸堆积，有助于缓解疲劳。

Tips

黄豆不宜生吃，因生黄豆中含有抗胰蛋白酶因子，会影响人体对黄豆中营养物质的吸收。因此，食用黄豆及豆制品应充分加热。

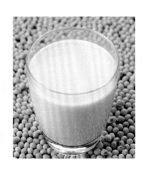

Tips

许多人在食用黄豆芽前将黄豆芽高温焯水后凉拌，这种做法是不可取的。黄豆芽中所含的维生素在高温焯水后会大量流失，烹饪时，应尽量缩短黄豆芽的加热时间。

Tips

油脂在氧化后生成的氧化油脂可加速细胞老化，还可致癌，因此油在开封后应避光保存，并应尽快食用。

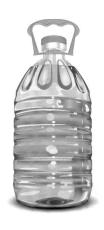

▶ 豆油

从营养价值看，大豆油含有丰富的亚油酸，可降低血清中胆固醇的含量，预防心血管疾病的发生。此外，大豆中含有丰富的维生素及卵磷脂，对人体健康均非常有益。

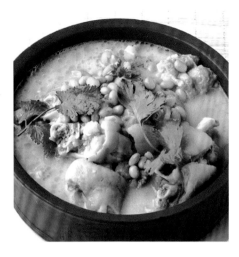

黄豆煨猪蹄

黄豆煨猪蹄是重庆开州区名小吃，汤汁滑而不腻，筋软香滑，可减轻肌肤原有皱纹。

材料：
猪蹄350g，黄豆100g，葱段10g，盐、鸡精各适量，党参10g，米酒、香菜叶各适量

做法：
① 黄豆洗净，提前浸泡3小时。
② 猪蹄洗净，切成大小适中的块，备用。
③ 将猪蹄块放入沸水中，过水5秒后捞出。
④ 倒掉沸水，将猪蹄块、黄豆、葱段、米酒、党参置于新水中，用小火炖4小时后加盐、鸡精调味，最后撒上香菜叶即可。

红烧黄豆芽排骨

防癌治癌，增强免疫力
材料：

猪排骨600g，黄豆芽200g，蒜苗20g，葱段20g，色拉油30ml，酱油50ml，盐适量，料酒30g，冰糖30g，生姜片8g

做法：

① 将猪排骨剁成3厘米长的小块，置滴油盘上，以强微波3分钟去血水，取出后略洗；黄豆芽洗净，用水浸泡2小时；蒜苗洗净，切小段备用。
② 热锅烧油，葱段、生姜片爆香后，加入少量水及猪排骨块；中火炖50分钟后加黄豆芽、蒜苗段及料酒、冰糖、酱油略炖，最后加盐调味即可。

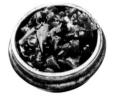

Tips

　　猪排骨含有丰富的优质蛋白质和人体必需的脂肪酸，可补肾养血、滋阴润燥；而黄豆芽含有丰富的维生素，可健脑、抗癌、抗疲劳。

黄芪豆芽牛肉汤

益气补血，护肝明目
材料：

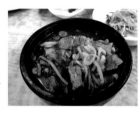

黄芪15g，牛肉600g，黄豆芽200g，胡萝卜1根，盐适量

做法：

① 牛肉洗净，切块，汆烫后捞起；胡萝卜削皮，洗净，切块；黄豆芽掐去根须，冲净。
② 将以上备好的材料和黄芪及8碗水一起炖煮，煮沸后转小火炖约50分钟，加盐调味即成。

Tips

　　此汤清甜滋补，有祛湿、开胃、护肝、明目、益气等功效，特别适宜身体瘦弱者食用。黄豆芽具有清热明目、补气养血、防止牙龈出血和心血管硬化等功效。黄疸患者可以多食黄豆。

五豆豆浆

防癌治癌，增强免疫力
材料：

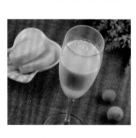

黄豆30g，黑豆10g，青豆10g，豌豆10g，花生米10g，水、白糖各适量

做法：

　　5种豆类洗净，浸泡6~16小时后，一起放入豆浆机，加入适量水，打碎煮熟，过滤后即可饮用，可根据个人口味加白糖调味。

糯米

滋补气血，益气止泻

  糯米为禾本科植物糯稻的种仁，我国南方称之为糯米，而北方则称其为江米。糯米是人们普遍食用的粮食之一，由其制作成的糯米风味小吃也深受人们欢迎。糯米是一种温和的滋补品，可补虚、健脾、暖胃、补血、止汗，适用于脾胃虚寒所引起的反胃、食欲不振、泄泻和气虚引起的自汗、气短无力、妊娠腹坠胀等症。因其香糯黏滑的口感，深得大家喜爱。正月十五的元宵（汤圆）就是由糯米粉包制成的。

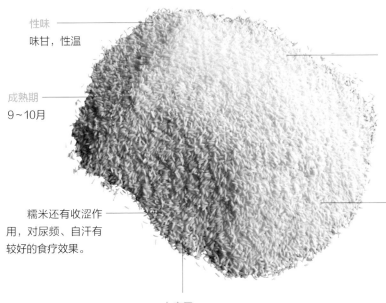

性味
味甘，性温

成熟期
9~10月

糯米还有收涩作用，对尿频、自汗有较好的食疗效果。

主产区
长江中下游平原

糯米制成的酒，可滋补健身。民间流传用糯米、杜仲、黄芪、枸杞子、当归等酿成"杜仲糯米酒"，饮用后可益气安神、美容益寿、舒筋活血。

糯米富含B族维生素，能温暖脾胃、补益中气，对脾胃虚寒、食欲不佳、腹胀、腹泻有一定的缓解作用。

每100g糯米含有：

热量	350.0kcal
蛋白质	7.3g
碳水化合物	78.3g
脂肪	1.0g
膳食纤维	0.8g

选购指南

  有些商贩为了获取利润，将大米掺杂在糯米中。鉴别方法是，用碘酒将米浸泡片刻，泡后用水洗净，糯米显紫色，大米则显现蓝色。

糯米桂圆粥

材料：
糯米、桂圆肉、糖各适量
做法：
① 糯米洗净，汤锅中加入适量水煮开。
② 入糯米和桂圆肉煮至成粥，加糖即可。
功效：
养心安神，健脾补血。

糯米枣

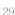

材料：
糯米粉、大枣各适量
做法：
① 大枣洗净，去核，糯米粉加水和成面团。
② 根据大枣的大小取适量面团，揉成枣核形，放入切开的大枣中，轻轻捏合后，入锅蒸制。
功效：
益气补血。

糙米

镇静安神，补中益气，调和五脏

糙米是指水稻脱壳后仍保留的含一些外层组织如皮层、糊粉层和胚芽的米，其口感较粗糙，质地紧密，煮起来也相对耗费时间，如今在餐桌上已经很难看到它的身影。而精白米则是糙米经过精磨、去掉外层组织得到的，也就是我们平常经常食用的大米。大米外观雪白细腻，吃起来柔软爽口，但其营养价值却远远不如糙米。

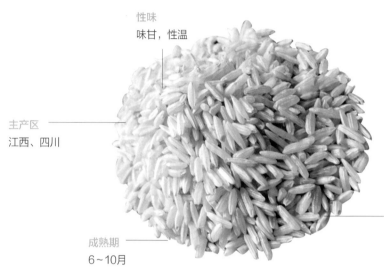

性味
味甘，性温

主产区
江西、四川

成熟期
6～10月

每100g糙米含有：

钙 ·················· 7.0mg
蛋白质 ·············· 2.6g
碳水化合物 ········ 26.0g
脂肪 ················ 0.3g
膳食纤维 ·········· 0.2g

糙米中钾、镁、锌、铁、锰等微量元素含量较高，有利于预防心血管疾病和贫血。它所含的膳食纤维还能与胆汁中的胆固醇结合，降低血脂。

🧺 中华小食匮

广式糙米饭

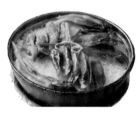

材料：
糙米100g（用水浸泡4小时），大米100g，广式腊肠50g，菜心4棵，色拉油、红椒丝、煲仔饭酱油各适量

做法：
① 在砂锅内部抹一层色拉油。将糙米和大米洗净后混在一起，米和水的比例为1：1.5，将米和水放入砂锅，加盖，大火烧开。
② 广式腊肠切段后扎洞，以便其油脂渗入米饭。饭半熟时，将广式腊肠段放到米饭上，盖好锅盖，换小火煮3～4分钟。关火，继续煲15分钟。
③ 将菜心清洗干净，汆熟后沥干水分，备用。
④ 饭熟后，将广式腊肠段取出，斜切成片，和菜心、红椒丝一起码在米饭上面，淋上煲仔饭酱油即可。

选购指南

看：色泽晶莹，颗粒均匀。
闻：有一股米的清香，无霉烂味。
摸：用手插入米袋摸一下，手上无油腻、米粉，避免米中掺假。
碾：用手碾一下，米粒不碎。

糙米茶

材料：
糙米1碗，水8碗
做法：
① 锅内无油，将糙米翻炒且不要爆裂，炒至黄褐色后盛出。
② 锅中放8碗水煮开，放入炒过的糙米后马上停火。静置5分钟。
③ 将糙米过滤后取茶饮。

黑米

滋阴补肾，健身暖胃

黑米是一种药食兼用的米，属糯米科类。它是由禾本科植物稻经长期培育后的特殊品种。黑米粒型有籼、粳两种，粒质有糯性和非糯性之分。黑米色黑，含有丰富的对人体有益的营养物质，有"黑珍珠"和"米王"之美誉。黑米在我国大部分地区都有生产，陕西黑米、湖南黑米、贵州黑糯米就是其中较为有代表性的品种。黑米具有较高的食用价值，除煮粥外，还可以将其制成各种营养品，也可以用黑米来酿酒。

经常食用黑米有利于防治头晕、眼疾、腰膝酸软、肺燥咳嗽、小便不利、便秘、食欲不振、脾胃虚弱等症。

每100g黑米含有：

热量	341.0kcal
蛋白质	9.4g
碳水化合物	72.2g
脂肪	2.5g
膳食纤维	3.9g

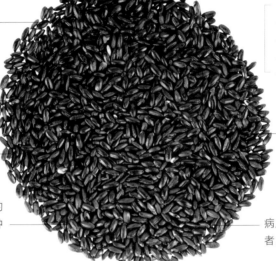

主产区
陕西、湖南、贵州

性味
味甘，性平

成熟期
7~9月

黑米可补充人体需要的蛋白质，以及锰、锌等多种矿物质，还可防止衰老。

黑米适宜产后血虚、病后体虚者或贫血、肾虚者；早白发者也可食用。

选购指南

看：好的黑米应有光泽，米粒大小均匀，碎米少，无虫、无杂质。

捻：用手指搓捻黑米数次，若手指染为黑色，则为染色米。

闻：手中取少量黑米，哈一口热气后立即闻气味，优质黑米气味清香、无异味。

嚼：取少量黑米细嚼，优质黑米味佳、微甜、无异味。

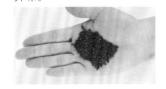

八宝黑米粥

材料：
黑米、糯米、冰糖、桂圆、花生米各适量

做法：
黑米用清水洗净，入锅加清水烧沸，将糯米、桂圆、花生米放入，移小火上煮约2小时，煮时要不时搅动，待质浓糯软时放入压碎的冰糖，冰糖溶化后即可装碗食用。

功效：
益气补血，暖胃健脾，滋补肝肾，止咳。

芒果黑米粥

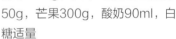

材料：
黑米150g，大米50g，芒果300g，酸奶90ml，白糖适量

做法：
① 将芒果去皮，切丁，芒果核煮20分钟。

② 将黑米和大米一块洗净，加上煮过芒果核的水，用小火煲至软糯鲜滑后加白糖搅匀出锅。

③ 将芒果丁撒在粥上，淋上酸奶即可。

功效：
滋补强身。

高粱

宁心安神，补中益气，调和五脏

高粱，禾本科，高粱属。按其性质可分为粳性和糯性两种，按照粒质又可分为硬质和软质。高粱为粗粮，谷粒供食用、酿酒（高粱酒）或制饴糖；秆可制糖浆或生食；穗可制笤帚或炊帚；颖果可入药，可宁心安神、燥湿祛痰。高粱籽粒加工后即成为高粱米，可做干饭，也可磨制成粉后再做成其他食品，如面条、煎饼、年糕等。另外，我国的一些名酒，如贵州茅台、泸州老窖等，都是以高粱为主料酿造的。

高粱具有一定的药用功效，可和胃、消积、温中、健脾、涩肠胃。它所含有的丹宁可收敛固脱，但便秘者不宜食用。

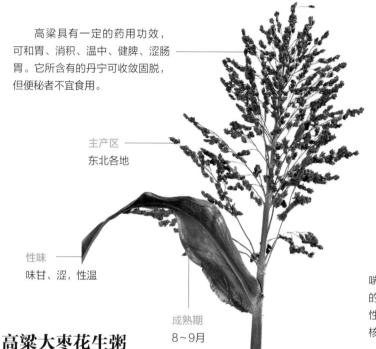

主产区
东北各地

性味
味甘、涩，性温

成熟期
8～9月

每100g高粱含有：

热量	………	360.0kcal
蛋白质	………	10.4g
碳水化合物	……	74.7g
脂肪	………	3.1g
膳食纤维	……	4.3g

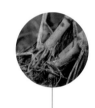

高粱根也可入药，有平喘、止血、利尿的功效。它的茎秆可用来榨汁熬糖。黏性较强的高粱，尤适合肺结核患者食用。

高粱大枣花生粥

材料：

高粱米100g，大枣50g，花生米20g

做法：

① 将高粱米洗净，大枣洗净、去核，花生米洗净。

② 先在锅中放适量水，水沸后放入高粱米。

③ 待煮至质浓糯软时放入备好的大枣和花生米，煮5分钟即可装碗食用。

功效：

温中散寒，补血益气，舒缓痛经，健脾养胃。

选购指南

看：一般高粱米有光泽，颗粒饱满、完整，均匀一致，用牙咬籽粒，断面质地紧密、无杂质、无虫害和霉变。

闻：取少量高粱米于手掌中，用嘴哈气后立即嗅其气味，有高粱固有的气味、无任何其他不良气味的为优质高粱米。

嚼：取适量样品，用嘴咀嚼、品尝，具有高粱特有的滋味，味微甜的为优质高粱米。

中华小食屋

高粱饴是山东的传统地方特产，以"弹、韧、柔"三性兼备而著称。甘美爽口，口感独特。高粱饴以麦芽糖浆、水、高粱粉等为主料，以口感细腻、有韧性、微甜可口的特点成为山东特产中的名品。

黄米

健脾胃，补中益气

黄米是北方的一种粮食，是穈子或黍子去皮后所得的，穈子或黍子颜色都发黄，因此将它们统称为黄米。穈、黍在植株形态上只有很小的区别，由穈子加工成的米没有糯性，由黍子加工成的米有糯性。东北人喜欢吃的"年糕"就是由黍米制成的。黄米的营养价值高于小麦和大米，对人体还有特殊的保健功效。

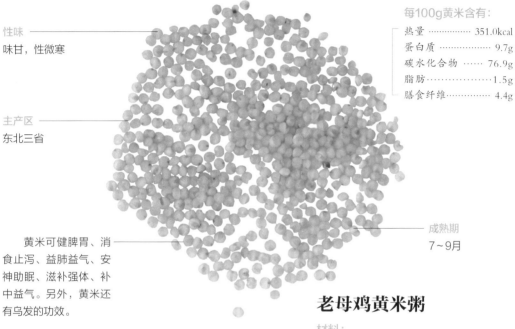

性味
味甘，性微寒

主产区
东北三省

黄米可健脾胃、消食止泻、益肺益气、安神助眠、滋补强体、补中益气。另外，黄米还有乌发的功效。

每100g黄米含有：

热量	351.0kcal
蛋白质	9.7g
碳水化合物	76.9g
脂肪	1.5g
膳食纤维	4.4g

成熟期
7～9月

🍱 中华小食屋

驴打滚

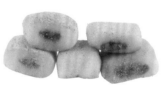

特点：豆香馅甜，入口绵软，别具风味。

驴打滚又称豆面糕，是北京小吃中的古老品种之一。因面糕蒸熟后，需在表面沾满黄豆面，犹如真驴在荒野打滚，故得名。制作时，将蒸熟的黄米外面沾上黄豆粉面擀成片，抹上豆沙馅卷起来，切成小块，撒上白糖即可。

选购指南

优质的黄米看起来颗粒饱满且大小均匀；摸起来有玻璃珠般圆滑的感觉；闻起来有一股米的清香气味。

老母鸡黄米粥

材料：

老母鸡1只，黄米适量，盐适量

做法：

① 将老母鸡宰杀后，去毛及内脏，洗净，切成小块，入锅，加适量水炖煮。

② 以中火煮沸后除去汤面浮沫，然后改用小火慢炖至鸡肉熟软。

③ 将洗净的黄米放入鸡汤内煮粥，煮至肉烂，粥稠，加盐调味即成。

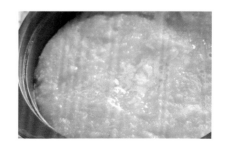

赤小豆

消肿，生津液

赤小豆又名赤豆、米赤豆、红小豆等，赤小豆的原产地在东亚地区，因外皮为红色而得名。赤小豆是高营养、多功能的保健杂粮之一，主要成分是糖类与蛋白质。此外，还富含维生素 B_1、钾和膳食纤维，可生津液、利小便、消胀、除肿、止吐。明代李时珍称之为"心之谷"。

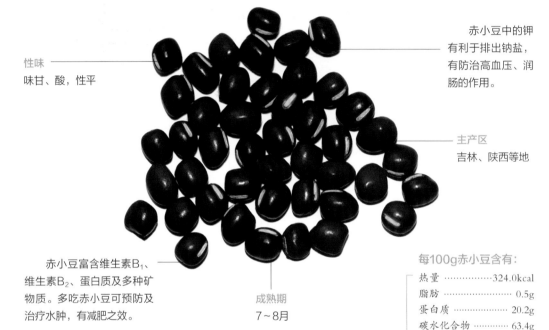

性味
味甘、酸，性平

赤小豆中的钾有利于排出钠盐，有防治高血压、润肠的作用。

主产区
吉林、陕西等地

赤小豆富含维生素B_1、维生素B_2、蛋白质及多种矿物质。多吃赤小豆可预防及治疗水肿，有减肥之效。

成熟期
7~8月

每100g赤小豆含有：
- 热量 ……………… 324.0kcal
- 脂肪 ……………… 0.5g
- 蛋白质 ……………… 20.2g
- 碳水化合物 ……………… 63.4g
- 膳食纤维 ……………… 7.7g

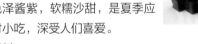 中华小食�

小豆凉糕

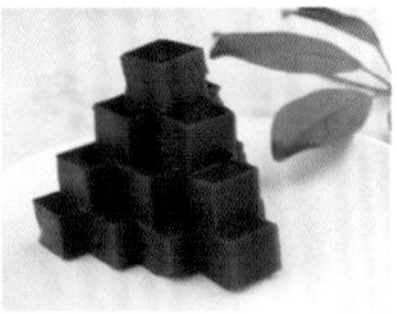

小豆凉糕是北京特色小吃，色泽酱紫，软糯沙甜，是夏季应时小吃，深受人们喜爱。

材料：

赤小豆500g，白糖350g，琼脂20g，食用碱适量

做法：

① 将赤小豆洗净。锅内加水、赤小豆、食用碱烧沸，改用小火煮烂，捞出晾凉后压碎去豆皮，制成赤小豆沙。

② 将琼脂洗净，放入水中略泡片刻。锅中加琼脂、清水，烧沸至琼脂溶化。

③ 将赤小豆沙加白糖、琼脂汁拌匀，用中火煮15分钟成糊状，倒出，晾凉切块即可。

赤小豆山药汤

材料：

赤小豆20g，鲜山药30g，白糖适量

做法：

① 赤小豆洗净；鲜山药去皮，切成薄片待用。

② 赤小豆放锅内，加水适量，大火烧沸，再用小火熬煮至半熟，加入山药片、白糖，继续煮熟即可。

选购指南

色泽自然红润、颗粒大小均匀饱满的赤小豆为上品。

小米

和中益肾，除热解毒

小米是粟脱壳制成的粮食，因其粒小，故名。原产于我中国北方黄河流域，由野生的"狗尾草"选育驯化而来。今天世界各地栽培的小米，都是由我国传出去的。粟生长耐旱，品种繁多，俗称"粟有五彩"，有白、黄、红、橙、黑、紫几种颜色的小米，也有黏性小米。中国最早的酒是用小米酿造的。

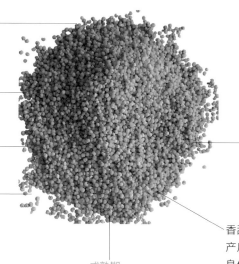

主产区
山东、河北、东北等地

性味
味甘、咸，性凉

别名
粟米、白粱粟、粢米

小米蛋白质的氨基酸组成中，赖氨酸过低而亮氨酸又过高，所以不能完全以小米为主食，应注意搭配，以免营养失衡。

成熟期
9～10月

每100g小米含有：

热量	361.0kcal
蛋白质	9.0g
脂肪	3.1g
膳食纤维	1.6g
碳水化合物	75.1g

小米可和中、益肾、除热、解毒，可治疗脾胃虚热、反胃呕吐、消渴、泄泻。陈小米还能止痢、解烦闷。

小米粒小、质硬，制品香甜。我国北方许多妇女在生产后，都用小米加红糖来调养身体。小米熬粥营养丰富，有"代参汤"之美誉。

小米南瓜粥

材料：
小米100g，水10杯左右，南瓜0.5～1kg，冰糖或蜂蜜适量

做法：
① 小米洗净；南瓜去皮，剔瓤后切成小块。
② 锅中加水，放入小米和南瓜块，煲约30分钟，加入冰糖或蜂蜜调味即可。

功效：
南瓜富含的铬元素有利于预防糖尿病。南瓜与小米做粥，甘香清润，解热消暑。

选购指南

优质小米的米粒应该大小均匀，颜色呈乳白色、黄色或金黄色，有光泽，闻起来气味清香，尝起来味微甜，无其他任何异味。

🍲 中华小食屋

小米炸

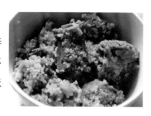

小米炸是贵州的特色小吃，味道有很多种，可根据自己的口味选择适当辅料。

材料：
小米、带皮的半肥猪肉、盐、生抽、五香粉、生姜丝、料酒各适量

做法：
① 把小米洗净，泡一夜。
② 把带皮的半肥猪肉洗净，切块，放入生姜丝和料酒，用生抽、五香粉腌制12小时以上。
③ 将生姜丝挑出后，把腌制好的肉放在小米碗中，碗里加适量水，加适量盐。
④ 把所有材料放入高压锅中，压制20分钟即可出锅食用。

饭豇豆

理中益气，补肾健胃

豇豆分为长豇豆和饭豇豆两种。饭豇豆一般作为粮食煮粥、制作豆沙馅食用。李时珍称："此豆可菜、可果、可谷，备用最好，乃豆中之上品。"饭豇豆呈肾脏形，有黑、白、红、紫、褐等各种颜色。中医认为，豇豆味甘，性微寒，有理中益气、补肾健胃的功效，对尿频、遗精及一些妇科功能性疾病有辅助治疗效果。

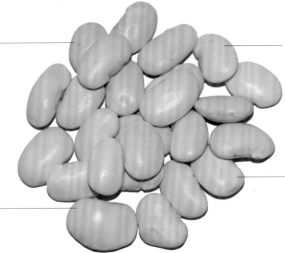

饭豇豆含有易被人体吸收的优质蛋白质，一定量的碳水化合物、维生素，以及钙、磷、铁等矿物质，有利于人体新陈代谢。

性味
味甘，性微寒

主产区
河南、陕西、山西

成熟期
7~9月

每100g饭豇豆含有：

热量	334.0kcal
钙	60.0mg
蛋白质	18.6g
脂肪	1.1g
膳食纤维	6.6g

🍱 中华小食屉

眉豆糕

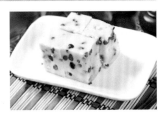

眉豆糕是广东名小吃，在东莞，家家都会做眉豆糕。眉豆糕入口香滑软糯，味道香醇。

材料：
眉豆、白芝麻、陈皮、糯米粉、白糖各适量

做法：
① 将眉豆放在水中泡软，和白芝麻一起加到糯米粉中。
② 将陈皮磨成粉，也加入糯米粉中。
③ 在和好的糯米粉中加适量水，加白糖，揉制成面团。
④ 将面团摊平在敞口碗里，上锅里隔水蒸制至熟即可。

选购指南

饭豇豆呈扁椭圆形或扁卵圆形，表面淡黄白色或淡黄色，平滑，略有光泽，一侧边缘有隆起的白色眉状种阜。种皮薄而脆，味甘，嚼之有豆腥气。选购时以颜色一致，颗粒大小、形状相仿者为佳。

🍽 食用宜忌

饭豇豆食多则性滞，因此气滞便结的人应慎食。

饭豇豆与粳米一起煮粥最佳，但是一次不能食之过量，以防产气腹胀。

🍲 烹饪指导

饭豇豆在烹调前应用冷水浸泡(或用沸水稍烫)再炒食。因其中含有植物血凝素及皂苷，如生食或食用不完全熟的饭豇豆，在食后数分钟内会出现头痛、头昏、恶心、呕吐等中毒反应。

豌豆

益脾和胃，生津止渴

豌豆又名雪豆、寒豆、麦豆、毕豆、留豆等。豆荚有硬荚和软荚两种，软荚种的种子幼嫩时可以食用，硬荚种果皮坚硬，种子可食用。豌豆种子的形状因品种不同而不同，大多为圆球形，也有椭圆形、扁圆形等。颜色有黄白、绿、红、玫瑰色等。豌豆既可作蔬菜炒食，又可磨成豌豆面粉食用。因豌豆豆粒圆润鲜绿，也常用来作配菜，以增加菜肴的色彩，增进食欲。

每100g豌豆含有：

- 热量 …………… 334.0kcal
- 膳食纤维 ………… 0.4g
- 碳水化合物 ……… 65.8g
- 蛋白质 …………… 20.3g
- 脂肪 ……………… 1.1g

主产区

四川、河南、湖北、江苏、青海等地

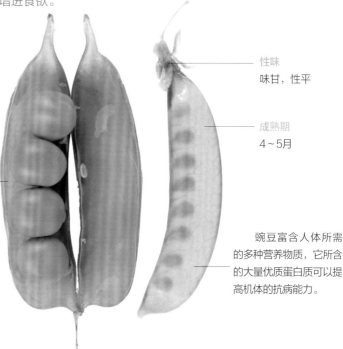

性味

味甘，性平

成熟期

4~5月

豌豆富含人体所需的多种营养物质，它所含的大量优质蛋白质可以提高机体的抗病能力。

选购指南

豌豆以籽粒饱满、色泽佳、无虫蛀者为佳。带豆荚的豌豆应用手搓，看能不能把豆荚搓得沙沙作响，有响声就证明够新鲜。

中华小食匮

豌豆黄

豌豆黄是北京传统小吃。农历三月初三吃豌豆黄是北京的习俗。豌豆黄成品细腻、色泽浅黄，入口即化，味道香甜，清凉爽口，可利小便、止渴、和中下气、解疮毒、消炎、去除暑热、降血压、除脂肪。

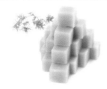

山药炒豌豆荚

材料：

鲜山药250g，冬笋200g，豌豆荚50g，竹笋、香菇、胡萝卜、盐、淀粉各适量，红辣椒1个

做法：

① 所有材料洗净。香菇轻划十字，备用；豌豆荚、胡萝卜、鲜山药（去皮）、冬笋切薄片；竹笋切段；红辣椒切丝。

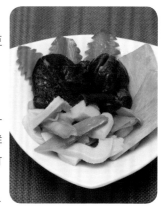

② 烧热油锅，放入香菇、胡萝卜片、山药片、豌豆荚、冬笋片、竹笋段同炒，再加一杯水，放入红辣椒丝翻炒。收汁后用淀粉勾芡即可。

功效：

防癌抗癌，增强免疫力。

绿豆

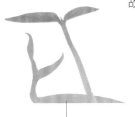

清热解暑，补充营养，增强体力

　　绿豆又名青小豆，因其颜色青绿而得名，在我国的栽培历史更是长达 2000 余年。由于它营养丰富、用途较多，故被李时珍称为"菜中佳品"。绿豆含有丰富的矿物质和维生素，三伏夏日，赤日炎炎，若喝上一碗绿豆汤，就可以及时补充丢失的营养物质，达到清热解暑的效果。绿豆的食法多种多样，可做豆粥、豆饭、豆酒、粉条、粉丝、糕点等，故有"食中佳品，济世长谷"之称。

绿豆在发芽过程中，维生素C的含量会有所增加，蛋白质会分解为利于人体吸收的氨基酸。

主产区
东北三省

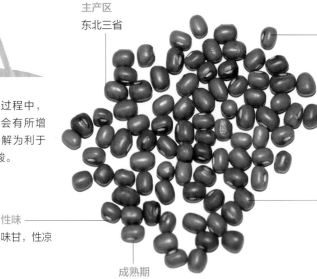

绿豆含有丰富的胰蛋白酶抑制剂，既可以保护肝脏，又可减少蛋白质分解，从而减轻肾脏负担。

绿豆淀粉中含有相当数量的低聚糖，可辅助治疗糖尿病及肥胖。

性味
味甘，性凉

成熟期
8月

每100g绿豆含有：

- 热量 ············· 329.0kcal
- 蛋白质 ············· 21.6g
- 碳水化合物 ········· 62.0g
- 脂肪 ············· 0.8g
- 膳食纤维 ············ 6.4g

🧰 中华小食屋

绿豆糕

　　绿豆糕是著名的京式四季糕点之一。形状规范整齐，色泽浅黄，细润紧密，绵软香甜。制作绿豆糕需要用到的原料有绿豆粉、豌豆粉、黄糖、桂花等，食用后能起到利尿、消暑、解毒之功效。

🍚 烹饪指导

　　将挑好的绿豆洗净晾干，在铁锅中干炒10分钟左右再煮，很快即可煮烂。

😓 食用禁忌

　　绿豆性凉，脾胃虚弱的人不宜多吃；绿豆不宜煮得过烂，以免使有机酸和维生素遭到破坏；服药，特别是服温补药时忌食绿豆食品，以免降低药效；未煮烂的绿豆食后易致恶心、呕吐。

🍴 饮食搭配

 +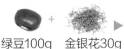
绿豆100g　金银花30g
▶ 吃豆喝汤，可解暑

绿豆50g　甘草10g
▶ 煎煮后加红糖饮用，可解酒

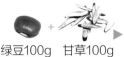
绿豆100g　甘草100g
▶ 煎汁后晾凉饮服，可解附子、巴豆毒

 +
绿豆50g　绿茶10g
▶ 共煮成茶，可治流行性感冒

芸豆

营养丰富，促进脂肪代谢，护发养颜

芸豆原产自美洲的墨西哥和阿根廷，16世纪末开始在我国引种。芸豆营养丰富，经常食用可加速新陈代谢。芸豆中含有特殊的皂甘类物质，能够有效促进脂肪代谢。芸豆还是一种高钾、高镁、低钠食品，对心脑血管疾病患者的治疗有很大的帮助。

品种群

大白芸豆

大白芸豆，俗称"大四季豆米"，亦称"白腰豆"，呈肾形，外皮较厚，但质地细腻，富含沙性，因此吃法很多，可煮、可炖。

花芸豆

花芸豆营养丰富，含丰富的蛋白质、大量钙质及B族维生素，是制作糕点、豆馅、甜汤、豆沙的优质原料，其药用价值也很高。

黄芸豆

黄芸豆也是芸豆的一种，同时是一种滋补食疗佳品。我国古代医学典籍早有记载："味甘平、性温，温中下气、利肠胃、止呃逆、益肾、补元气。"

红芸豆

红芸豆为山西特产，颗粒硕大、色泽鲜艳，兼有营养和药用价值，深受人们青睐。

芸豆可提高机体免疫力，增强抗病能力，激活T淋巴细胞，对癌细胞的扩散有一定的抑制作用。

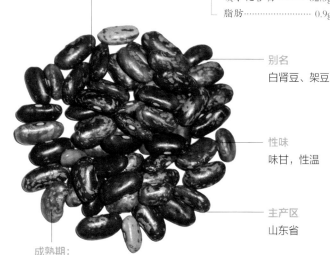

每100g芸豆含有：

热量………… 341.0kcal
膳食纤维………… 3.5g
蛋白质………… 22.5g
碳水化合物……… 62.5g
脂肪………… 0.9g

别名
白肾豆、架豆

性味
味甘，性温

主产区
山东省

成熟期：
8月上旬

🍲 中华小食屉

芸豆卷

芸豆卷是北京民间小吃，后流传入清宫。色泽雪白，口感细腻，香甜可口。

材料：

白芸豆500g，豆沙250g，碱适量

做法：

① 芸豆泡水去皮，加适量碱，煮熟后入锅蒸20分钟，取出后压成泥。

② 晾凉后揉成团，然后擀成薄片，抹上豆沙，成卷后切件即可。

话梅芸豆

材料：

芸豆1把，话梅1袋，大枣1把，冰糖20g，蜂蜜1勺

做法：

① 芸豆洗净后在凉水里泡一夜，大枣洗净、去核。

② 将泡好的芸豆和话梅、大枣、冰糖共入高压锅里蒸30分钟；取出来放凉后加蜂蜜，搅拌均匀后冷藏食用。

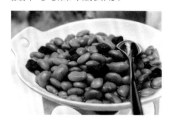

蚕豆

补钙强骨，健脑

蚕豆又称胡豆、佛豆、川豆、罗汉豆，属于豆科巢菜属，是一种一年生或越年生草本植物，可用作粮食、蔬菜、饲料和绿肥。干蚕豆仁既可作为主食，又可作为副食食用，是一种老少咸宜的食物。蚕豆中含有大量钙、钾、镁、维生素等，并且氨基酸种类较为齐全。

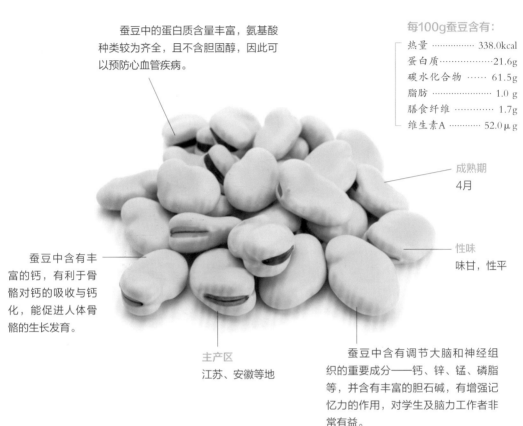

蚕豆中的蛋白质含量丰富，氨基酸种类较为齐全，且不含胆固醇，因此可以预防心血管疾病。

每100g蚕豆含有：

热量	338.0kcal
蛋白质	21.6g
碳水化合物	61.5g
脂肪	1.0 g
膳食纤维	1.7g
维生素A	52.0μg

成熟期
4月

性味
味甘，性平

蚕豆中含有丰富的钙，有利于骨骼对钙的吸收与钙化，能促进人体骨骼的生长发育。

主产区
江苏、安徽等地

蚕豆中含有调节大脑和神经组织的重要成分——钙、锌、锰、磷脂等，并含有丰富的胆石碱，有增强记忆力的作用，对学生及脑力工作者非常有益。

选购指南

蚕豆以颗粒大而果仁饱满，皮色黄或青黄，无发黑、虫蛀和污点者为佳。

蚕豆炒韭菜

材料：

水发蚕豆200g，韭菜150g，生姜末、白糖、盐、料酒、葱白段、蒜末、香油、食用油各适量

做法：

① 蚕豆去壳，韭菜洗净，沥干后切段备用。

② 往锅中加3大匙食用油，放入生姜末爆炒，将蚕豆放入锅中，再加水半杯炒至熟软。

③ 加入韭菜段及其余调料，拌炒片刻即成。

🧳 中华小食屉

怪味蚕豆

怪味蚕豆是四川特色小吃，因酥脆且具有香甜麻辣咸的独特风味深得人们喜爱。

材料：

嫩蚕豆300g，葱白段、生姜末、盐、辣椒粉、白糖、花椒粉、味精、食用油各适量

做法：

① 锅放炉火上，加入食用油烧热，投入葱白段、生姜末煸出香味。

② 加入嫩蚕豆炒至酥脆，加入其余调料炒约1分钟即可。

黑豆

润肺清热，活血利水，补肾益阴

黑豆为豆科植物大豆的黑色种子，颗粒大而饱满，色泽乌黑发亮。牲畜在食用以黑豆做主料的饲料后，体壮、有力、抗病力强，所以在农耕社会中，黑豆主要被用作牲畜饲料。其实，黑豆的医疗保健作用也是不容忽视的。黑豆可润肺清热、活血利水、补肾益阴，还有延年益寿的功效。

黑豆中富含蛋白质、多种氨基酸及油酸，不仅能满足人体对脂肪的需求，还可降低血液中的胆固醇。

成熟期
12月~次年3月

每100g黑豆含有：
- 热量············401.0kcal
- 蛋白质············36.0g
- 脂肪············15.9g
- 膳食纤维············10.2g
- 碳水化合物············33.6g

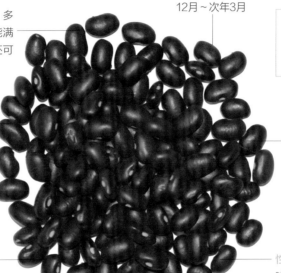

别名
櫓豆、乌豆、枝仔豆、黑大豆

黑豆基本不含胆固醇，它所含的植物固醇可抑制人体吸收胆固醇，有降低血液中胆固醇的作用。因此，经常食用黑豆，对高血压患者、心脏病患者很有帮助。

黑豆的血糖生成指数（GI值）很低，因此，很适合糖尿病患者和希望控制血糖的人食用。

性味
味甘，性平

主产区
东北三省、河南等地

何首乌黑豆煲鸡爪

材料：

何首乌10g，黑豆20g，大枣5个，鸡爪8只，猪瘦肉100g，盐适量

做法：

① 鸡爪剁去趾甲，洗净备用；大枣、何首乌洗净后备用。

② 猪瘦肉洗净，黑豆洗净后放锅中炒至豆壳裂开。

③ 全部用料放入煲内，加适量清水煲3小时，加盐调味即可。

功效：

补肾益阴，健脾利湿，除热解毒。可以辅助治疗肾虚阴亏所致消渴多饮、尿频，肝肾阴虚所致头晕目眩、视物昏暗或须发早白、脚气、水肿等症。

🍴 饮食搭配

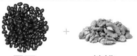

黑豆　＋　核桃　▶　温阳暖肾

黑豆　＋　大枣　▶　养肾，补气，补血

选购指南

以豆粒完整、大小均匀、颜色乌黑、仁呈黄色或绿色者为佳。

🍽 食用禁忌

黑豆虽然是保健佳品，但一定要做熟吃，因为生黑豆中有一种叫抗胰蛋白酶的成分，会影响蛋白质的消化吸收，引起腹泻。

荞麦

健脾除湿，消积化气

荞麦是人们的主要粮食之一，原产于我国北方。古代由我国经朝鲜传入日本，如今荞麦和荞麦制品在日本被视作珍贵食品。荞麦营养丰富，含特殊的营养成分，被誉为健康主食之一。研究显示，经常食用荞麦不易发胖，它所含的特殊植物蛋白质在体内不易转化成脂肪，所以可以有效避免发胖。荞麦中所含的膳食纤维是人们常吃的主食——面和米的数倍，经常食用，对预防大肠癌和肥胖有益。

每100g荞麦含有：
- 碳水化合物 ………… 66.5g
- 脂肪 ………………… 2.3g
- 膳食纤维 …………… 6.5g
- 蛋白质 ……………… 9.3g

别名
花麦、三角麦

主产区
东北、西北、华北

成熟期
8~10月

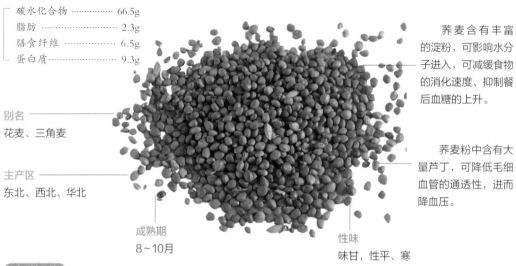

荞麦含有丰富的淀粉，可影响水分子进入，可减缓食物的消化速度、抑制餐后血糖的上升。

荞麦粉中含有大量芦丁，可降低毛细血管的通透性，进而降血压。

性味
味甘，性平、寒

小药膳

① 荞麦莱菔子散：荞麦15g，隔山撬30g，莱菔子10g，共研为细末。每次服10g，温开水送服。此方可健脾消食，用于辅助治疗消化不良。

② 荞麦济生丹：荞麦适量，炒至微焦，研细末，加水做成丸。每服6g，温开水送服，或以荞菜煎汤送服。用于脾虚而湿热下注、小便浑浊色白、腹泻等症。

③ 荞麦糊：荞麦研细末（荞麦面）10g，炒香，加水煮成稀糊服食。可降气宽肠。用于夏季肠胃不和、腹痛腹泻等症。

④ 荞麦粥：将洗净的荞麦米和猪瘦肉丝与适当的配料（如黄瓜、胡萝卜）同煮，可止咳、平喘，也可辅治高血压。

中华小食屋

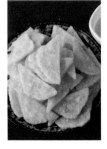

灌肠

灌肠是一种北京特有的风味小吃，最初的灌肠是用猪大肠灌制淀粉、碎肉制成的，后来逐渐演变为用淀粉加上红曲和香料灌进猪小肠而成。食用时，将灌肠切片，用中低火煸煎至两面金黄，盛入盘中，配以之前制好的蒜汁蘸食即可。

饸饹

饸饹是中国北方最常见的面食吃法之一。传统的做法是将和好的荞麦面塞入饸饹床的空腔中，压好的面条即为饸饹面条；煮好后浇上事先用豆腐或者肉、胡萝卜、白萝卜等做好的臊子即可食用。

烘烤面

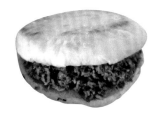

肉夹馍

肉夹馍是陕西一道极具代表性的小吃。以腊汁肉夹馍和羊肉夹馍为主。馍香肉酥，回味无穷。腊汁肉夹馍所用的腊肉由三十多种调料精心烹制，再加上陈年老汤，色泽红润，气味芬芳，肉质软糯，浓郁香醇。

肉夹馍的营养

① 猪肉含有优质蛋白质和人体所必需的脂肪酸，可改善缺铁性贫血。

② 辣椒中含有蛋白质、脂肪、碳水化合物、维生素。此外，辣椒中还含有核黄素、硫胺素、柠檬酸和辣椒红素等。

③ 香菜所含的特殊挥发油可去除肉类的腥膻味，所具有的特殊香味能促使机体发汗。另外，香菜还可促进胃肠蠕动，开胃醒脾。

肉夹馍制作小贴士

① 做肉夹馍最香的肉是带皮、带骨的五花肉，将骨头同煮还可以增加钙质。

② 老卤汤是关键，剩余的卤汤可保存至下次再用，可将剩余的卤汤烧至滚开，自然放凉后撇去浮油，放入冰箱冷冻。用的时候解冻，加入新汤中，注意还要重新添加调味料和香料。

③ 做馍的面是半发面，也就是不必完全发酵，添加适量碱面，可以使馍更香。

卤煮火烧

卤煮火烧是老北京的地道小吃。据传，清宫中有一道名为"苏造肉"的菜肴，制作时五花肉加丁香、甘草、砂仁、豆蔻仁、肉桂等香料烹制，传入民间时商贩改用价钱低廉的猪下水代替五花肉，配以火烧、豆腐、肺头等。味厚而不腻，香软可口。

制作过程详解：

把处理好的猪小肠和猪肺切成小段，投入卤汤中煮，至八成熟时放入火烧同煮。

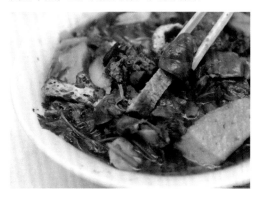

驴肉火烧

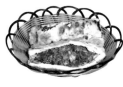

驴肉火烧是河北的一种小吃，风味纯正、工艺讲究。配以酱菜和小米粥，让人回味无穷。

驴肉火烧营养丰富，脂肪含量低，蛋白质含量高，且钙、磷、铁含量也相对较高。

麻酱烧饼

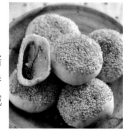

材料：

精面粉500g，麻酱75g，白芝麻50g，香油50ml，花椒盐、碱面、面肥各适量

做法：

① 将精面粉放入盆内，加入面肥及清水250ml和成面团，发酵。

② 将麻酱放碗中，加入香油用筷子搅拌。

③ 面团切长条，用擀面杖擀成方片状，将麻酱糊均匀地抹在面片上，撒适量花椒盐，从一端卷起成长卷形，揪成剂子，按扁成小圆饼。

④ 饼面抹匀清水，将其沾满白芝麻，放在烤盘内，入炉烤约15分钟，烤成黄色时出炉即成。

褡裢火烧

褡裢火烧是老北京的特色小吃之一。因制作成形后，酷似旧时人们腰带上的"褡裢"，故得名。色泽金黄，焦香可口。吃褡裢火烧时配以用鸡血和豆腐条制成的酸辣汤，鲜香酸辣，让人回味无穷。

炸烙面

炸烙面是将和好的面进行炸烙而成的一种食品，深受老百姓的喜爱。烙制时可配以各种肉、蛋、蔬菜一同烹饪。营养充足而丰富，营养素损失也较少。

韭菜盒子

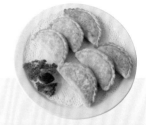

吃韭菜有很多好处，可促进肠道蠕动，减少胆固醇的吸收等。但因其不易消化，故不宜多食。

韭菜盒子是人们餐桌上常见的食物。色泽金黄，外表美观，鲜嫩清香，口感好，不肥腻，富含多种营养成分。

地道的北方小食，色泽金黄，外表美观，口感好

做法：

① 将韭菜洗净切碎，和虾皮、炒蛋一起拌匀，加作料和成馅。

② 面团揉匀，分割成均匀的剂子，擀成面饼，放入适量馅。

③ 封口捏花后，放入锅中烙至两面金黄即可。

手撕饼

手撕饼配方讲究，制作工艺精细。清香酥脆，层次分明，香软可口，外黄里暄，酥软油润，热食不腻，香酥爽口，简单易做。

材料：

高筋面粉3杯，色拉油、盐、白胡椒粉、干葱末各适量

做法：

① 高筋面粉加入1杯温水和适量盐，揉成面团后，表面涂少量色拉油，用保鲜膜覆盖，醒发20分钟。

② 面团放在撒了干面粉的砧板上，擀成长条，撒上盐、白胡椒粉、干葱末。

③ 从边上卷起，成一长条，绕着手指，将头和尾塞入圈中成一坨。将坨压扁，把皮擀薄擀大。

④ 锅内放入适量油，将饼放入油锅内煎至两面金黄即可。

⑤ 食用时，将饼放在防油纸上，四周向中间挤压，饼中间蓬起的部分会自然断裂，呈手撕状。

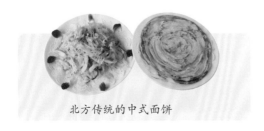

北方传统的中式面饼

葱油饼

面食一般要比米饭容易消化，葱油饼不仅易消化，更有养胃的功效。和面时，沸水不要一次性放进去；面团可以头一天晚上和好，装入保鲜袋，放入冰箱冷藏，早上拿出来直接做面饼。

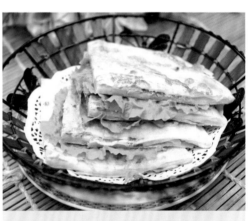

北方传统的中式面饼，清香酥脆，四季皆宜

材料：

面粉150g，葱花、鸡粉、盐、白芝麻、食用油各适量

做法：

① 饧好的面团揉搓成条，分成剂子后，擀成薄片，刷上一层油，撒上葱花。

② 平底锅内放油，下入葱花饼，小火将其一面煎黄后翻面，最后煎至两面金黄熟透即可。

春饼

杜甫有"春日春盘细生菜"的诗句。每逢立春日，北京人都要吃春饼，名曰"咬春"。食用时卷包配菜，如酱肘花丝、酱肉丝、熏肉丝等盒子菜。

春饼制作窍门：

和面要用高筋面粉，水温不能太高，饼不宜过厚，讲究"隔饼看菜"。和面时，小面块刷油要均匀；加热时用中火；烙好的饼用湿布覆盖。

春饼配菜宜选用比较爽脆的菜品；另外，春饼切丝后可做成炒饼，味道也很不错。

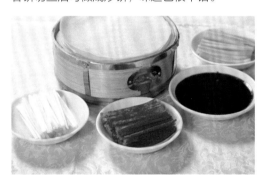

南瓜饼

南瓜饼以南瓜为主料做成，有较高的营养价值，内含维生素和果胶，能黏结体内细菌毒素和有害物质，保护胃黏膜，促进消化，含有抗癌物质，可促进生长发育。

材料：

南瓜250g，糯米粉250g，白糖40g，豆沙50g，食用油适量

做法：

① 南瓜切块，蒸熟冷却后剥皮，搅成糊状后加糯米粉和白糖揉成粉团，蒸熟冷却后摘成坯子。

② 将坯子按扁，成皮，包上豆沙。

③ 放入油锅炸至微黄即成。

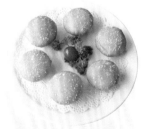

润肺健脾，镇咳化痰

油条

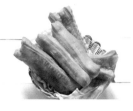

相传南宋时期，老百姓对卖国贼秦桧恨之入骨。在京城有个姓丁的小贩，把面团和成人形，入油锅炸之，取名"油炸桧"，之后成为老少皆宜、妇幼喜食的早点食品。

材料：

面粉300g，温牛奶250ml，泡打粉1小匙，小苏打1/2小匙，植物油适量

做法：

① 把泡打粉、小苏打和盐用温牛奶化开，将面粉和好揉匀，再倒入适量植物油，盖上盖子在常温下放一夜。

② 次日早上，把面放在抹了油的砧板上切成小条。在每个小条上顺压一下，再把每2个小条的两头捏在一起。

③ 把做好的油条生坯抻长，放入油锅里炸至金黄色，捞出即可。

千层酥

千层酥，因成品侧面可见许多分层得名，口感酥酥脆脆、香浓甜美。

材料：

精面粉500g，猪油175g，水、香油、白糖各适量

做法：

① 先将200g精面粉加100g猪油和匀，制成酥面备用。再把300g精面粉倒入盆内，加75g猪油用手搓开，倒入冷水和硬扎软，制成皮面备用。

② 将皮面与酥面上案，揪成10个剂子；然后逐个用皮面剂包住酥面剂，将面团划成两半，抹匀香油；逐个在手指上盘卷成圆形；再将露酥的一端翻出，下温油锅炸7~8分钟捞出，撒上白糖即成。

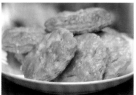

拌煮面

面食指谷物或豆类的面粉加水和成面团，经挤压或擀制，或者使用搓、拉、捏等手段，制成条状或片状，最后经煮、烩、炒而成的一种食品。北方人多以面食为主粮；南方人虽然多吃米饭，但面食也是重要小吃之一。

炸酱面

炸酱面是北京的特色食物，主要原料是面条、猪肉和蔬菜。面条易被人体消化；猪肉含有丰富的蛋白质；蔬菜富含多种维生素、矿物质。但是，食用以猪肉为原料的炸酱面后不宜喝大量水。

炸酱面制作步骤详解之"酱"的制法：

① 将干黄酱倒入碗里，用水调匀。

② 肉切成小丁，葱切成末，备用。

③ 油锅烧热，倒油；待油烧热后，煸炒肉丁；肉丁八成熟时，倒入干黄酱并调小火。

④ 将切好的葱末倒入锅内，并打2个鸡蛋放入酱内，用锅铲搅匀。

⑤ 待酱出香味、色泽变成油亮的微黄色时即可关火出锅。

焖面

材料：

面条500g，五花肉250g，黄豆芽150g，蒜薹150g，豆角150g，虾仁20g，老抽、盐、鸡精、蒜末、食用油各适量，葱1段，八角4枚，干辣椒5个

做法：

① 笼屉铺上笼布，把面条放入，大火烧开蒸10分钟。

② 豆角、蒜薹洗净，切2厘米长的段；五花肉切薄片；葱斜切段。

③ 蒸好的面条抖开，铺在面板上晾凉；将适量食用油均匀地倒在面条上，用手拌匀。拌好的面条继续放入笼屉，水烧开后再蒸15分钟即可。

④ 锅内加入适量食用油烧热，放入五花肉片煸至金黄，捞出备用；锅内的油留适量，下八角、干辣椒小火煸香。

⑤ 转中火，放入葱段、蒜末炒香；倒入豆角段炒1分钟；加入黄豆芽、蒜薹段、虾仁继续炒1分钟；倒入老抽、盐、鸡精炒匀，加水到菜的3/4处烧开，关火后把面条倒入锅内，用筷子拌匀即可食用。

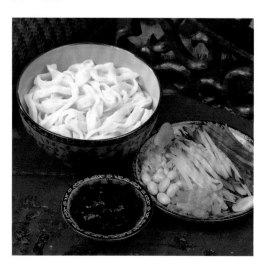

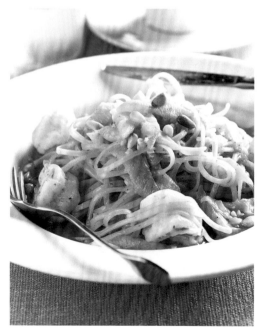

龙须面

龙须面广泛流传于北方各大地区，我国人们有农历二月二龙抬头吃龙须面的习俗。相传，明朝御膳房里有位厨师，在立春之日，做了一种细如发丝的面条，明皇胃口大开、龙颜大悦、称赞不已。从此，龙须面在民间流传开来。由于抻面抻出的面细如龙须，故名龙须面。

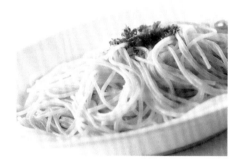

烩面

烩面是河南特色美食，历史悠久，集荤、素、汤、菜、饭于一体，味道鲜美、经济实惠，享誉中原，遍及全国。郑州更有"烩面之城"之称，外地人来到郑州，都要尝一尝地道的羊肉烩面；本地人也以烩面款待亲朋。烩面可分为羊肉烩面、牛肉烩面、三鲜烩面、五鲜烩面等。

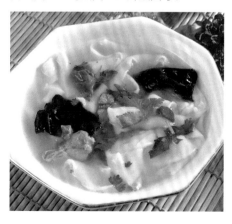

兰州拉面

兰州牛肉拉面历史悠久，传说起源于唐代，如今是兰州最具特色的大众化经济小吃。正宗的兰州牛肉拉面由回族人马保子在1915年创始，马保子为谋生计在家中制成热锅牛肉面后沿街叫卖，后来在民间流传开来。

拉面讲究技巧，而牛肉拉面的优劣取决于清汤。熬汤时常选用大块牛头骨和腿骨，肉汤气香味浓、清亮澄澈。

黄河岸边的古城兰州，大街小巷弥漫着牛肉面的清香。

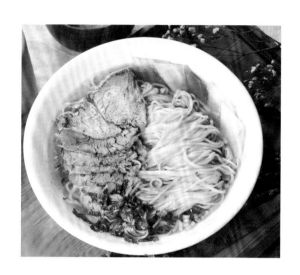

油泼面

油泼面是陕西特色小食，据说已有3000多年的历史。面长不断、光滑筋韧、油香扑鼻、酸辣味美。

油泼面制作工艺详解：

① 面上放适量干辣椒面、葱花，将烧开的火花油猛泼入碗里的辣面上即成。做油泼面时，面上可放各种时鲜蔬菜，如韭菜花、香椿、豆芽、青菜等。喜食辣者还可放些油泼辣子。

② 米醋、酱油、盐、花椒油混在一起做调料，但调料须在泼油前与煮好的面调匀，这样，味道就可以融入面中。

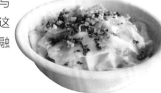

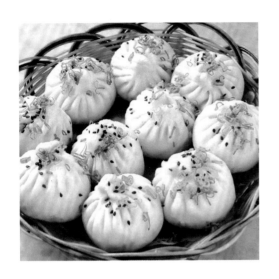

包子

　　我国传统食品之一，价格便宜、实惠。通常是用面做皮，用菜、肉或糖等做馅。在江南某些地区，是没有包子之称的，他们将带馅的包子称作肉馒头，不带馅的则称作馒头。

　　包子一般是用面粉发酵做成的，大小依据馅心的多少有所不同，最小的可以称作小笼包，其他依次为中包、大包。常用的馅心有肉、芝麻、豆沙、干菜肉等，著名的有广东叉烧包、上海灌汤包等。

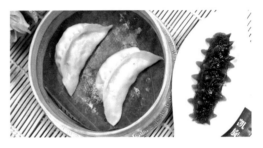

包馅面

　　馅指面食、糕点里包的豆沙、糖、果仁、果肉或切碎的肉、切碎的菜等填料。如饺子馅、月饼馅、肉馅、鱼肉馅、菜馅等。

饺子

　　饺子原名"娇耳"，相传是我国医圣张仲景所发明。大年三十包饺子是我国人民过节的重要内容，如今日常餐桌上也时常能看见饺子的身影。

饺子馅的特殊含义

芹菜馅——勤财之意，故为勤财饺，

韭菜馅——久财之意，故为久财饺，

白菜馅——百财之意，故为百财饺，

香菇馅——鼓财之意，故为鼓财饺，

酸菜馅——算财之意，故为算财饺，

肉菜馅——有财之意，故为有财饺，

鱼肉馅——余财之意，故为余财饺，

牛肉馅——牛财之意，故为牛财饺，

羊肉馅——洋财之意，故为洋财饺。

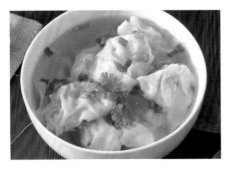

馄饨

　　馄饨是我国的传统食品，源于北方。过去老北京有"冬至馄饨夏至面"的讲究。发展至今，更成为叫法各异、鲜香味美、遍布全国、深得人们喜爱的著名小吃。

馄饨皮的做法：

　　面粉加凉水、适量碱和成面团，擀成大片后切成5厘米见方的片。和面的时候最好放一个鸡蛋，使面团不会变得太软。

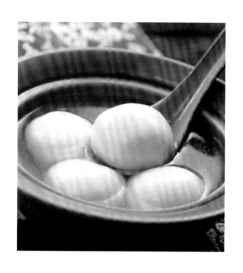

元宵

　　元宵是我国的代表性传统小吃之一，历史悠久，又称汤圆。据传，汤圆源自宋朝。因汤圆在锅中煮制时又浮又沉，所以也有"浮元子"的叫法。元宵象征合家团圆，正月十五吃元宵，寓意新的一年万事如意。

煮元宵的步骤：

① 大火煮。用大火把水烧开，然后把元宵下到锅里，用勺徐徐推动，使其旋转不粘锅。

② 小火煮。元宵浮起后，立即改用小火。若继续用大火煮，元宵不断翻滚就会破裂。

③ 加冷水。在煮的过程中，每开一次锅就要加点冷水，这样煮出来的元宵完整美观、软滑可口。

月饼

　　中秋节吃月饼的习俗源自唐朝。北宋之时，宫廷内流行吃"宫饼"，后来流传到民间，当时俗称"小饼"或"月团"。后来演变为圆状，寓意团圆美好。月饼最初是用来祭奉月神的，后来人们逐渐把赏月与品尝月饼作为家人团圆的象征。

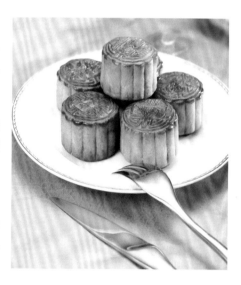

　　月饼种类繁多，按产地分，有京式月饼、广式月饼、苏式月饼、滇式月饼、港式月饼、台式月饼、潮式月饼、徽式月饼、秦式月饼等；按口味分，有甜味、咸味等；按馅心分，有五仁、豆沙、肉松、百果、黑芝麻、火腿、蛋黄等；按饼皮分，有浆皮、混糖皮、酥皮、奶油皮等；按外形分，则有光面与花边。

　　在室温25℃的环境下，杏仁、玫瑰、百果等馅的月饼可存放12~15天，芙蓉、豆沙、枣仁等馅的月饼保存时间以不超过1周为宜。

烧卖

　　烧卖顶端蓬松束折如花，皮薄馅多，清香可口。民间常作为宴席佳肴。

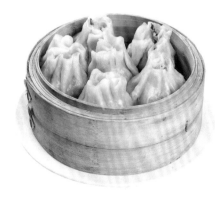

　　烧卖是早年食客在茶馆中一边喝茶、一边吃着的点心，故烧卖又称"捎卖"。如今烧卖成为美味可口的主食，所以自然而然地俗称"烧卖"。

　　做烧卖皮也有讲究，将开水和的面和冷水和的面混合在一起，用一种中间粗、两头有把的特殊擀面杖擀皮，皮薄而不平，四边如同花边。

　　宜丰烧卖是江西宜丰传统名点，香软酥烂、口感软糯、甜而不腻、四季皆宜。

蒸制面

每100g馒头含有：

热量	221.0kcal
脂肪	1.1g
蛋白质	7.0g
膳食纤维	1.3g
维生素E	0.65mg
硫胺素	0.04mg
核黄素	0.05mg

馒头

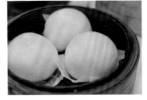

馒头是我国的一种传统面食，松软可口，营养丰富，是餐桌上不可或缺的主食之一。

做法：

① 将面粉、水和成面团，放入盆中饧发。

② 取出发酵好的面团揉匀后搓成长条，揪剂子，再把剂子揉成底平、顶圆的馒头状。

花卷

花卷与包子、馒头类似，可做成椒盐、麻酱、葱油等各种口味。营养丰富，味道鲜美，简单易学

材料：

面粉500g，食用油15ml，葱50g，盐、碱水各适量

做法：

① 面粉加水、面肥调成面团，发酵后加碱水揉匀。

② 葱切花，加盐、食用油拌匀；面团搓成坯子，擀成长方形片，刷上油，撒上葱花，卷起，切成小段，扭成花形。

③ 上笼蒸15分钟即可。

🍴 烹饪指导

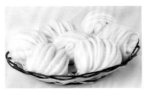

蒸面食前，按常规应在锅上铺一层屉布，但是蒸过食物的屉布上常常会黏有面食残渣，不便洗净。在面食上锅前，直接在锅屉上涂一层猪油或花生油，直接将面食放置其上进行蒸制，这样，面食熟后锅屉上就不会残留面食残渣了。

凉水巧蒸馒头

生馒头突然放入热蒸笼里，急剧受热，馒头内外受热不均，容易夹生，且需要相对多的蒸制时间。若用凉水蒸制，温度上升平缓，馒头受热均匀，蒸出的馒头口感更佳。另外，馒头蒸好后不要急于掀盖，闷10分钟，可以防止馒头塌陷。

判断馒头生熟的方法

① 轻拍馒头，熟馒头有弹性。

② 撕一块馒头的表皮，能揭开皮即代表熟了。

③ 手指轻按馒头后，凹坑很快平复的为熟馒头，凹陷下去不易复原的代表还没熟透。

枣糕

枣糕原是清朝宫廷的御用糕点，口味独特，枣香浓郁，细腻香甜。枣糕的原料中有大枣，而大枣又是滋补佳品，可强筋壮骨、补血行气、滋补润颜，用其做成的枣糕更是含有维生素C、蛋白质、钙等营养成分，可补脾和胃、增加体力。

材料：

发面500g，红糖250g，大枣150g，小米面65g，玫瑰花3g，食用碱适量

做法：

① 发面中加入适量食用碱，放入盆中。

② 将红糖用玫瑰花水溶化，与小米面一起掺入发面中，调搅成稀糊状。

③ 将调和的面糊一半倒入提前放入蒸屉中的方形模具中，放入去核大枣再倒入另一半面糊，用大火蒸20分钟即成。食用时切成小块。

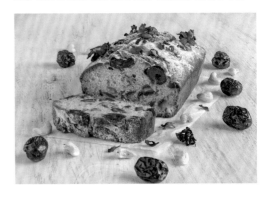

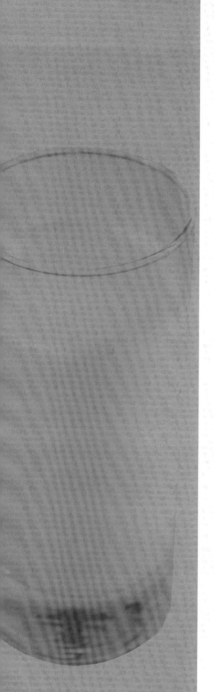

第三章

蛋和乳制品

　　蛋是人类重要的食品之一，常见的蛋类包括鸡蛋、鸭蛋、鹅蛋、鹌鹑蛋等，它们的营养成分和结构都大致相同，其中以鸡蛋最普遍。各种蛋类的蛋白质含量均为12％左右，蛋白质中氨基酸的组成比例与人体最接近，而蛋黄又是磷脂的极好来源。

　　乳制品是一种营养均衡、全面，且易于被人体吸收的天然食品，它可为人体提供丰富的蛋白质、维生素、钙等营养物质，是膳食中钙的最佳来源。它的消化吸收率较高，可促进肠胃蠕动和消化液分泌。

鸡蛋

滋阴益血，除烦安神，补脾和胃

鸡蛋是人们餐桌上较为常见的食物，营养丰富。蛋壳经焙烧后研成细粉，用酒或温开水送服，可治小儿营养不良和成人黏膜性胃炎等。鸡蛋内膜对久咳不愈、咽喉炎和声带炎、嗓音嘶哑失声等有良好的疗效；蛋清生食可清热；用蛋清涂抹伤口，能促进伤口愈合；熟蛋黄放入小勺内以小火煎熬，外用可治疗皮肤溃疡、湿疹、冻疮、烫伤、牛皮癣等。

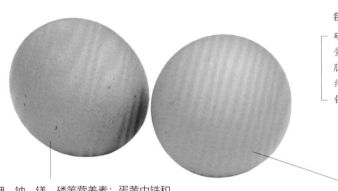

每100g鸡蛋含有：

- 碳水化合物 ……… 2.8g
- 蛋白质 ………… 13.3g
- 胆固醇 ………… 585.0mg
- 维生素A ……… 234.0μg
- 钙 …………… 56.0mg

鸡蛋富含钾、钠、镁、磷等营养素；蛋黄中铁和磷的含量丰富，但钙的含量相对不足，所以，食用鸡蛋时搭配牛奶，可起到营养互补的作用。

性味
味甘，性平

小药膳

黄酒蛋黄

做法：将黄酒500ml与鸡蛋黄14个共置锅内开小火煮，煮至黏稠时即可。冷却后放入瓶中备用。

功效：滋阴润燥，养血安胎。

香椿鸡蛋饼

特点：以烙为主，属家常口味，主料为香椿和鸡蛋。此饼酥松，鲜美爽口，具有香椿特有的香气。

功效：增强机体免疫功能。

豆腐蛋

做法：将豆腐皮1张用水煮，水开后将鸡蛋打进锅内，蛋熟后加白糖，晨起作早点食用。冷却后放入瓶中备用。

功效：宽中益气。

选购指南

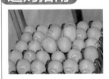

看： 鲜蛋蛋壳毛糙，并附有一层霜状的粉末，色泽鲜亮洁净；陈蛋的蛋壳光滑；臭蛋的外壳发乌，壳上有油渍。

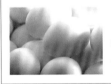

照： 双手握蛋如筒形，对着日光透视，新鲜的鸡蛋呈微红色、半透明、蛋黄轮廓清晰。

转： 将鸡蛋放置在桌面上，轻轻转动，新鲜蛋转动时，蛋壳里稍有阻力，转两三圈便停下；坏蛋则转得时间稍长、速度较快；如蛋转动速度适中，则证明已不够新鲜。

漂： 把蛋放在浓度为15%左右的盐水中，沉入水底的是鲜蛋；大头在上、小头在下、半沉半浮的是陈蛋；臭蛋一般浮于水面。

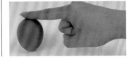

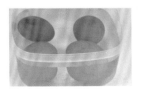

鸡蛋灌饼

鸡蛋灌饼是起源于山西晋中地区的一种小吃，并在短时间内流行于中原地区。

材料：

饼坯1个，鸡蛋1个，食用油50ml，生菜、盐各适量

做法：

① 将鸡蛋打入碗中，加入适量盐搅散。

② 平底煎锅中倒入油，大火加热至七分热时，放入饼坯；转中小火，煎至开始变成金黄色时，将饼翻面。

③ 用刀子在饼上划一个开口，用筷子从开口处将饼挑起；然后将搅好的鸡蛋倒入，继续用中小火煎至饼呈金黄色。

④ 饼中的鸡蛋熟透后，卷入生菜即可。

四仁鸡蛋汤

材料：

白果仁、甜杏仁各20g，核桃仁、花生米各40g，鸡蛋2个

做法：

① 白果仁去壳、去皮。

② 将白果仁、甜杏仁、核桃仁、花生米洗净，共研磨成粉末（呈细粉状，捻之无沙粒感），用干净、干燥的瓶罐收藏，放于阴凉处。

③ 每次取20g加水煮沸，冲鸡蛋2个，成1小碗，搅拌均匀即可。

功效：

本药膳有扶正固本、补肾润肺、纳气平喘等功效，主要用于慢性支气管炎合并肺气肿，特别适合中老年慢性气管炎患者。

☺ 专家提示

吃鸡蛋必须煮熟，不可食用生鸡蛋，打蛋之前也要对蛋壳进行冲洗，以免沾染蛋壳上的杂菌。婴幼儿、老人、患者吃鸡蛋应以煮、卧、蒸、甩为好。毛蛋、臭蛋不能吃。冠心病患者不宜吃太多鸡蛋，以每日不超过1个为宜；高胆固醇血症者应尽量少吃或不吃鸡蛋。

☺ 食用禁忌

鸡蛋壳表面有很多小孔，沙门氏菌会从这些小孔钻进蛋清和蛋黄里，生吃鸡蛋时，这些细菌未被杀死，人吃了会出现恶心、呕吐等症状。另外，生鸡蛋蛋清里含有抗生物素蛋白，会妨碍生物素的吸收。生鸡蛋的蛋白质在胃肠道中也不易被蛋白水解酶水解，不利于人体消化。

☺ 保鲜小窍门

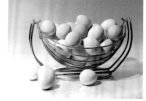

蛋白中的黏液素在蛋白酶的作用下容易脱水，以致失去固定蛋黄的作用。

如果将蛋横放，由于蛋黄的比重小，蛋黄就会上浮形成贴壳蛋和散黄蛋；而鸡蛋大的一头有一个气室，里面有少量气体，如果将蛋竖放，即使是蛋黄上浮后也不会贴近蛋壳。

鸡蛋面膜

蛋黄中含有皮肤所需的多种营养物质，如胆固醇、卵磷脂、维生素A、B族维生素、维生素D等；蛋清中也有较多的矿物质和核黄素。用蛋类做面膜可使皮肤变得柔润和富有弹性，且有除皱之功效。

做法：

取1个新鲜鸡蛋与1小匙牛奶搅匀，然后涂于脸部，20分钟后用温水洗净。这种面膜适用于毛孔较大的干性皮肤人群。

鹅蛋

补中益气，帮助消化

鹅蛋个体较鸡蛋和鸭蛋大，营养丰富，富含蛋白质、脂肪、矿物质和维生素等物质。鹅蛋中所富含的蛋白质中含有人体所必需的多种氨基酸，是完全蛋白质，易于消化吸收；蛋黄中也富含对人体脑部发育有很大好处的卵磷脂。鹅蛋质地较粗糙，草腥味较重，食用起来不及鸡蛋、鸭蛋鲜美。

每100g鹅蛋含有：

碳水化合物	2.8g
水分	69.3g
蛋白质	11.1g
脂肪	15.6g
维生素A	192.0μg

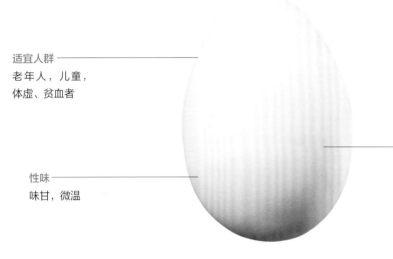

适宜人群
老年人，儿童，体虚、贫血者

性味
味甘，微温

鹅蛋中含有一种碱性物质，对内脏有一定的损害作用，每日食用不宜超过3个。

饮食搭配

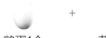 +

鹅蛋1个　　　　花椒适量

▶ 降血压

 + +

鹅蛋1个　　珍珠粉适量　　白糖适量

▶ 润燥养血，静心安神

选购指南

看：鲜鹅蛋外壳有一层白霜粉末，手指摩擦时不太光滑。

掂：用手掂一掂，优质的鹅蛋有发沉、压手的感觉。

照：轻拿鹅蛋对着阳光透视，优质鹅蛋会完全透光，内部呈橘红色。

肉末蒸鹅蛋

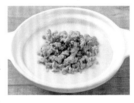

材料：
鹅蛋1个，盐、料酒、生抽、猪肉末、高汤、葱花、香油、淀粉、食用油各适量

做法：
① 起锅烧油，将猪肉末炒至变色，加入适量料酒、生抽，炒匀。
② 鹅蛋打入碗中，加入适量盐、香油、高汤，搅散，撒上适量淀粉，拌匀。
③ 蒸碗中倒入蛋液，放入蒸锅蒸6分钟。
④ 将炒好的肉末放在蛋羹上，摊开，再蒸4分钟；淋入适量香油，撒上葱花即可。

😊 食疗特长

鹅蛋味甘，性温，冬日食用，可抵御寒冷；将1个鹅蛋打入碗内加适量白糖搅匀，蒸熟，早晨空腹服用。长期服用，有助于增强记忆力。

鸭蛋

补虚，滋阴养血

鸭蛋是人们经常食用的一种蛋类食品，与鸡蛋营养相当，大小介于鸡蛋和鹅蛋之间，壳呈白色或微带蓝色，壳质略厚。鸭子经常生活在水中，以一些水生物为食，所以鸭蛋略带腥味。质地较鸡蛋略粗糙，味道稍差。人们餐桌上常见的咸鸭蛋和皮蛋就是由鸭蛋制作而成的。

每100g鸭蛋含有：

- 蛋白质 12.6g
- 脂肪 13.0g
- 碳水化合物 3.1g
- 叶酸 125.4mg
- 胆固醇 565.0mg
- 维生素A 261.0μg
- 硫胺素 0.17mg
- 核黄色 0.35mg

适宜人群
肺热咳嗽、咽喉痛、泻痢者

鸭蛋容易被沙门氏菌感染，因此要在开水中煮至少15分钟才可食用。

鸭蛋中含有较多核黄素，经常食用可保持头发、指甲、皮肤的健康。

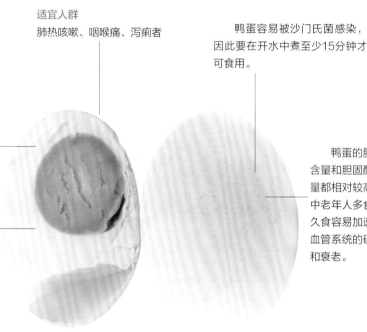

鸭蛋的脂肪含量和胆固醇含量都相对较高，中老年人多食、久食容易加速心血管系统的硬化和衰老。

鸭蛋含有多种矿物质，铁和钙的含量极为丰富，有益于骨骼发育，还可预防贫血。

鸭蛋制品

咸鸭蛋

蛋壳呈青色，蛋心为红色，营养丰富，咸度适中，味道鲜美，老少皆宜。

皮蛋

皮蛋是用石灰等原料腌制而成的鸭蛋制品，较鲜蛋含有更多的矿物质，但脂肪含量和总热量较鲜蛋略有下降。可润肺、养阴止血、涩肠止泻。

🍽 食用禁忌

松花蛋不宜多吃，以防造成人体铅中毒。

🍴 饮食搭配

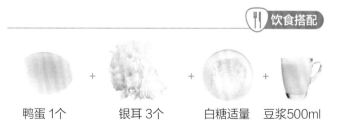

鸭蛋 1个 ＋ 银耳 3个 ＋ 白糖适量 ＋ 豆浆500ml

▶ 滋阴润肺，止咳利咽，化痰止咳

制法： 鸭蛋打入碗内搅匀，银耳泡开。煮豆浆时放入银耳，煮好时放入鸭蛋，加适量白糖。

鹌鹑蛋

补益气血，强身健脑，润泽肌肤

鹌鹑蛋又名鹌鸟蛋、鹌鹑卵，营养成分较为丰富，有"动物中的人参"之称，亦有"卵中佳品"之称，故常被用作滋补食疗佳品。鹌鹑蛋个体小，1个重5g左右，除煎、炒、做汤，也常用来做罐头。

每100g鹌鹑蛋含有：

- 蛋白质 ………… 12.8g
- 脂肪 …………… 11.1g
- 碳水化合物 …… 2.1g
- 胆固醇 ………… 515.0mg
- 维生素A ……… 337.0μg

性味
味甘，性平

适宜人群
婴幼儿、孕产妇、老人、患者及身体虚弱者

鹌鹑蛋的卵磷脂含量比鸡蛋高3~4倍，有健脑作用。

鹌鹑蛋富含维生素P等，是心血管疾病患者的滋补佳品。

🍴 饮食搭配

鹌鹑蛋2个

▶ 缓解失眠多梦、神经衰弱

  ＋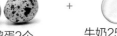

鹌鹑蛋2个　　　　牛奶250ml

▶ 小火煮沸，早晚各食1次，常服可有效辅助治疗慢性胃炎

😊 食疗特长

鹌鹑蛋对贫血、神经衰弱、营养不良、月经不调、支气管炎、高血压、血管硬化等患者具有调补作用。

什锦鹌鹑蛋沙拉

材料：

熟鹌鹑蛋10个，小番茄、菠菜、红甜椒、生菜、沙拉酱各适量

做法：

① 生菜洗净，撕成大块；熟鹌鹑蛋去壳，切成两半；小番茄洗净，切块；红甜椒洗净，切丝；菠菜摘取叶子，洗净备用。

② 锅中倒水烧沸，将菠菜叶放入沸水煮熟，捞出后沥干备用。

③ 将所有食材放入大碗中，用沙拉酱拌匀即可。

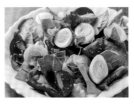

选购指南

新鲜鹌鹑蛋外壳呈灰白色，带红褐色或紫褐色斑纹，色泽鲜艳，外壳坚硬，有光泽；敲开后，蛋黄呈深黄色，蛋清透明且黏稠。用手轻轻摇晃的时候，没有水声的是鲜蛋，有水声的是陈蛋；放入冷水中，下沉的是鲜蛋，上浮的是陈蛋。

皮蛋

润燥，清热，醒酒

皮蛋又称松花蛋、变蛋、灰包蛋等，制作的主要原料有生石灰、纯碱、盐、红茶等，经特殊的加工方式加工后，香气扑鼻、口感鲜滑爽口，色、香、味俱全，是我国特有的蛋加工食品。常用来辅助治疗咽喉痛、咽炎、声音嘶哑、便秘等。

每100g皮蛋含有：
┌ 碳水化合物 4.5g
│ 蛋白质 14.2g
│ 脂肪 10.7g
│ 胆固醇 608.0mg
└ 维生素A 215.0μg

性味
味甘、咸，性寒

适宜人群
阴虚火旺者最宜

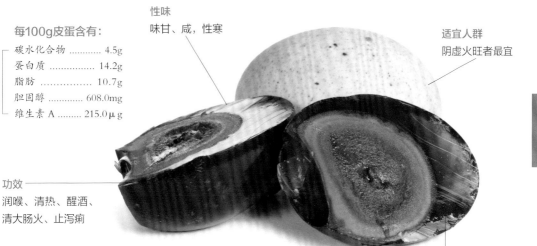

功效
润喉、清热、醒酒、清大肠火、止泻痢

皮蛋中的矿物质含量丰富，脂肪、热量较低，能增进食欲、促进营养的消化吸收，还有中和胃酸、润肺养阴的功效。

食用禁忌

皮蛋当中含铅，经常食用易引起铅中毒，导致失眠、贫血、思维缓慢等症状。

皮蛋瘦肉粥

材料：

大米150g，猪腿肉50g，皮蛋1个，植物油1小匙，清水2000ml，葱花、生姜丝、盐、白胡椒粉各适量

做法：

① 大米洗净，沥干，加盐、植物油腌30分钟；皮蛋切碎；猪腿肉洗净，切丝，备用。

② 锅中加水烧开，加入大米、半个皮蛋、猪腿肉丝、生姜丝。

③ 大火烧开后转小火煮1~1.5小时，煮至粥黏稠软烂后，加入另外半个皮蛋。

④ 稍煮，加盐、白胡椒粉调味，最后撒上葱花即可。

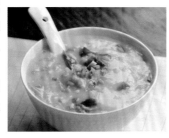

吃皮蛋宜放姜醋汁

腌制皮蛋时用了一定量的黄丹粉，黄丹粉有一定的毒性。皮蛋中的蛋白质在制作过程中会分解产生硫化氢、氨气，也有一定的毒性。姜醋汁中所含的醋酸和挥发油可杀菌解毒，故吃皮蛋宜放姜醋汁。

选购指南

看：看蛋壳是否完整、湿润，以色灰白且带少量灰黑色斑点者为佳。

抛：将其轻轻抛起，颤动大、有沉重感者为佳。

摇：在耳边轻摇皮蛋，质量好的无声响。

弹：用手指轻弹皮蛋两端，有柔软的"特特"声者为佳，发出生硬的"嘚嘚"声者为劣。

剥：熟蛋壳易剥，蛋形完整，蛋白晶莹剔透、富有弹性，蛋黄、蛋白层次分明，蛋黄略居中，中心为橙黄色且有溏心者为佳。

牛奶

补虚损，生津润肠

牛奶又叫牛乳，是人们日常生活中经常饮用的饮品之一，每年6月1日被定为"国际牛奶日"。喝牛奶的好处如今已越来越被大众所认识。第二次世界大战后，日本重新开始富民强国的计划。日本政府在全国实施"一杯牛奶强壮一个民族"的计划以来，日本人的身体素质得到了很大的提高。牛奶中富含钙质及人体生长发育所需的多种氨基酸，易于被人体消化吸收。

每100g牛奶含有：

- 热量 ············· 54.0kcal
- 蛋白质 ············· 3.0g
- 脂肪 ············· 3.2g
- 碳水化合物 ······· 3.4g
- 维生素A ······· 24.0μg
- 钙 ············· 0.03g
- 核黄素 ············· 0.14g

性味
味甘，性平

牛奶及其奶制品中均含脂肪酸，脂肪酸能有效破坏人体内可致癌的自由基，抵御致癌物质入侵。

功效
补虚损，生津润肠

牛奶含有幼儿生长发育所必需的多种营养素：磷可促进幼儿大脑发育，核黄素可提高视力，钙可强健骨骼。

牛奶中的乳清可缓解面部皱纹。牛奶还可为皮肤提供能形成肌肤保护层的封闭性油脂，保持皮肤水嫩。

☺ 专家提示

忌大量饮用牛奶

牛奶中所含的乳糖需要体内的乳糖酶进行分解消化，饮用过多牛奶，乳糖酶就会显得相对不足，剩余的乳糖不能被分解消化，便会在大肠内发酵分解，引起腹胀、腹泻、腹痛等症状。

肾炎患者少饮

牛奶富含蛋白质，急性肾炎、慢性肾炎等肾功能不全的患者，排泄蛋白质代谢产物的能力降低，故要减少牛奶的摄入。

选购指南

方法1 感官鉴别：新鲜牛奶无沉淀、无杂质、无凝结、无异物，不黏稠。瓶装牛奶在奶瓶上部观察到稀薄现象或瓶底有沉淀现象，则不是新鲜牛奶。

方法2 煮沸试验法：牛奶煮沸后如有凝结或絮状物产生，则牛奶不新鲜或已变质。

方法3 牛奶倒入玻璃杯后倾斜杯子，观察侧壁，若有不均匀奶膜覆盖在杯子侧壁上且不易清洗，证明牛奶细菌含量高。

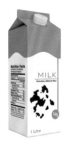

葡萄菠萝蜜奶

材料：

白葡萄50g，柳橙半个，菠萝150g，鲜奶30ml，蜂蜜30ml

做法：

① 白葡萄洗净，去皮、去籽；柳橙洗净，切块压汁；菠萝去皮，切块。共放入榨汁机中榨制。

② 加入鲜奶、蜂蜜搅拌均匀，即可饮用。

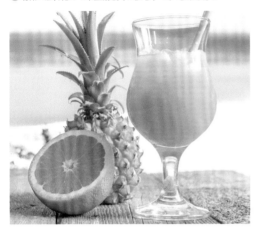

牛奶大枣粥

材料：

牛奶500ml，大枣25g，大米100g

做法：

　　将大米与大枣同煮成粥，然后加入牛奶，烧开即可。

功效：

补气血、健脾胃，适用于体虚过劳、气血不足等症。

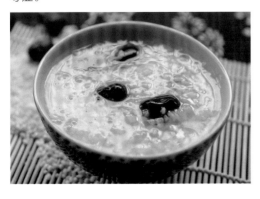

家庭自制冰激凌

材料：

鸡蛋1个，香草粉、白糖、牛奶、奶油各适量

做法：

① 蛋黄和蛋清分离，单取蛋黄加入香草粉和白糖，用搅蛋器打成起泡均匀的蛋黄酱。

② 牛奶中加入奶油，取少量混合后的牛奶，倒入蛋黄酱中，边倒入边搅拌调匀。

③ 将剩余牛奶倒入搅好的蛋黄酱中，使之成为均匀的蛋奶浆。小火加热并不停搅拌，蛋奶浆变稠后，关火晾凉备用。

④ 将蛋清拌入蛋奶浆中，搅拌均匀后，美味的冰激凌原浆就制作好了，放入冰箱冷冻后即可食用。

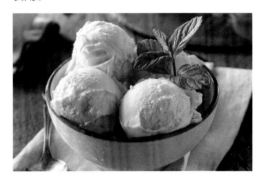

用健康方法喝牛奶

① 牛奶、羊奶各125ml，混合煮沸，每日清晨空腹服1次，用于辅助治疗胃痛、胃溃疡。

② 牛奶250ml，蜂蜜100ml，混合煮沸，每日清晨空腹服1次，可缓解便秘症状。

③ 牛奶200ml，生姜汁、白糖各适量，蒸服，治反胃、反酸、呕吐。

④ 牛奶250ml，蜂蜜50ml，白及粉6g，煮沸服用，辅助治疗胃、十二指肠溃疡。

⑤ 牛奶煮沸，频饮，可治妇女产后虚弱。

⑥ 牛奶500ml，可沉淀毒物，减少汞类药物在体内蓄积，对胃有一定的保护作用。

⑦ 韭姜牛奶羹：韭菜250g、生姜250g，捣烂后取汁，加入牛奶250ml，煮沸后，热服，可缓解胃寒。

酸奶

生津止渴，补虚开胃

牛奶经过发酵可制成酸奶，经过发酵后的牛奶，蛋白质有 20% 左右被分解成小分子，脂肪酸的含量增至原来的 2 倍，这使酸奶所含的各种营养素也得到了充分的释放。虽然说酸奶由原奶酿造而成，但各种营养成分的比重都大大提升了。大病初愈者，多饮用酸奶，可较快地恢复体质。

性味
味酸、甘，性平

每100ml酸奶含有：

水分	84.7g
蛋白质	2.5g
脂肪	2.7g
碳水化合物	9.7g
胆固醇	150mg
维生素A	26.0μg

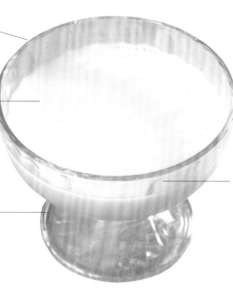

酸奶中所含的牛奶因子可降低人体中的血清胆固醇；酸奶中的乳酸钙极易被吸收。

酸奶中的乳酸菌能分解牛奶中的乳糖，进而形成乳酸，抑制在中性或碱性环境中滋生的细菌，还可合成人体必需的营养物质。

酸奶中富含益生菌，如嗜酸乳杆菌、双歧杆菌等，而益生菌在人体肠道中大量繁殖，对人体十分有益。

食用禁忌

乳酸菌中的某些细菌会在口腔中滋生细菌，所以饮用后要及时漱口。

酸奶中的活性乳酸菌经加热后，营养价值也损失殆尽。

随着乳酸系列饮料的发展，儿童龋齿发生率也在增加，这主要是乳酸菌中的某些细菌引起的。

注意事项

① 自制酸奶时，所用的菌种酸奶不可使用果味酸奶。

② 牛奶加热温度不宜过高，否则会造成发酵失败。

空腹时不宜喝酸奶

通常情况下，人胃液的pH值为1~3，空腹时胃液的pH值低于2，不适于乳酸菌的生长繁殖，营养价值会大大降低。饭后2小时左右饮用酸奶，效果最佳。

猕猴桃柳橙酸奶

材料：

猕猴桃1个，柳橙1个，酸奶130ml

做法：

① 将柳橙洗净，去皮；猕猴桃洗净，切开取出果肉。

② 将柳橙、猕猴桃果肉及酸奶一起放入果汁机中，搅拌均匀即可。

功效：

此饮可以修护肌肤，并保持肌肤润泽，使皮肤洁净白皙、白里透红。

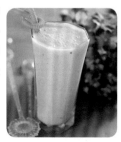

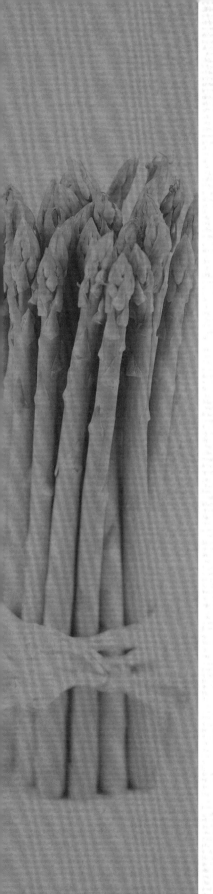

第四章

蔬菜

人体需要的许多营养都来自食用的蔬菜。蔬菜中含有多种矿物质、维生素和膳食纤维，对人体的生理活动有着重要的作用。蔬菜所含的维生素主要为胡萝卜素及B族维生素；此外，维生素C、胡萝卜素及叶酸在黄、红、绿等深色叶菜中含量较高，而绿叶蔬菜则含有较多的钙、磷、钾、镁，以及微量元素铁、铜、锰等矿物质，且所含的钙、磷、铁易被人体吸收，因而成为身体所需矿物质的重要来源。蔬菜主要分为茎叶类、瓜菜类、花蕊果实类、根茎类及菌类五种，不同种类的蔬菜所含的主要营养物质不同。

番茄

防癌抗癌，养血补血

番茄营养丰富，风味独特，又有多种功用，被称为"神奇的菜中之果"。它含有丰富的胡萝卜素、维生素 C 和 B 族维生素，维生素 P 的含量尤其丰富。据营养学家研究测定：每人每天食用50~100g 鲜番茄，即可满足人体对几种维生素和矿物质的需要。番茄的果皮上有大量番茄红素，它不仅可以抑制体内黑色素的形成，其超强的抗氧化能力还可以预防动脉硬化和癌症等顽固性疾病。番茄可以生食、煮食，也可以加工成番茄酱、番茄汁或整果罐藏。

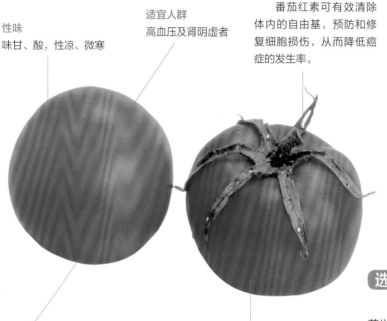

性味
味甘、酸，性凉、微寒

适宜人群
高血压及肾阴虚者

番茄红素可有效清除体内的自由基，预防和修复细胞损伤，从而降低癌症的发生率。

别称
西红柿、小金瓜

番茄含有丰富的维生素C，能与细胞结合，合成骨胶原，强健血管。

每100g番茄含有：

热量	20.0kcal
蛋白质	0.9g
脂肪	0.2g
碳水化合物	3.54g
钙	10.0mg
膳食纤维	0.5g
维生素A	$92.0\mu g$

选购指南

选购番茄时，中大形番茄以形状丰圆、颜色绿，或果肩青色、果顶已变红者为佳；若完全变红，口感反而不好。中小形番茄以形状丰圆或长圆、颜色鲜红者为佳。

品种群

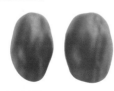

圣女果
果实椭圆形，大小均匀，整齐一致，果面平滑，着色均匀，味清甜，无核，口感好。

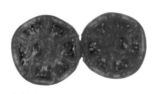

密植红
果实近圆形，大红色，肉厚，味道沙甜，汁多爽口，单果重约130g。

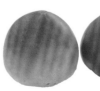

霞粉
果实圆形，粉红色，单果重180~200g，极早熟，口感佳，风味好。

锅包肉

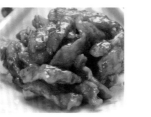

材料：

猪里脊肉300g，番茄酱、盐、生姜丝、葱丝、水淀粉、色拉油各适量

做法：

① 将新鲜的猪里脊肉切成条，蘸水淀粉后下油锅炸至外酥里嫩，捞出沥油；将番茄酱、盐调匀成料汁备用。

② 锅留底油，投入生姜丝、葱丝炒香，加入炸好的肉条，烹入料汁，翻拌均匀后即可起锅装盘。

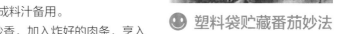

😊 **塑料袋贮藏番茄妙法**

选青红色番茄放进塑料袋，扎紧口，放在阴凉通风处。隔一天打开一次通风，通风5分钟后扎紧口袋。

芦荟番茄汤

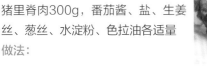

材料：

芦荟叶肉100g，番茄2个，鸡蛋1个，香菜2根，淀粉、葱丝、生姜丝、盐、味精、色拉油各适量

做法：

① 将番茄洗净，切片；芦荟叶肉切丝；鸡蛋搅匀，加入适量盐、味精等调料；香菜洗净，切末备用。

② 砂锅上火，倒入色拉油加热后，放入生姜丝、葱丝煸香，放入芦荟丝、番茄片翻炒。

③ 倒入清水，水开后加淀粉，倒入鸡蛋液，搅匀后，放入香菜末即成。

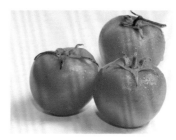

😊 **识别催熟番茄的窍门**

催熟番茄手感很硬。将番茄掰开，可发现籽呈绿色或尚未长籽，皮内发空，果肉无汁、不沙，味涩。

番茄牛奶蜜

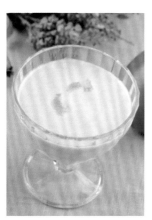

材料：

番茄2个，牛奶90ml，蜂蜜30ml，冷开水100ml，冰块60g

做法：

① 番茄洗净，去蒂后切块。

② 将冰块、番茄及其他材料在果汁机中高速搅打40秒即可。

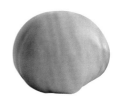

😋 **食用禁忌**

番茄性寒，脾胃虚寒及月经期妇女宜少吃；番茄不宜空腹食用，易引起腹泻；不宜食用未成熟的青色番茄，有小毒。

蔬菜

苦瓜

养血益气，清热解暑，补肾健脾，滋肝明目

苦瓜在我国有 600 多年的栽种历史，除供观赏外，还可供菜用。它不仅风味独特，还具有一般蔬菜无法比拟的神奇作用，深受大众喜爱。苦瓜具有养血益气、清热解暑、补肾健脾、滋肝明目的功效，对痢疾、疮肿、中暑发热、结膜炎等病症有一定的食疗功效。

每100g苦瓜含有：

热量	22.0kcal
蛋白质	1.0g
碳水化合物	4.9g
脂肪	0.1g
膳食纤维	1.4g
维生素A	17.0μg

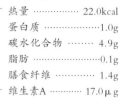

主产区
福建、两广地区

别名
凉瓜、癞瓜、锦荔枝、癞葡萄

性味
味苦，性寒

成熟期
4~9月

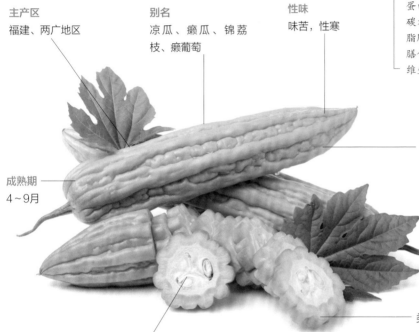

苦瓜中的苦瓜苷和苦味素能增进食欲、健脾开胃，还可利尿活血、消炎退热。

苦瓜中含有胰岛素类似物，可降糖。

苦瓜籽中的胰蛋白酶抑制剂可抑制恶性肿瘤生长，防癌抗癌。

品种群

槟城苦瓜
果实呈纺锤锥形，有整齐的纵棱和突起。

长白苦瓜
横径5厘米左右，瓜皮呈白色。

选购指南

挑选苦瓜时，要观察苦瓜上的果瘤，颗粒大而饱满则瓜肉厚；颗粒小则瓜肉薄。好的苦瓜一般果肉洁白，若果肉发黄，则表示已过熟，已失去应有的口感。

食用禁忌

苦瓜性寒，脾胃虚寒者、孕妇宜少吃或不吃。

饮食搭配

苦瓜　　　　葱白　　　　生姜
▶用于缓解暑天感冒发热、身痛、口苦

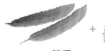
苦瓜　　　　菊花
▶用于缓解肝热目赤或疼痛

瘦身排毒饮

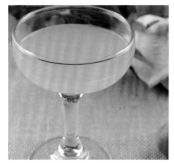

材料：

苦瓜粉2匙，山药粉1匙，蜂蜜（或白糖）适量

做法：

将苦瓜粉、山药粉放入杯中，用热水冲泡，加入蜂蜜（或白糖）搅拌饮用。

香蕉苦瓜汁

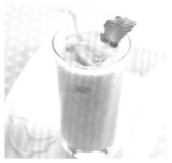

材料：

香蕉1根，苦瓜1根，苹果1个，水适量

做法：

香蕉剥皮，切块；苦瓜、苹果洗净，切块。三者一起放入搅拌机内，加水搅打成汁即可。

🍴 生食苦瓜可减肥

苦瓜只有生吃，而且一天要2~3根才能发挥减肥的功效。1998年，美国凯里博士从苦瓜中提取了极具生物活性的成分——清脂素。实验证明，每天服用1mg该成分，可阻止100g左右脂肪的吸收，并使腰围瘦小2毫米之多，如果坚持每天生食2~3根苦瓜，30天后，吃进的食物中有6~12kg脂肪末被人体吸收，而储存在腰、腹、臀、大腿等处的脂肪有3~7kg被分解供人体利用。

🍲 烹饪指导

苦瓜去苦

① 苦瓜的品种：苦瓜的品种比较多，白色苦瓜的苦味要比绿色的淡很多。

② 苦瓜的料理：处理苦瓜的时候一定要尽可能地把散发苦味的白色内膜层去掉。

③ 苦瓜料理前，用冰水浸泡片刻，不仅能去苦味，还能使苦瓜的口感更爽脆。

④ 若经冰水处理过的苦瓜依然不能接受，可以用盐揉搓一下再料理。

⑤ 把苦瓜和辣椒一起炒，可明显减轻苦味。

📖 食谱搭配

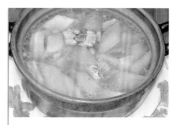

蚌肉苦瓜汤

材料：

苦瓜1根，荷叶2片，蚌肉、水、盐和鸡精各适量

做法：

① 将苦瓜洗净，去籽，切段；蚌肉切片。水烧开后先放荷叶，再放苦瓜段。

② 3分钟后，加入适量盐和鸡精，将荷叶捞出，放入蚌肉片略烫即成。

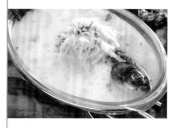

苦瓜鱼汤

材料：

苦瓜1根，鲜鱼1条，葱1段，生姜片、白萝卜丝、盐、香菜末、水各适量

做法：

① 苦瓜洗净，切块后氽烫；葱切段；鲜鱼宰杀，洗净后抹适量盐，煎至七分熟。

② 生姜片爆炒后加入苦瓜块快炒至香，再加入调料，放入鱼、白萝卜丝，加水至淹过食材，小火炖煮30分钟，起锅后撒上香菜末即可。

萝卜

促进消化，止咳化痰

萝卜,生食、熟食均可。内含芥子油、淀粉酶和粗纤维,具有促进消化、增进食欲、加快胃肠蠕动和止咳化痰的作用。中医理论认为,白萝卜味辛、甘,性凉,入肺、胃经,为食疗佳品,可以辅助治疗多种疾病,《本草纲目》称之为"蔬中最有利者"。

每100g白萝卜含有:

- 蛋白质 …………………0.9g
- 碳水化合物 ………… 5.0g
- 脂肪 …………………… 0.1g
- 膳食纤维 …………… 1.0g
- 维生素A ………… 3.0μg
- 维生素C …… 21.0mg
- 钙 …………………36.0mg

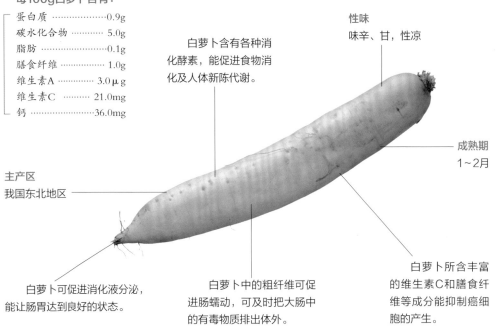

性味
味辛、甘,性凉

白萝卜含有各种消化酵素,能促进食物消化及人体新陈代谢。

成熟期
1~2月

主产区
我国东北地区

白萝卜可促进消化液分泌,能让肠胃达到良好的状态。

白萝卜中的粗纤维可促进肠蠕动,可及时把大肠中的有毒物质排出体外。

白萝卜所含丰富的维生素C和膳食纤维等成分能抑制癌细胞的产生。

品种群

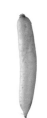

白萝卜

白萝卜,根茎类蔬菜,十字花科萝卜属植物。其种植历史已有千年,在饮食和中医领域有广泛应用。

青萝卜

青萝卜,富含人体所需的营养物质,淀粉酶含量很高,肉质致密,色呈淡绿色,水多味甜、微辣,是著名的生食品种。

胡萝卜

胡萝卜,富含胡萝卜素,有清热解毒、透疹、降气止咳等功效,可用于肠胃不适、营养不良等症。

红萝卜

红萝卜,根肉质,球形,根皮红色,根肉白色,具有清热、解毒、健胃消食、补中、安五脏等功效。

饮食搭配

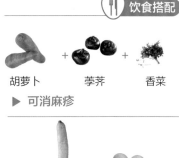

胡萝卜 + 荸荠 + 香菜

▶ 可消麻疹

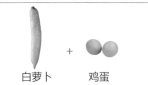

白萝卜 + 鸡蛋

▶ 可改善角膜软化症

牛骨枸杞胡萝卜汤

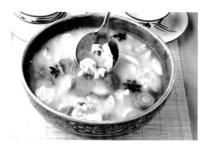

材料：

牛骨头250g，枸杞子50g，胡萝卜150g，八角、生姜片、鱼露、味精各适量

做法：

牛骨头砸碎，胡萝卜洗净、切块，枸杞子洗净，同置锅中加水适量，加八角，用小火煮，使牛骨髓充分溶解于汤中。加适量生姜片、鱼露、味精调味即可。饮汤吃枸杞子、胡萝卜。

萝卜丝酥饼

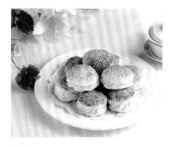

材料：

白萝卜150g，火腿粒、葱花、白糖、味精、花椒粉、猪油、面粉、白芝麻各适量

做法：

白萝卜洗净，刨皮切丝，加适量盐腌制后挤出水分，加葱花、白糖、味精、花椒粉、火腿粒拌和调匀，分成几等份，搓成丸子；将面粉与猪油共和成油酥面，揪剂擀皮后包入萝卜馅，制成饼坯，撒上白芝麻，烘烤10分钟即成。

😋 保鲜小窍门

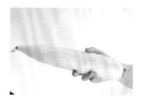

将鲜白萝卜（除去老黄叶和病虫害叶）整个分包放在冰箱冷冻，食用时清水浸泡2小时即可。

😋 晾干储存

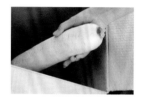

在未洗的情况下将选好的整个白萝卜放阴凉处风干，外界气温越低越不易出现黄叶和腐烂。晾干的白萝卜可挂在阴凉、通风、避雨、避雪、避阳光处，也可放入通气纸箱中保存。

蔬菜

🍴 食用禁忌

白萝卜是寒凉蔬菜，阴盛偏寒体质、脾胃虚寒的人不宜多食；胃病及十二指肠溃疡、慢性胃炎、先兆流产、子宫脱垂等患者忌食。

🔘 烹饪指导

胡萝卜素是脂溶性物质，只有溶解在油脂中，才能被人体吸收。因此，用胡萝卜做菜时，一定要多放些油，最好同肉类一起烧。

爽口小菜自己做

萝卜洗净切条后，盐去水，摊开后晒干，放入布袋或塑料袋，置于阴凉通风处。吃时用温水浸泡10分钟，洗净后拌适量香油，入锅蒸一下，出锅后按自己的口味加入调料，即可食用。

选购指南

选购时，要选择根茎白皙细致、表皮光滑，而且整体有弹力、带有绿叶的萝卜。此外，挑选时要在手里掂一下，分量较重，感觉沉甸甸的比较好，以防买到空心萝卜。

海带

消痰软坚，泄热利水

海带是褐藻的一种，形状像带子，生长在海底的岩石上，含有大量碘元素，有"碱性食物之冠""长寿菜""海上之蔬"的美誉。海带主要是自然生长，也有人工养殖，多以干制品行销于市，质量以色褐、体短、质细而肥厚者为佳。海带有消痰软坚、泄热利水、散结抗癌、止咳平喘、祛脂降压的功效，对疝气下坠、咳喘、水肿、高血压、冠心病、肥胖有很好的疗效。

每100g海带含有：

热量	13.0kcal
蛋白质	1.2g
碳水化合物	2.1g
脂肪	0.1g
钾	246.0mg
碘	113.9mg

主产区
辽宁、山东、江苏、浙江、福建

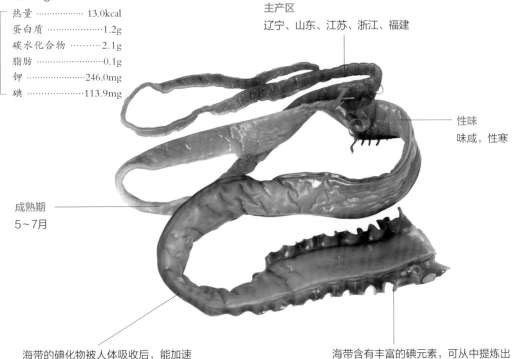

性味
味咸，性寒

成熟期
5~7月

海带的碘化物被人体吸收后，能加速病变和炎症渗出物的排出，有降血压、防治动脉硬化、促进有毒物质排泄的作用。

海带含有丰富的碘元素，可从中提炼出碘和褐藻酸。碘是人体必需的元素之一，多食海带还能预防甲状腺肿大。

😊 保鲜小窍门

一般情况下，新鲜海带在常温下只能保存2天，要想保存得久一些，就不能将新鲜海带洗干净，而是买回来直接用保鲜袋密封或用保鲜膜包好放在冰箱里冷藏。干海带不是在任何条件下都可以存放很久的，也应该尽可能在短时间内食用完。因为在储存过程中受温度、光照等因素的影响，海带的营养成分会有所降解，要想让干海带保存得久一些，可将干海带直接冷藏保存。

选购指南

海带的叶子以肥厚、够长、够宽为佳，颜色以紫中微黄、近似透明为优，经加工捆绑后，以无杂质、整洁干净为佳。

😊 食用宜忌

适宜缺碘、甲状腺肿大、高血压、高脂血症、骨质疏松症、营养不良性贫血及头发稀疏者食用，气血不足、肝硬化腹水和神经衰弱者尤宜食用。

脾胃虚寒的人慎食，非缺碘性甲状腺肿大的患者要忌食，孕妇与乳母不可过量食用。

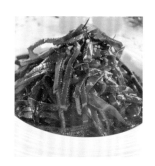

凉拌海带丝

材料：

海带丝适量，白糖2大匙，盐1/2小匙，芝麻、白醋、蒜末各适量

做法：

海带丝洗净，加入白糖、白醋、盐、蒜末，再撒适量芝麻，拌匀即可。

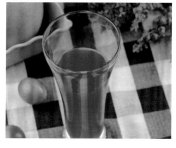

西红柿海带饮

材料：

西红柿2个，柠檬1个，海带50g，果糖适量

做法：

① 将海带洗净，切片；西红柿洗净，切块；柠檬洗净，切片。

② 上述食材放入果汁机中搅打2分钟，滤掉果菜渣。

③ 将汁倒入杯中，加入果糖调味即可。

冬瓜排骨海带汤

材料：

猪排骨400g，海带结150g，冬瓜块100g，葱段、生姜片、盐、香油各适量

做法：

① 猪排骨洗净后切块，入锅中煮去血沫后捞出。

② 锅中加入猪排骨块及葱段、生姜片、盐、香油，小火煮40分钟后加入冬瓜块、海带结，熬制20分钟即可。

饮食搭配

 + +

海带 50g　绿豆 50g　白糖 50g

▶ 三者用水煮，服食，每日1次，可治皮肤湿毒瘙痒

海带 30g　冬瓜 100g　薏苡仁 30g　白糖适量

▶ 同煮汤，加适量白糖食用，每日1次，可治暑热、高血压、高脂血症

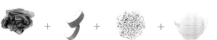

海带 500g　白糖 200g

▶ 海带洗净，切小块，煮熟后捞出，加白糖拌匀，腌渍1日即可食用。每日2次，每次用50g，可治慢性咽炎

 +

海带 20g　决明子 30g

▶ 两者同用水煎，吃海带饮汤，每日2次，可治肝火头痛、结膜炎

烹饪指导

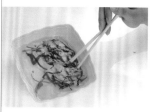

洗海带不必洗去白霜

买来的干海带，表层染有白霜，这并不是发霉了。白霜有利尿消肿的妙用，所以不必洗去。

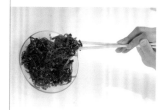

拌食海带前，为保证鲜嫩可口，用清水煮约15分钟即可，时间不宜过久。

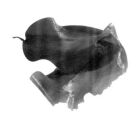

海带由海中捞出后，晒干，食用前再进行清洗，洗净之后，再浸泡2~3小时，中间换几次水。

茄子

清热止血，消肿止痛

茄子为茄科茄属一年生草本植物，颜色多为紫色或紫黑色，形状上也有圆形、椭圆、梨形之分。常吃茄子，可较好地预防疾病和增强体质，对疾病的康复具有辅助作用。茄子既可炒、烧、蒸、煮，也可油炸、凉拌、做汤。吃茄子最好不要削皮，以避免维生素的丢失。

别称
茄瓜、昆仑瓜、矮瓜

每100g茄子含有：

蛋白质	1.1g
脂肪	0.2g
碳水化合物	4.9g
钙	24.0mg
磷	23.0mg
铁	0.5mg
胡萝卜素	50.0μg

品种群

圆茄

植株高大，果实大，果实呈圆球、扁球或椭圆球形，在中国北方广为栽种。

长茄

叶色有黄绿、深绿和蓝绿色之分。叶面光滑、肥厚。

矮茄

植株较矮，果实小，种子呈长圆形。

主产区
河北、河南等地

性味
味甘，性凉

茄子富含维生素P，可使血管壁保持弹性和生理功能。经常食用可预防高血压。

成熟期
8~9月

小妙用

① 茄根25g，木防己根15g，筋骨草15g，水煎服，可治风湿关节痛。

② 茄蒂放在火盆里燃烧，用纸做一个纸筒，罩住烧着的茄蒂，小口对着患者无名肿痛处，让盆中燃烧的茄蒂烟熏，每日3~4次，可消除外伤所致的脓疮，已成脓者很容易收敛。

③ 用茄子根煎水，趁热熏洗患处，可治冻疮。

④ 生茄子切开，搽患部，可治蜈蚣咬伤和蜂蜇伤。

🍴 烹饪指导

茄子切成块或片后，由于氧化作用会很快由白色变为褐色。如果将切成块的茄子立即放入水中浸泡起来，待做菜时再捞起滤干，就可避免茄子变色。

炸茄盒

材料：

茄子300g，猪肉末100g，鸡蛋3个，葱花、生姜末、味精、盐、黄酒、淀粉、椒盐末、食用油各适量

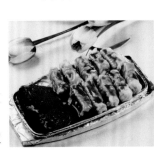

做法：

① 将茄子洗净，去皮，切成直径3厘米长的夹刀片。

② 猪肉末内加黄酒、盐、葱花、生姜末与味精，鸡蛋加淀粉调成糊，将猪肉末放入茄片内做成茄饼。

③ 将茄饼蘸上鸡蛋淀粉糊，下锅炸至八分熟时捞出，待油温升到八分热时，再将茄饼放入复炸，至酥脆出锅，撒上椒盐末即成。

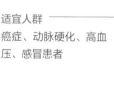

南瓜

补中益气，解毒消肿

南瓜原产于北美洲，后因产地的不同，有很多不同的名称，如麦瓜、番瓜、倭瓜、金冬瓜，在我国台湾被称为"金瓜"。南瓜果嫩味甘，是夏秋季节的瓜菜之一。南瓜富含维生素C，可防止硝酸盐在消化道中转变成致癌物质亚硝胺，可预防食管癌和胃癌；其所含的甘露醇具有较好的通便作用，可以降低粪便中毒素对人体的危害，对于防治结肠癌有一定功效。另外，南瓜中还含有果胶，能黏附和消除体内毒素和其他有害物质。

性味
味甘，性温

适宜人群
癌症、动脉硬化、高血压、感冒患者

南瓜中的维生素C与β-胡萝卜素可在体内合成对感染有抵抗作用的物质。

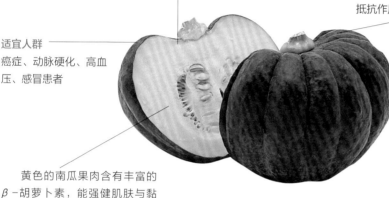

黄色的南瓜果肉含有丰富的β-胡萝卜素，能强健肌肤与黏膜，增强身体的抵抗力。

每100g南瓜含有：
- 热量 …………… 23.0kcal
- 蛋白质 ………………0.7g
- 脂肪 …………………0.1g
- 膳食纤维 ……… 0.8g

蔬菜

品种群

小磨盘
瓜形扁圆，外形如磨盘，重1000~1500g。青熟时瓜皮为深绿色，老熟时呈棕红黄色，果面有十条纵棱，果肉甘面，品质优良。

蜜本南瓜
瓜棒槌形，头小尾肥大，种子少，长约36厘米，横径14.5厘米，成熟时有白粉，瓜皮橙黄色，肉厚，肉质面、细腻，水分少，味甜、爽口，单瓜重可达3kg。

大磨盘
瓜扁圆形，似磨盘，高13~15厘米，横径26~30厘米，单瓜重3.5~5kg。瓜皮深绿或墨绿色，老熟时转为红棕色，有浅色斑纹，表面附有蜡粉。肉橙黄色，厚4~5厘米，瓤小，水分少，味甜，质面，品质佳。

牛腿南瓜
瓜长棒槌形，长约60厘米，横径15厘米左右，上半部实心，下半部膨大呈椭圆形，肉厚约3厘米。老熟瓜皮黄色，有白粉，瓜肉橘黄色。单瓜重4kg左右。果实味甜，品质佳。

选购指南

南瓜的盛产季节为初秋。选购时，体积同样大小的南瓜，要挑选重量较为重实，且呈现深绿色的。如果要购买已剖开的南瓜，则要选择果肉深黄色、肉厚、切口新鲜、水嫩不干燥的。

南瓜奶油浓汤

南瓜去皮、去籽，切成大小均匀的块，蒸熟后放入较深的容器，加入适量牛奶，用料理棒打碎搅匀；再加入适量淡奶油打匀，最后根据个人口味调入适量炼乳即可。可在碗中放一些南瓜子装饰。

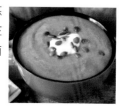

青椒

降脂减肥，净化血液

青椒属于茄科蔬菜，越成熟的青椒含有的辣椒素越多，因而从绿色变成红色。因品种改良，已经出现红、橙、黄等7种颜色的青椒。青椒果实较大，辣味较淡，甚至根本不辣，所以主要作为蔬菜食用。

青椒含有丰富的维生素K和维生素C，可以防治维生素C缺乏病，对牙龈出血、贫血、血管脆弱有积极的辅助治疗作用。

主产区
东北三省

性味
味辛，性热

每100g青椒含有：

热量 25.0kcal
蛋白质 1.0g
碳水化合物 5.4g
脂肪 0.2g
膳食纤维 1.4g

成熟期
7~8月

青椒所含的叶绿素能防止肠内吸收多余的胆固醇，从而达到净化血液的作用。

青椒所含的辣椒素能够促进脂肪的代谢，防止体内脂肪堆积，有利于降脂减肥。

青椒的棱是由青椒底端的凸起发育而成的。有4个棱的要比有3个棱的青椒肉厚，营养丰富。

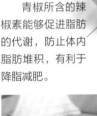

鱼香肉丝

鱼香肉丝是一道家常川菜。鱼香是四川菜肴主要传统味型之一，成菜有鱼肉香味，广泛应用于川菜熟菜中。

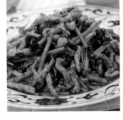

材料：

猪里脊肉150g，青椒2个，水发木耳、葱、生姜、蒜、盐、料酒、淀粉、蚝油、生抽、醋、白糖、豆瓣酱、干辣椒、食用油适量

做法：

① 肉切丝，加盐、料酒和淀粉各适量，略微腌制；水发木耳、青椒切丝；将蚝油、生抽、醋、白糖、豆瓣酱调匀为料汁；葱、生姜、蒜切末备用。

② 锅内加油，放入葱末、生姜末、蒜末爆香后，加入肉丝滑炒，炒至肉丝变白，加入调味汁，炒匀；再倒入青椒丝、木耳丝和干辣椒，翻炒至酱汁浓稠并均匀裹在肉丝上即可。

🍴 烹饪指导

炒青椒一般用大火快炒，以免营养素流失。如炒菜时间过长，青椒受热浸出大量汤汁，会影响青椒口感。

🍽 饮食搭配

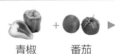

青椒 ＋ 番茄 ▶ 捣碎饮汁，可治过敏性皮肤病

青椒 ＋ 猪瘦肉 ▶ 共炒，可治肾虚遗精、腰膝酸软

青椒 ＋ 苦瓜 ▶ 共炒，可润肤、明目

清热解暑，利水消痰

冬瓜

冬瓜，又称地芝、水芝、枕瓜等。果实呈圆、扁圆或长圆形。冬瓜果肉肥厚，疏松多汁，味淡，嫩瓜或老瓜均可食用。成熟之际，果实表面有白粉状霜。冬瓜营养丰富且结构合理，是一种有益健康的优质食物。

每100g冬瓜含有：

热量	12.0kcal
蛋白质	0.4g
碳水化合物	2.6g
脂肪	0.2g
膳食纤维	0.7g

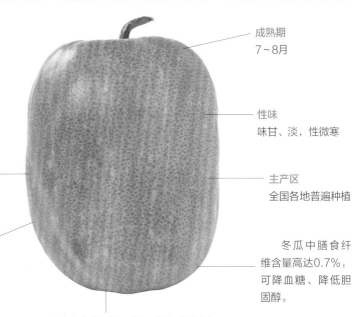

成熟期
7~8月

性味
味甘、淡，性微寒

主产区
全国各地普遍种植

冬瓜中的粗纤维能刺激肠道蠕动，促使肠道里积存的致癌物质尽快排出体外。

冬瓜汁及冬瓜提取物能减轻肾病变程度。

冬瓜中膳食纤维含量高达0.7%，可降血糖、降低胆固醇。

冬瓜中富含丙醇二酸，能有效控制体内的糖类转化为脂肪，还能把多余的脂肪消耗掉，防止体内脂肪堆积，对防治高血压、减肥有良好的效果。

蔬菜

选购指南

挑选冬瓜时，应选择皮色青绿带白霜、形状端正、表皮无斑点和外伤，且皮不软、不腐烂的。

"冬瓜盅"

把冬瓜当作"容器"，成菜后食材与冬瓜的味道互相映衬。冬瓜皮上雕有刻花，彰显中华饮食魅力。

材料：
冬瓜1个，冬笋50g，鸡腿肉50g，鲜虾仁80g，火腿2片，鸡粉1小匙，水发香菇、绍酒、盐、淀粉各适量

做法：
① 将鸡腿肉、水发香菇、冬笋切丁，冬瓜去瓤、外皮雕花。
② 将鸡腿肉丁和虾仁加适量盐和淀粉拌匀，入开水锅中焯1分钟，捞出沥水待用。
③ 鸡腿肉丁和虾仁略炒后下香菇丁和冬笋丁，烹入绍酒和鸡粉，煮开后盛入冬瓜盅内，放入火腿片。
④ 将冬瓜盅入高压锅中蒸，开锅后用小火炖15分钟，出锅即成。

😊 保鲜小窍门

选择皮上带有一层完整白霜的冬瓜，置于阴凉干燥处，瓜下放草垫或木板。这样，冬瓜可存放4~5个月。

冬瓜薏苡仁鸭汤

此汤中三味材料都有清热解暑的功效，其中冬瓜清热解暑，薏苡仁美白养颜，鸭肉清润滋补，而且汤水清甜可口，因此是夏季消除暑热的首选。

丝瓜

通络活络，清热化痰

丝瓜为葫芦科植物丝瓜的鲜嫩果实，又称天罗、蜜瓜、布瓜、吊瓜、蛮瓜等。它含有丰富的营养物质，如蛋白质、钙、磷、铁、胡萝卜素、维生素C等。

丝瓜中含有丰富的维生素，能保护皮肤、消除斑块，使皮肤洁白、细嫩，故其汁液有"美人水"之称。

性味
味甘，性凉

成熟期
7~8月

主产区
广东、广西、海南

适宜人群
免疫力低下者

丝瓜叶味苦、性微寒，有化痰止咳、凉血解毒的作用，外用可止血消炎。另外，女士多吃丝瓜对调理月经有帮助。

丝瓜中有可以抗过敏的物质，具有很强的抗过敏作用。

每100g丝瓜含有：

- 热量 ·············· 21.0kcal
- 蛋白质 ···············1.0g
- 碳水化合物 ········ 4.2g
- 脂肪 ···············0.2g
- 膳食纤维 ······ 0.6g
- 维生素A ······ 15.0μg

滚龙丝瓜

材料：

丝瓜100g，清水300ml，蘑菇、盐、味精、色拉油、卤汁各适量

做法：

将丝瓜切成6厘米长的段，蘑菇切片。炒锅放油，六分热时下丝瓜段滑油后捞出。留油适量，加入蘑菇片煸炒，加清水，烧滚投入丝瓜段，加盐、味精烧至入味，将丝瓜段、蘑菇片捞出盛盘。锅里放卤汁做芡，浇在丝瓜上即成。

选购指南

无论是挑选普通丝瓜还是有棱丝瓜，都应选择头尾粗细均匀的。挑选有棱丝瓜时，还要注意其皱褶间隔是否均匀，越均匀表示味道越佳。

食用宜忌

月经不调、身体疲乏、痰喘咳嗽、产后乳汁不通的妇女适宜多吃。

体虚内寒、易腹泻者不宜多食；阳痿者不宜多食丝瓜；脾虚者及孕妇慎服丝瓜籽；阳痿大虚者，不宜多食丝瓜皮，以免引起滑精。

🍴 饮食搭配

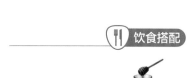

丝瓜100g　　+　　蜂蜜适量

▶ 丝瓜榨汁，加蜂蜜口服，每日2次，可治小儿百日咳

丝瓜5g　　+　　瓠瓜皮5g

▶ 两者晒干研末，用油调敷患处，可治腮腺炎

黄瓜

利尿消肿，延缓衰老

黄瓜在完全酷热的环境中栽种而成，自古以来在东方医学上就被用作降低体温、改善夏季食欲不振的食疗佳蔬，被视为"消暑蔬菜"而广为食用。黄瓜有抑制糖分转化为脂肪的作用，是一种很好的减肥品，被称为"厨房里的美容剂"，想保持苗条身材的爱美人士可以多吃。

适宜人群
热病患者、肥胖者、高血压患者

性味
味甘，性凉

每100g黄瓜含有：

热量	16.0kcal
蛋白质	0.8g
碳水化合物	2.9g
脂肪	0.2g
膳食纤维	0.5g

蔬菜

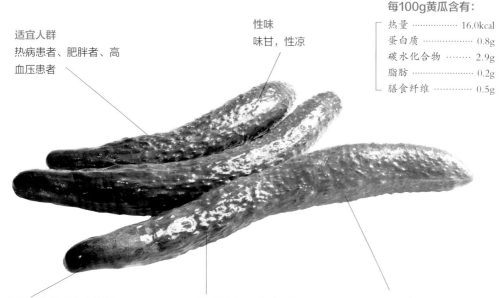

黄瓜中的黄瓜酶有很强的生物活性，能有效促进机体的新陈代谢。

黄瓜还具有极强的利尿效果，这是因为黄瓜含有水分及钾，能发挥利尿作用，消除水肿。

夏天多汗，钾会随汗水一起流失，多吃黄瓜可以及时补充身体所需的钾元素。

选购指南

选购时，要挑选新鲜水嫩、有弹力、深绿色、较硬，而且表面有光泽、带花、整体粗细一致的黄瓜。粗尾、细尾、中央弯曲的变形小黄瓜则属于营养不良或有其他问题的品种，风味不佳。

🍽 食用禁忌

不宜多食、久食腌制之品。腌制的黄瓜中含盐量较高，可导致钠、水在体内潴留，使血容量增多，进而增加心脏负担，使血压升高，诱发心血管疾病。腌制品所含的亚硝酸盐在一定的条件下能形成强致癌物质亚硝胺，服用时形成尤快，多食、久食容易致癌。

🍴 饮食搭配

 +

黄瓜 + 虾仁 + 生姜

▶ 营养低脂，减肥美容

 +

黄瓜 + 豆腐

▶ 清热，生津，润燥

品种群

旱黄瓜
旱黄瓜含水量远低于水黄瓜，但味道却更甜，爽爽脆脆，生吃口感更佳。

水黄瓜
分布于亚洲及欧美各地。植株较矮小，分枝性强。花期短，所结果实多。

荸荠

开胃下食，除胸中实热，消宿食

荸荠在我国已有 2000 多年的栽培历史，因它形如马蹄，又像板栗而得名。又因它在泥中结果，所以有"地栗"之称。我国人民在很早之前就开始食用它。因其味甜多汁、清脆可口，自古便有"地下雪梨"之称，我国北方更是美誉其为"江南人参"。荸荠生吃或煮食都可以，饭后生吃可开胃下食，除胸中实热，消宿食。制粉食用有聪耳明目、消黄疸、解毒的作用。

每100g荸荠含有：

- 热量 ············· 59.0kcal
- 蛋白质 ············· 1.2g
- 脂肪 ················ 0.2g
- 碳水化合物 ···14.2g
- 膳食纤维 ······1.1mg

荸荠中含有丰富的磷，它可促进体内的糖、脂肪、蛋白质三大营养物质的代谢，调节身体的酸碱平衡。

成熟期
冬、春两季

性味
味甘，性寒

主产区
安徽、广西、福建

荸荠所含的淀粉及粗蛋白能促进大肠蠕动，可滑肠通便。

荸荠含有不耐热的抗菌成分荸荠英，对金黄色葡萄球菌、大肠杆菌、绿脓杆菌等均有抑制作用，对降低血压也有一定效果，而且可防治癌症。荸荠还含有一种抗病毒物质，可抑制脑膜炎球菌性脑膜炎（又称"流脑"）、流行性感冒病毒。

荸荠丸子

色泽深红，松嫩肉鲜，口味酸甜，又名荔枝丸子。制作时，将荸荠去皮，洗净，剁成末，与葱末、姜末、蒜末、肉末、鸡蛋、料酒、盐、鸡精、水、淀粉搅拌均匀后做成丸子；下锅炸制后，勾芡浇汁即成。

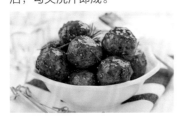

🍞 烹饪指导

去除荸荠皮时，先将荸荠在盐水中煮一下，捞出来放在冷水里，冷却后外皮很容易去除。

选购指南

选购时，应选择个大，外皮呈深紫色，而且芽粗短的。

🍴 饮食搭配

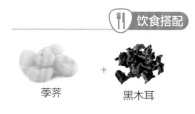

荸荠 ＋ 黑木耳

▶ 清热化痰，滋阴生津

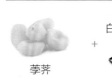

白酒

荸荠

▶ 清热凉血、止血

芋头

美容养颜，乌黑头发，增强人体免疫力

芋头原产自印度，在我国种植范围比较广的是珠江流域和台湾地区，长江流域和其他省市也有种植。它营养价值高，有助于增强人体免疫力。口感细软、绵甜香糯，易于消化且不会引起中毒，是南方人喜爱的食品之一。它既可作为主食蘸糖食用，又可用来制作菜肴、点心。在我国南方，中秋节吃芋头是一种传统。

每100g芋头含有：
热量	81.0kcal
蛋白质	2.2g
碳水化合物	18.1g
脂肪	0.2g
膳食纤维	1.0g

主产区
珠江流域各地区

成熟期
9~10月

性味
味甘、辛，性平

芋头为碱性食品，经常食用能达到美容养颜、乌黑头发的效果。

芋头含有一种黏液蛋白，在被人体吸收后能产生免疫球蛋白，可以增强身体的抵抗力。

🥢 芋头去皮妙法

将带皮的芋头装进口袋里（只装半袋），抓住袋口，将袋子在水泥地上摔几下，再把芋头倒出，可见芋头皮全部脱落。

🍲 食用禁忌

糖尿病患者应慎食；食滞胃痛、肠胃湿热的人应忌食。

品种群

槟榔芋

球茎呈椭圆形，深褐色，肉白色，有咖啡色斑纹，营养丰富。

选购指南

芋头的盛产季节为秋季到初冬。挑选时，以个体浑圆、左右对称、无肿包、外皮没有过多水分者为佳。

🍴 **饮食搭配**

 + +

芋头2个　　橙子2个　　生姜适量
▶ 增进食欲，促进消化

 +

芋头2个　　　　　粳米50g
▶ 共煮粥，可补虚养颜

 +

芋头2个　　　　荸荠适量
▶ 化痰散结，消瘰疬

芋头老鸭汤

芋头老鸭汤是广东人中秋赏月必备的佳肴，汤品集传统滋补、美食养生、民间食疗为一体，令人常食不腻。

材料：
老鸭1只，芋头1个，陈皮、盐各适量
做法：

老鸭洗净，切块，氽水捞起；芋头洗净，削皮，切块；砂锅内加清水，煮沸后加入鸭肉块、芋头块、陈皮，小火煲1.5小时，出锅时加盐调味即成。

芦笋

润肺镇咳，祛痰，抗癌防癌

芦笋是世界十大名菜之一，含有组织蛋白、维生素、核酸、叶酸及微量元素硒，有抗癌防癌作用，对肺癌、膀胱癌、皮肤癌有良效。芦笋的主要成分为天冬酰胺，有解毒作用。芦笋嫩茎供食用，质地鲜嫩，风味鲜美、可口，烹调时切成薄片，炒、煮、炖、凉拌均可。

每100g芦笋含有：

┌ 膳食纤维 ………… 1.9g
│ 蛋白质 ………… 1.4g
│ 碳水化合物 …… 4.9g
│ 脂肪 ………… 0.1g
│ 钙 ………… 10.0mg
└ 磷 ………… 42.0mg

芦笋中含有大量的组蛋白、叶酸和核酸等与抗癌有关的物质，对各种致癌物质都有抑制作用，尤其能够抑制肺癌、皮肤癌、乳腺癌等的发生与扩散。

性味
味甘、苦，性凉

功效
润肺镇咳，祛痰

主产区
福建、河南、陕西等

芦笋含有叶酸，叶酸能防止癌细胞扩散，促使细胞正常生长增殖，可有效改善肝功能。

成熟期
4~5月

😊 保鲜小窍门

冷藏保鲜前用开水煮1分钟，晾干后装入保鲜膜袋中扎口，放入冷冻柜中，食用时取出。

🍲 食用宜忌

高血压患者及动脉硬化者宜食用。患心脏疾病、低钾血症和低钠血症、低镁血症等症者宜食用。

消化性溃疡者慎用；患有痛风和糖尿病者不宜多食；膀胱癌、肺癌、皮肤癌和肾结石者宜食用。

选购指南

芦笋以嫩茎新鲜、质地细密、顶端紧凑、色泽纯正为标准，不必追求粗壮。白芦笋主要用于生产罐头，鲜食则以绿芦笋为佳。

🍴 饮食搭配

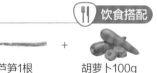

芦笋1根　　+　　胡萝卜100g

▶ 养颜防皱

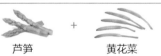

芦笋　　+　　黄花菜

▶ 治疗功能性子宫出血

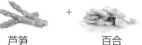

芦笋　　+　　百合

▶ 清热除烦，安神

芦笋　　+　　冬瓜

▶ 降脂降压，清热解毒

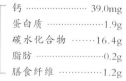

藕

益气补血，增强人体免疫力

藕，又称莲藕，是我们较常食用的一种蔬菜，是睡莲科植物莲藕的地下茎的膨大部分，又称莲菜。藕原产于印度，后来引入中国。肥大、有节，中间有管状小孔，折断后有丝相连，微甜且脆，药用价值较高，可生食也可做菜。其主要成分为碳水化合物和蛋白质，矿物质含量较少，但维生素 C 含量丰富，可益气补血，增强人体免疫力。

每100g藕含有：

钙	39.0mg
蛋白质	1.9g
碳水化合物	16.4g
脂肪	0.2g
膳食纤维	1.2g

成熟期
9~10月

性味
味甘，性寒

主产区
江苏、浙江等

藕中所富含的维生素C可以与蛋白质一起促进骨胶原的合成，有助于强健黏膜。

藕中含有的丹宁具有消炎和收敛的作用，可以改善肠胃疲劳。它所含的黏蛋白可减轻肠胃负担。

藕中含有丰富的膳食纤维，并且含有维生素B$_{12}$，能预防贫血、协助肝脏功能运作。

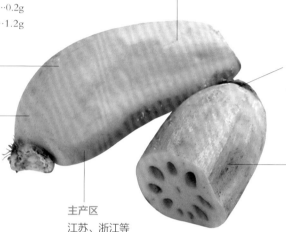

蔬菜

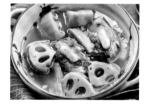

莲藕排骨煨汤

材料：
排骨段、莲藕块、葱段、生姜片、料酒、盐各适量

做法：
① 将排骨段氽烫撇去血沫，沥干后放入汤锅中，加葱段、生姜片和料酒，注水，大火烧开，煮约15分钟。
② 放入莲藕块，将锅盖盖严，大火煮开后转小火，炖1小时后加盐调味即可。

选购指南

选购藕时，要选择每节之间的距离长且粗、藕孔小的。如果藕孔中带红色或出现茶色黏液，就表示已经不新鲜了。

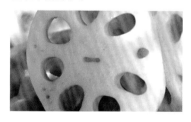

食用宜忌

吐血、高血压、肝病患者宜食；宜同贝类、鱼虾等水产品搭配食用，可改善肝功能。

生藕性偏凉，产妇不宜过早食用；脾胃消化功能低下、大便溏泄者不要生吃藕。

饮食搭配

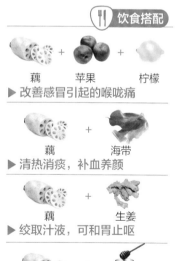

藕 ＋ 苹果 ＋ 柠檬
▶ 改善感冒引起的喉咙痛

藕 ＋ 海带
▶ 清热消痰，补血养颜

藕 ＋ 生姜
▶ 绞取汁液，可和胃止呕

藕 ＋ 蜂蜜
▶ 藕榨汁后加入蜂蜜，可益胃生津、清热除烦

红薯

通便排毒，防癌益寿

红薯，又称白薯、番薯、地瓜、山芋等。营养丰富、味道鲜美，易消化，可酿酒，也可作粮充饥，所以有的地区把它作为主食。红薯的食用方法很多，可以切片蒸晒、磨粉，还可从中提取淀粉制作粉条、粉丝等。现代营养学家认为，红薯是"天下第一食品"或"长寿食品"。

每100g红薯含有：

蛋白质 ……………… 1.1g
碳水化合物 ……… 23.1g
脂肪 ………………… 0.2g
膳食纤维 …………… 1.6g
水 ………………… 73.4g

红薯含有丰富的微量元素，这些物质可以保持血管弹性。

性味
味甘，性平

主产区
全国各地广泛种植

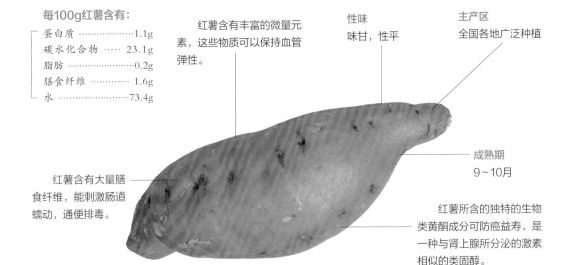

成熟期
9~10月

红薯含有大量膳食纤维，能刺激肠道蠕动，通便排毒。

红薯所含的独特的生物类黄酮成分可防癌益寿，是一种与肾上腺所分泌的激素相似的类固醇。

 选购指南

挑选红薯时，不要挑圆滚滚的，长条形的味道好些；尽量挑选外皮是红皮的，白皮的红心红薯，味道像南瓜，不太甜。

 品种群

红心红薯
含水分较多，口感软绵香甜，适合烤制后食用。

白心红薯
表皮有白、红等不同的颜色，表面有许多须根，断口有拉丝状黏液，水分含量少。

玉米面红薯粥

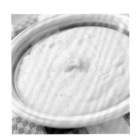

材料：
红薯1个，玉米面小半碗
做法：
① 红薯去皮，切成滚刀块，加水没过红薯块，先煮10分钟。
② 玉米面加水搅成糊。
③ 等红薯煮软，把玉米面糊慢慢倒入锅里，边煮边搅拌，锅开后再煮5分钟即成。

拔丝红薯

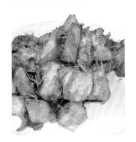

材料：
红薯1个，白糖适量
做法：
① 红薯洗净，去皮，切块，炸至金黄色时捞出。
② 锅中加清水、白糖，慢火熬成糖液后倒入炸好的红薯块，待糖液完全粘在红薯块上即成。

马铃薯

宽肠通便，预防肠道疾病

马铃薯，俗称土豆，原产于安第斯山脉，在1589年由荷兰人经过雅加达带入东亚地区。马铃薯是一种十分健康的蔬菜，在欧洲它被称为"大地的苹果"。马铃薯的主要成分为淀粉，同时含有丰富的蛋白质、B族维生素、维生素C等，能很好地促进肠胃的消化。此外，它还含有大量膳食纤维，能帮助机体及时排泄，起到宽肠通便、预防肠道疾病的作用。

每100g马铃薯含有：

钙 ······················· 8.0mg
蛋白质 ·················2.0g
碳水化合物 ········17.2g
脂肪 ······················0.2g
膳食纤维 ············0.7g

马铃薯富含有特殊保护作用的黏液蛋白，因此可以预防心血管系统脂肪沉积的发生，有助于保持血管的弹性。

马铃薯对消化不良和排尿不畅有很好的辅助疗效，也是辅助治疗胃病、心脏病、糖尿病等病症的优质食物。

性味
味甘，性平

成熟期
8~9月

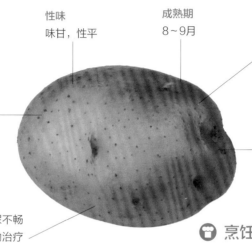

主产区
西南山区、西北地区、内蒙古和东北地区

马铃薯富含钾元素，有助于将钠盐排出体外、降低血压、缓解水肿。

蔬菜

土豆烧牛肉

材料：

土豆80g，牛肉500g，葱花、生姜末、蒜末、酱油、料酒、盐、味精、白糖、胡椒粉、香菜末各适量

做法：

锅内放油，油四成热时放入切好的土豆、牛肉，炸2分钟，待土豆块表面金黄色时，改大火，稍后将牛肉块和土豆块捞出；锅内留适量油，放葱花、生姜末、蒜末炒出香味，加入汤或水，放酱油、料酒、盐、味精、白糖、胡椒粉；倒入炸好的土豆块和牛肉块，改成大火，待汤汁差不多烧干时，撒上香菜末即成。

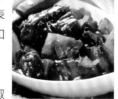

🍲 食用宜忌

一般人群均可食用；适宜脾胃气虚、营养不良、胃病及十二指肠溃疡患者；适宜癌症、高血压、动脉硬化、习惯性便秘患者。

已经生芽的马铃薯不宜食用，以免中毒。

🍴 烹饪指导

做马铃薯菜削皮时，应该只削掉薄薄的一层，因为马铃薯皮下面的汁液富含蛋白质。去皮的马铃薯应存放在冷水中，再向水中加适量醋，可使马铃薯不变色。

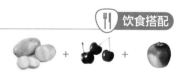

🍴 饮食搭配

马铃薯15g　　樱桃5g　　苹果5g
▶ 将三者共同榨汁饮用，可治头晕目眩、四肢乏力

马铃薯适量　　　　生姜适量
▶ 将两者捣烂后敷在红肿的关节处，可治膝关节痛

马铃薯10g　　　　莲藕15g
▶ 将两者洗净捣烂，挤汁服用，可治慢性便秘

芥菜

止痛生肌，明目

芥菜为十字花科芸薹属一年或两年生草本植物，品种众多。青芥，又叫刺芥，像白菘，菜叶上有柔毛。大芥，也叫皱叶芥，叶子大而有皱纹，颜色深绿，味比青芥更辛辣。此二芥都适宜入药用。平时人们所说的芥菜一般指叶用芥菜，又称雪菜、雪里蕻。

每100g芥菜含有：

- 热量 ⋯⋯⋯⋯⋯ 16.0kcal
- 蛋白质 ⋯⋯⋯⋯⋯ 1.8g
- 脂肪 ⋯⋯⋯⋯⋯0.4g
- 碳水化合物⋯⋯⋯ 2.0g
- 膳食纤维 ⋯⋯⋯⋯ 1.2g
- 维生素A⋯⋯⋯ 283.0μg

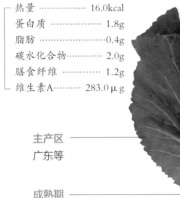

性味
味辛，性温

芥菜有解毒消肿之功效，同时能抗感染和预防疾病的发生，促进伤口愈合，可用来辅助治疗感染性疾病。

主产区
广东等

成熟期
5~6月

芥菜中含有丰富的维生素C和维生素E，抗氧化效果很好。

芥菜富含维生素A、B族维生素和维生素D，在这些维生素的共同作用下，芥菜可止痛生肌，促进十二指肠溃疡的愈合。芥菜所含的胡萝卜素还有明目的作用。

选购指南

大芥菜的外表有点像包心菜。挑选时，应选择包得比较饱满，且叶片肥厚、看起来很结实的芥菜。

食用禁忌

腌制后的芥菜，高血压、动脉硬化的患者应少食；内热偏盛及热性咳嗽患者应少食；疮疡、痔疮、便血者也不宜食用。

烹饪指导

主要用于配菜炒来吃，或煮成汤，也可作饺子、馄饨等面食的馅料。

将芥菜叶带茎腌制成腌菜，具有特殊的香味，可增进食欲，是有名的开胃食品。

饮食搭配

\+

芥菜　　　　　红辣椒

▶ 健脾开胃，增进食欲

材料：芥菜1把，红辣椒1个，盐、味精、芝麻酱、醋、香油各适量

做法：将芥菜洗净，切段，略焯，摆入盘中；红辣椒切丝，摆入盘中；取一只碗，将盐、味精、芝麻酱、醋、香油放入其中，搅拌均匀，制成酱汁；将调好的酱汁均匀地淋在芥菜上即可。

洋葱

预防血栓，防癌抗癌

洋葱，又名葱头、圆葱、球葱等，其可食用部分为肥大的鳞茎，含有多种微量元素，营养丰富。按照表皮的颜色，可分为白皮、红皮和黄皮三种。洋葱有5000多年的栽培历史，在20世纪初传入我国，随后种植范围不断扩大，成为我国南北各地主要的蔬菜品种之一。

每100g洋葱含有：
- 热量 ……………… 39.0kcal
- 蛋白质 ……………… 1.1g
- 碳水化合物 ………… 5.0g
- 脂肪 ……………… 0.2g
- 膳食纤维 ………… 0.9g

性味
味甘、辛，性温

洋葱是富含前列腺素A的蔬菜。前列腺素A具有扩张血管、降低血液黏稠度的作用，可以降血压、预防血栓的形成。

洋葱含有丰富的营养，其气味辛辣，具有祛风散寒的作用。

洋葱辛辣的气味能刺激消化液分泌，增进食欲；洋葱脂肪含量极少，还可降低胆固醇。

主产区
山东、甘肃、内蒙古

成熟期
9~10月

适宜人群
高血压、失眠、食欲不振者

洋葱炖乳鸽

材料：
乳鸽500g，洋葱250g，生姜片、白糖、酱油、胡椒粉、盐各适量

做法：
① 乳鸽洗净，剁成小块；洋葱洗净，切成角状。
② 锅中加油烧热，洋葱片爆炒至出味。
③ 下入乳鸽块，加高汤用小火炖20分钟，放入生姜片、白糖、酱油、胡椒粉、盐，煮至入味后出锅。

🍳 烹饪指导

在切洋葱时，可以将菜刀在冷水中泡一下再切或将洋葱放在冷水中切，即可以减少挥发性物质的刺激。

品种群

白皮洋葱
葱头白色，鳞片肉质白色，扁圆球形，直径5~6厘米。

红皮洋葱
葱头外表紫红色，鳞片肉质稍带红色，扁球形或圆球形，直径8~10厘米。

🍽 食用宜忌

适宜与猪肝、猪肉或鸡蛋搭配食用，具有很好的营养保健功效；适合高血压、高脂血症患者食用；适合动脉硬化、糖尿病患者食用；适合慢性肠炎及消化不良患者食用。

每次不宜食用过多。

📖 小妙用

将洋葱切丝，炒熟加调料即可食用，可治高血压、高脂血症。

将洋葱捣烂取汁，温水送服，可治腹胀、腹泻。

用洋葱外皮煎水喝，或炒洋葱，可改善视力。

洋葱切瓣腌制2~4日后食用，可治消化不良、胃胀。

油菜

降血脂，补钙

油菜中钙、铁等矿物质含量很高，在黄绿色蔬菜中可以称得上"营养储备"的高手。油菜的茎部含有大量粗纤维，其进入人体与脂肪结合后，可防止血浆胆固醇的形成，促使胆固醇代谢物——胆酸排出体外，且有助于人体对营养物质的吸收。

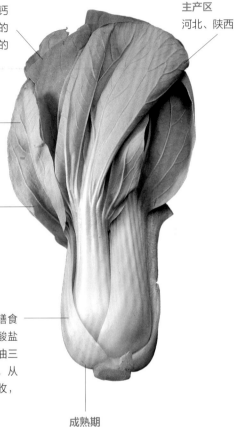

油菜含有非常丰富的钙质。每日食用100g左右的油菜，就能满足身体对钙的需求。

主产区
河北、陕西

性味
味辛，性温

适宜人群
动脉硬化、贫血患者

油菜为低脂蔬菜，膳食纤维含量丰富，能与胆酸盐和食物中的胆固醇及甘油三酯结合，并从体内排出，从而减少人体对脂类的吸收，进而达到降血脂的作用。

成熟期
6~10月

每100g油菜含有：

- 热量 ············· 25.0kcal
- 蛋白质 ············· 1.8g
- 脂肪 ·············0.5g
- 碳水化合物 ············· 3.8g
- 膳食纤维 ············· 1.1g
- 维生素A············· 103.0μg

☺ 保鲜小窍门

虽说油菜是绿叶蔬菜，但与同类蔬菜相比，油菜可以保存较长的一段时间。冷藏的时候，要先用潮湿的报纸将它裹好，放入冰箱时尽量呈竖直状态摆放。

选购指南

选购时用两指轻轻一掐即断的油菜就比较嫩。此外，还要仔细观察菜叶的背面有无虫迹和药痕，应选择无虫迹、无药痕的油菜。

油菜扒虾仁

做法：
油菜100g，虾仁30g，葱末、生姜末、蒜末、盐、味精、水淀粉各适量

做法：
油烧热，放入葱末、生姜末、蒜末炝锅，放入虾仁、油菜略烧，加盐、味精调味，水淀粉勾芡后即成。

😋 食用宜忌

一般人均可食用；特别适宜口腔溃疡、口角湿白者；齿龈出血、牙齿松动者宜食用；适宜瘀血腹痛、癌症患者食用。

痧痘、目疾患者，小儿麻疹后期、疥疮、狐臭等慢性病患者要少食；孕妇不宜多吃；过夜的熟油菜易产生亚硝酸盐，食用后易引发癌症，不宜食用。

🍴 饮食搭配

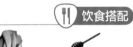

油菜　+　蜂蜜

▶ 油菜叶捣汁后加入蜂蜜，温服，可治血痢腹痛

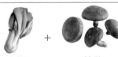

油菜　+　蘑菇

▶ 油菜、蘑菇炒熟后浇上热鸡油，经常食用，可治习惯性便秘

莜麦菜

清热润肺，化痰止咳

莜麦菜是以嫩梢、嫩叶为食用部位的尖叶型叶用莴苣，叶片呈长针形、色泽淡绿、口感极为鲜嫩，是生食蔬菜中的上品，有"凤尾"之称。莜麦菜的长相有点像莴笋的"头"，叶细长平展，笋又细又短。从血缘关系上看，莜麦菜属于叶用莴苣的变种，与生菜相近，所以又名"牛俐生菜"。

每100g莜麦菜含有：

热量	15.0kcal
蛋白质	1.4g
脂肪	0.2g
碳水化合物	0.4g
膳食纤维	0.6g
胡萝卜素	360.0μg

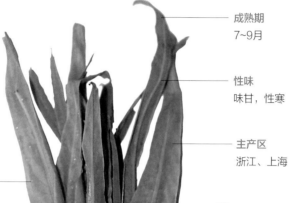

莜麦菜有降低胆固醇、安神、清燥润肺、化痰止咳等功效，是一种低热量、高营养的蔬菜。

莜麦菜营养价值略高于生菜，且远远高于莴苣。

成熟期
7~9月

性味
味甘，性寒

主产区
浙江、上海

蔬菜

🍲 烹饪指导

食用方法以生食为主，可以凉拌，也可蘸各种调料。熟食可炒食、可涮食，味道独特。

选购指南

选购时要选择叶片上带有光泽，用手抓起时叶片不会下垂，结实而新鲜水嫩的。

🍴 饮食搭配

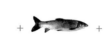

莜麦菜	鲑鱼	莴笋

▶ 促进脑部健康，利于胃肠道消化，对新陈代谢也有帮助

莜麦菜	紫菜	河虾

▶ 降低胆固醇，辅助治疗神经衰弱

豆豉鲮鱼莜麦菜

材料：

豆豉鲮鱼罐头、莜麦菜、葱末、生姜末、蒜末、鸡精、食用油各适量

做法：

将莜麦菜洗净，切成段；坐锅点火，待油热后将葱末、生姜末煸出香味，加入莜麦菜段、豆豉鲮鱼翻炒，再倒入蒜末、鸡精即可。

甘蓝

解毒防癌，促进消化

甘蓝是世界卫生组织推荐的蔬菜之一，也被誉为天然"胃菜"。其所含的维生素 K_1 及维生素 U 可保持胃部细胞活跃，防止病变。甘蓝含有丰富的纤维质。种类繁多的甘蓝均可为人体提供丰富的钾质。

每100g甘蓝含有：

蛋白质	1.5g
维生素C	40.0mg
脂肪	0.2g
碳水化合物	4.6g
膳食纤维	1.0g
钾	124mg

品种群

羽衣甘蓝

叶片肥厚，倒卵形，深度波状皱褶，呈鸟羽状。花序总状，扁圆形，种子圆球形，褐色。

结球甘蓝

叶色有黄绿、深绿和蓝绿之分。叶面光滑、肥厚，有不同程度的灰白色蜡粉。

赤球甘蓝
叶为紫红色，不同于普通结球甘蓝，其他特征与其他品种的甘蓝基本相似。

成熟期
1~2月

主产区
河北

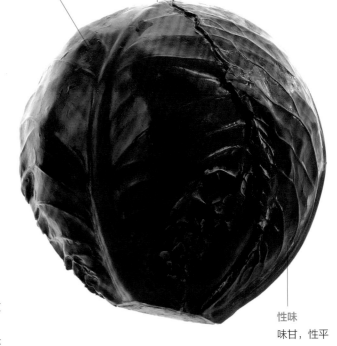

性味
味甘，性平

😊 食疗特长

甘蓝含有的膳食纤维可通过稀释毒素降低致癌因子的浓度，解毒防癌。它所含的能挥发的芥子油具有促进消化吸收的作用。

🍽 食用禁忌

甘蓝常被制成腌制品食用，因腌制后含有大量盐分，故高血压、血管硬化的患者应少吃，以控制盐的摄入。

羊肉甘蓝汤

材料：
羊肉、甘蓝、盐各适量
做法：
将羊肉洗净后切成大块，放入锅中煮熟，放入洗净且切碎的甘蓝稍煮，加盐调味即可。

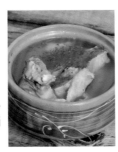

选购指南

形状呈球形和扁球形，饱满、外皮光滑柔嫩、水分少、纤维多且包裹严实者为上品。

生菜

促进消化，防止便秘

生菜是叶用莴苣的俗称，属于菊科莴苣属。原产地为欧洲地中海沿岸。古希腊人、罗马人最早食用。生菜传入我国的历史悠久，东南沿海、两广地区栽培较多，台湾种植尤为普遍。生菜所含有的维生素具有防止牙龈出血及预防维生素 C 缺乏症等功效。它所含有的甘露醇等有效成分能效刺激消化、增进食欲。

生菜富含膳食纤维，可加速胃肠蠕动、促进脂肪和蛋白质的消化吸收，清除肠内毒素、防止便秘。

成熟期
8~9月

性味
味甘，性凉

主产区
东南沿海、两广地区

别称
春菜、叶用莴苣

蔬菜

生菜中含有大量维生素C，可使体内多余的胆固醇转化为胆汁酸，降低胆结石的发病率。

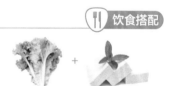

每100g生菜含有：

热量	15.0kcal
蛋白质	1.3g
碳水化合物	2.0g
脂肪	0.3g
膳食纤维	0.7g

🍲 烹饪指导

生菜无论是炒还是煮，时间都不宜过长，这样不仅可以保持生菜脆嫩的口感，还可最大限度地保留生菜的营养成分。

😊 保鲜小窍门

将刚买的生菜对半切开，在菜心的切口处涂上干面粉，然后用湿的厨房纸巾包裹起来，再放入冰箱内冷藏，可保鲜1周左右。

🍴 饮食搭配

生菜 + 豆腐

▶ 滋阴补肾，美白肌肤，减肥保健

生菜 + 海带

▶ 减肥，预防乳腺癌

生菜 + 鸡蛋

▶ 滋阴润燥

选购指南

买散叶生菜时，要选大小适中、叶片肥厚适中、叶质鲜嫩的，若根部中间有突起的苔，说明生菜不新鲜。

品种群

紫叶生菜
极富营养价值，含多种维生素及矿物质。

红叶生菜
可清热、消炎、催眠、利尿、清肠内毒素，还可抑制胰腺癌。

芹菜

预防便秘，预防血液黏稠

芹菜的魅力就在于独特的香味和嚼在口中发出的"咯吱咯吱"声。它的茎部富含多种维生素、矿物质及大量粗纤维，这对于老年人便秘可以起到很不错的缓解功效；其叶子含有丰富的叶红素，常吃芹菜叶可以有效预防血液黏稠。

每100g芹菜含有：

热量	17.0kcal
蛋白质	0.8g
膳食纤维	1.4g
维生素A	10.0μg
钾	154.0mg

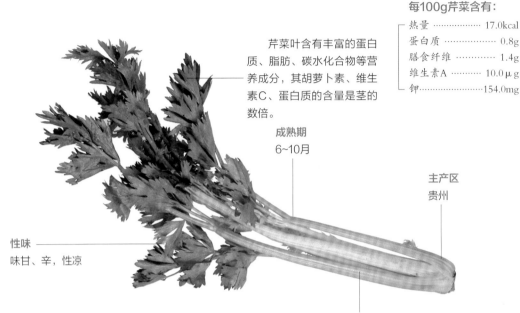

芹菜叶含有丰富的蛋白质、脂肪、碳水化合物等营养成分，其胡萝卜素、维生素C、蛋白质的含量是茎的数倍。

成熟期
6~10月

主产区
贵州

性味
味甘、辛，性凉

芹菜茎含有丰富的膳食纤维，可缩短粪便在肠内的停留时间，预防结肠癌。

🍴 烹饪指导

将芹菜焯烫后过凉，可以减少炒菜的时间，减少吸油。

芹菜叶富含胡萝卜素和维生素C等多种营养元素，食用时不应丢弃。

食用时若滴上点醋，会令口感变柔软。

😊 保鲜小窍门

在放入冰箱前，将叶子和根茎分开。如果芹菜在冰箱中竖直摆放，保鲜时间会更长。

🍽 食用宜忌

芹菜适合高血压、动脉硬化、高糖血症、缺铁性贫血患者食用。

芹菜寒凉，代脾败胃，容易影响胃的消化吸收功能，脾胃虚寒者不宜多食；血压偏低者也要慎食；疮疥等皮肤病患者不宜多食。

选购指南

挑选芹菜的时候，要注意观察它的茎部，若纹理略微凹凸且断面狭窄，说明这棵芹菜很水嫩。

🍴 饮食搭配

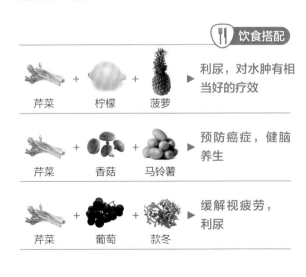

芹菜 + 柠檬 + 菠萝 ▶ 利尿，对水肿有相当好的疗效

芹菜 + 香菇 + 马铃薯 ▶ 预防癌症，健脑养生

芹菜 + 葡萄 + 款冬 ▶ 缓解视疲劳，利尿

空心菜

利尿止血，通便解毒

空心菜，学名蕹菜，又叫竹叶菜、通菜、藤菜，为夏秋季节的主要绿叶菜之一。原产于我国，主要分布在长江以南地区，它富含的叶绿素有"绿色精灵"之称。空心菜的嫩梢中含钙量非常丰富，胡萝卜素的含量也较多。鲜菜捣汁大量灌服，有急救解毒之功效。

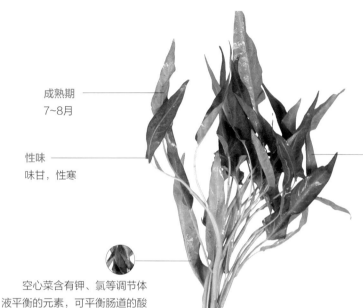

每100g空心菜含有：

热量	23.0kcal
蛋白质	2.2g
碳水化合物	3.6g
脂肪	0.3g
膳食纤维	1.4g

成熟期
7~8月

性味
味甘，性寒

主产区
广东、四川

空心菜含有钾、氯等调节体液平衡的元素，可平衡肠道的酸碱度，预防肠道内的菌群失调，可防癌。

😊 保鲜小窍门

将空心菜装入袋中，扎紧，根部朝下，在袋子上部一端剪掉一个角，放入冰箱，可以存放1周左右。

😋 食用宜忌

适合便血、血尿患者食用；糖尿病、高胆固醇血症、高脂血症、口臭患者宜食。

此菜性寒滑利，脾胃虚寒者应慎食；便溏、体质虚弱患者忌食。

清炒空心菜

材料：
空心菜500g，葱末、蒜末、酱油、盐、酱油各适量

做法：
① 空心菜洗净、沥干，葱切末，蒜切片。
② 油锅烧热，将葱末、蒜片爆香，加入空心菜翻炒数下，再放入盐、酱油炒至熟，即成。

选购指南

挑选空心菜，以无黄斑、茎部不太长、叶子宽大新鲜者为佳，而且应买梗比较细小的，吃起来嫩一些。

🍴 饮食搭配

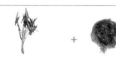

空心菜茎 100g + 玉米须 50g ▶ 水煎服，每日2次，可利尿降糖

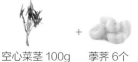

空心菜茎 100g + 荸荠 6个 ▶ 每日3次，治小儿夏季口渴

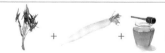

空心菜茎适量 + 白萝卜适量 + 蜂蜜适量 ▶ 绞汁1杯，用蜂蜜调服，治肺热咯血

菠菜

营养丰富，促进骨骼生长

在所有的黄绿色蔬菜中，菠菜可以当仁不让地被称为"营养含量全能冠军"。它的铁元素含量可以直接和动物肝脏中的铁元素含量相匹敌。除此之外，它不仅含有其他大量矿物质、类叶红素、叶酸等，还可辅助造血。

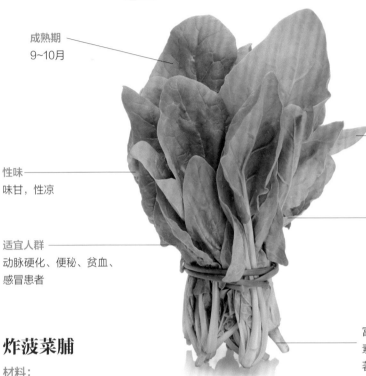

成熟期
9~10月

性味
味甘，性凉

适宜人群
动脉硬化、便秘、贫血、感冒患者

每100g菠菜含有：

热量 ·············· 28.0kcal
蛋白质 ············ 2.6g
脂肪 ·············· 0.3g
碳水化合物 ········ 4.5g
膳食纤维 ·········· 1.7g

主产区
东北三省、华北等地

菠菜中含有能提升铁质吸收率的维生素C，只要搭配蛋白质，就可提高吸收率。

菠菜的根部呈红色，富含有助于骨骼生长的锰元素，对儿童生长发育有着显著的食疗功效。

炸菠菜脯

材料：
菠菜、虾米、猪肥肉膘、香笋、香菇、豆腐皮、鸡蛋清、干淀粉、葱汁、盐、味精各适量

做法：
① 菠菜洗净，切末；虾米、猪肥肉膘、冬笋、香菇洗净，切丁，与菠菜末一起放入碗内，加盐、味精、葱汁调制成馅。
② 将豆腐皮切成圆片，馅放豆腐皮上。
③ 鸡蛋清加少量干淀粉做糊。
④ 炒锅加油，烧至四分热时，将原料逐个进行挂糊，下锅炸至金黄后捞出即可。

特点：
荤素兼备，口味鲜香。

😊 保鲜小窍门

将叶子用潮湿的报纸包起来，然后装进保鲜袋，竖直放入冰箱的冷藏室中。

选购指南

选购菠菜时，要挑选叶片坚实、整株茂密、叶小茎短、根部带有红色者。

🍴 饮食搭配

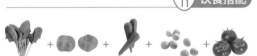

菠菜 + 柿子 + 胡萝卜 + 梅子 + 番茄

▶ 有效预防白内障、青光眼及视力减弱等眼部疾病

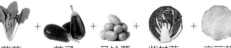

菠菜 + 茄子 + 马铃薯 + 紫甘蓝 + 高丽菜

▶ 加快体内血液循环，有效预防癌症

白菜

补充营养，净化血液

白菜是人们生活中不可缺少的一种重要蔬菜，味道鲜美可口，营养丰富，素有"菜中之王"的美称。白菜由芸苔演变而来。它以柔嫩的叶球、莲座叶或花茎供食用。白菜是补充营养、净化血液、疏通肠胃、增强免疫力、促进新陈代谢、利于人体健康的佳蔬良药。

每100g白菜含有：

- 热量 ·············· 18.0kcal
- 蛋白质 ·············· 1.5g
- 碳水化合物 ········ 3.2g
- 脂肪 ·················· 0.1g
- 膳食纤维 ············ 0.8g

白菜含有均衡的营养素，能增强身体抵抗力，具有预防感冒及缓解疲劳的功效。

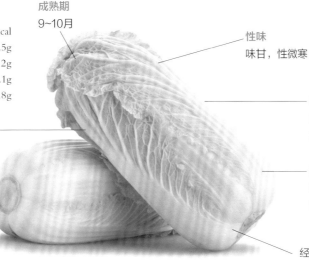

成熟期
9~10月

性味
味甘，性微寒

主产区
山东、陕西、北京、天津

适宜人群
肺热咳嗽、便秘、肾病患者

经过炖煮后的白菜有助于消化，因此最适合肠胃功能不佳者食用。

蔬菜

🍽 食用宜忌

适合肺热咳嗽、便秘、肾病患者食用；女性宜多吃。

忌食隔夜的熟白菜和未腌透的大白菜；腹泻者尽量忌食；气虚胃寒的人忌多吃。

品种群

娃娃菜
菜头颜色微黄，菜帮薄且有细褶。

小白菜
叶深绿色，形成疏松的牛皮菜状的头。

高桩白菜
主根粗大，侧根发达，水平分布。

圆白菜
叶宽，形成伸长而淡绿色的紧密圆形。

选购指南

白菜含有氧化酶，切开后会活性化，发生褐变，致使维生素 C 氧化，因此最好买整棵。

酸菜

酸菜是世界三大腌制菜品之一，它历史悠久，一直是中国北方居民喜欢的一种越冬菜，酸香味醇、清新爽口。

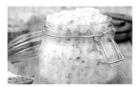

🧳 中华小食屋

辣白菜

辣白菜是我国朝鲜族世代相传的一种佐餐食品，我国吉林省朝鲜族家庭的餐桌上，辣白菜更是必备品。辣白菜辣脆酸甜，色白带红，四季皆宜。

🍴 饮食搭配

白菜 250g ＋ 白萝卜 200g ▶ 两者榨汁饮用，可缓解煤气中毒

白菜 180g ＋ 银耳 40g ＋ 枸杞子 15g

▶ 将三者加水煎服，每日2次，可改善白内障

黄花菜

养心安神，养血

黄花菜，学名萱草，又名安神菜、忘忧草等，是我国特有的植物。黄花菜营养丰富，据现代研究分析，黄花菜含有大量营养物质，其中蛋白质、碳水化合物、钙、铁和维生素 B_1 的含量在蔬菜中名列前茅，维生素 A 含量高。

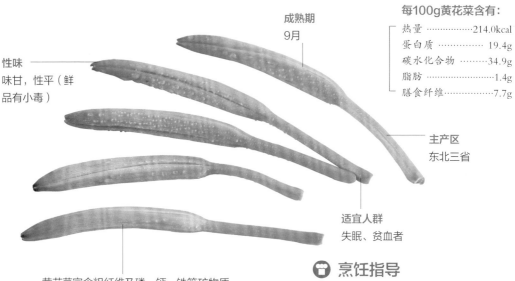

成熟期
9月

性味
味甘，性平（鲜品有小毒）

每100g黄花菜含有：

热量	214.0kcal
蛋白质	19.4g
碳水化合物	34.9g
脂肪	1.4g
膳食纤维	7.7g

主产区
东北三省

适宜人群
失眠、贫血者

黄花菜富含粗纤维及磷、钙、铁等矿物质，干黄花菜与木耳、香菇、玉兰片并称为干菜的"四大金刚"，对中老年人的健康颇有益处。

🍳 烹饪指导

黄花菜不宜鲜食，它含有秋水仙碱素，可导致人体中毒，甚至危及生命。因此，黄花菜必须在蒸煮晒干后存放，再食用。

😊 保鲜小窍门

黄花菜易受潮发霉，保存时要挑拣出变色发霉的。黄花菜保存要求含水分在8%左右，贮存在密闭的瓷坛、罐内，置于阴凉、通风处。长时间贮存黄花菜，不宜用塑料袋。

选购指南

质量较好的黄花菜颜色呈金黄色或棕黄色，色泽较均匀，新鲜无杂物，外形紧长，粗细均匀，手感柔软而富有弹性。

🍴 饮食搭配

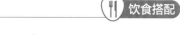

黄花菜 ＋ 菊花

▶ 煎汤可养心安神

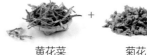

黄花菜 ＋ 木耳

▶ 养血驻颜，使人肌肤红润、容光焕发

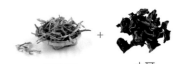

黄花菜 ＋ 黄豆 ＋ 猪蹄

▶ 养血通乳，益气安神

黄豆黄花菜

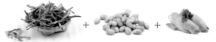

材料：
黄豆50g，黄花菜25g

做法：
① 先将黄豆浸泡一昼夜，黄花菜洗净。
② 将黄豆、黄花菜放锅中，加适量水共煮至熟即可。

蒜薹

调节脏腑，预防血栓

蒜薹是人们喜食的蔬菜之一，在中国已有2000多年的种植历史，兰陵、金乡两县是国家命名的"中国大蒜之乡"，其中兰陵以生产蒜薹为主。蒜薹外皮含有丰富的膳食纤维，可刺激大肠蠕动，预防便秘。多食用蒜薹，能预防痔疮的发生，降低痔疮的复发次数，并对轻中度痔疮有一定的辅助治疗效果。

每100g蒜薹含有：

- 钙 ……………… 19.0mg
- 蛋白质 …………… 2.0g
- 碳水化合物 ……… 15.4g
- 脂肪 ……………… 0.1g
- 膳食纤维 ………… 2.5g
- 铁 ………………… 4.2mg

主产区
山东

蒜薹对心脑血管有一定的保护作用，它不仅有明显的降血脂作用，还能防止血栓和动脉硬化，并能预防冠心病。

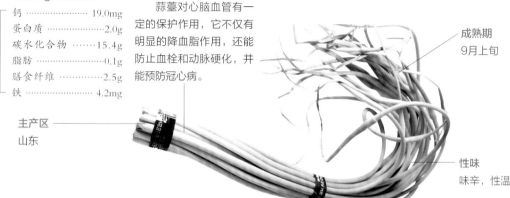

成熟期
9月上旬

性味
味辛，性温

🍚 适宜人群

一般人群均可食用；适宜脾胃气虚、营养不良、胃及十二指肠溃疡患者；适宜癌症、高血压、动脉硬化、习惯性便秘患者。

😊 保鲜小窍门

常温下，新鲜蒜薹可保存10~15天；蒜薹去除蒜尾，捆扎后装入保鲜袋，放入冰箱保鲜室，可长期保存。

选购指南

选购蒜薹时，以条长翠嫩、枝条浓绿、茎部白嫩的为佳；尾部发黄，顶端开花，纤维粗老的则不宜购买。

判断蒜薹老嫩的方法是用指甲掐，如果易掐断且汁液多的就比较嫩，反之就比较老。

回锅肉

—— 川菜

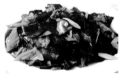

回锅肉是中国川菜中一道烹调猪肉的传统菜式，也称熬锅肉。所谓回锅，就是二次烹调的意思。菜品口味独特，色泽红亮，肥而不腻。

材料：

猪肉250g，青椒45g，蒜薹30g，豆豉30g，白糖10g，味精、植物油各适量

做法：

① 将鲜肉煮至八分熟。

② 将煮过的猪肉切片，青椒洗净、切片，蒜薹洗净、切小段。

③ 锅中加适量油，烧热后，加入豆豉，用大火炒至有香味溢出。

④ 下切好的猪肉片炒至肥肉部分变小、打卷。

⑤ 下入青椒片和蒜薹段，翻炒均匀后加白糖、味精调味，炒熟即可。

🍴 饮食搭配

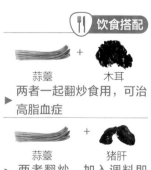

蒜薹 ＋ 木耳
▶ 两者一起翻炒食用，可治高脂血症

蒜薹 ＋ 猪肝
▶ 两者翻炒，加入调料即可，可缓解大脑疲劳

菜花

防癌，滋养肌肤，强健身体

菜花，学名花椰菜，是十字花科植物甘蓝变种的巨大花蕾，原产于地中海沿岸。花茎可食，膳食纤维含量丰富，口感鲜嫩，营养丰富，滋味鲜美，是人们爱吃的蔬菜。菜花含有丰富的维生素C，被形象地称为"维生素C的宝库"。长期食用菜花可增强机体免疫力，抗癌防癌。

每100g菜花含有：

- 热量…………………26.0kcal
- 蛋白质…………………2.1g
- 碳水化合物………………4.6g
- 膳食纤维…………………1.2g
- 脂肪…………………0.2g
- 钙…………………23.0mg

主产区
华北地区

菜花有一个不容忽视的优点，就是含有丰富的膳食纤维，可缓解便秘、防癌。

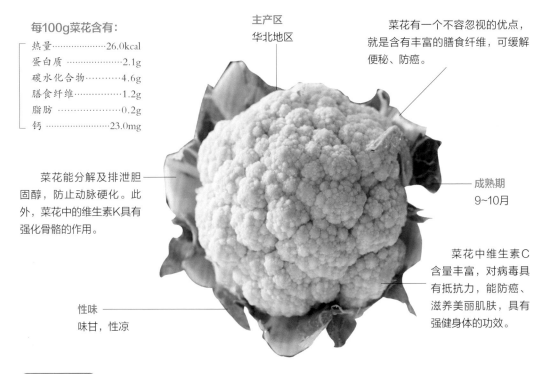

菜花能分解及排泄胆固醇，防止动脉硬化。此外，菜花中的维生素K具有强化骨骼的作用。

成熟期
9~10月

菜花中维生素C含量丰富，对病毒具有抵抗力，能防癌、滋养美丽肌肤，具有强健身体的功效。

性味
味甘，性凉

选购指南

选购时，应选择呈白色或淡乳白色，干净、坚实、紧密，而且叶子部分保留紧裹花蕾的菜花，叶片饱满，呈绿色者。

适宜人群

口干口渴、消化不良、食欲不振、大便干结者宜食；少年、儿童食用可增强抵抗力，促进生长发育，维持牙齿、骨骼和身体的正常发育；肥胖者及癌症患者宜食。

品种群

西蓝花

茎上长满小颗粒，组成花状，肉质细嫩，味甘鲜美，食后易消化吸收。

烹饪指导

菜花炒、烩的加热时间不宜过长，以保持其脆嫩适口；如果过火，就会变得软烂，口感欠佳。在烹调前，用水焯一下，再回锅调味，翻炒几下，即可出锅，以减少在锅内的停留时间，保留更多营养素。

饮食搭配

 菜花 +  鸡蛋 ▶ 两者共同煮食，可治慢性胃炎、消化不良

菜花 + 蚝油 ▶ 菜花洗净、切开，用蚝油炒熟食用，可治慢性胃炎

菜花 + 蜂蜜 ▶ 菜花榨汁后加适量蜂蜜调服，可治肺结核

菜花 + 香菇 ▶ 两者共煮汤，可改善高血压

香菜

调理肠道，健胃养脾

香菜，又叫芫荽、延荽、胡荽、香荽，在一些国家的传统美食中都不乏它的身影。虽然香菜一直以"配角"的身份活跃在餐桌上，但它的营养价值已越来越多地得到各国人们的关注和认可。香菜中独特的"香"不仅具有调理肠道、健胃养脾的功效，而且能够有效缓解神经性紧张和气滞腹痛。

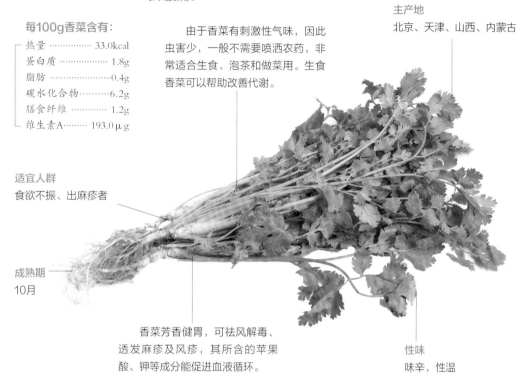

每100g香菜含有：
- 热量 ············· 33.0kcal
- 蛋白质 ············· 1.8g
- 脂肪 ·············0.4g
- 碳水化合物········6.2g
- 膳食纤维 ··········· 1.2g
- 维生素A······· 193.0μg

由于香菜有刺激性气味，因此虫害少，一般不需要喷洒农药，非常适合生食、泡茶和做菜用。生食香菜可以帮助改善代谢。

主产地
北京、天津、山西、内蒙古

适宜人群
食欲不振、出麻疹者

成熟期
10月

香菜芳香健胃，可祛风解毒、透发麻疹及风疹，其所含的苹果酸、钾等成分能促进血液循环。

性味
味辛，性温

蔬菜

😊 保鲜小窍门

将香菜装入袋中，扎紧，根部朝下，在袋子的上部角的一端剪掉一个角，放入冰箱中，可以存放1周左右。

😋 食用宜忌

适宜于食欲不振、胃滞腹胀者食用。

服维生素K时不应食用香菜；服用补药或中药白术、牡丹皮时，也不宜食用；患口臭、狐臭、严重龋齿、胃溃疡、生疮的人要少吃香菜。

选购指南

选购时，应挑选棵大、颜色鲜绿、带根的香菜。

🍄 烹饪指导

将香菜的叶子、胡萝卜和干辣椒充分捣碎，放入适量酱油浸泡，有"药食同源"的功效。

吃海鲜的时候，在调味汁中加上适量香菜，可以有效缓解海鲜的腥味。

🍽 饮食搭配

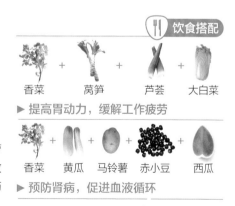

香菜 + 莴笋 + 芦荟 + 大白菜
▶ 提高胃动力，缓解工作疲劳

香菜 + 黄瓜 + 马铃薯 + 赤小豆 + 西瓜
▶ 预防肾病，促进血液循环

香菜 + 虾 + 墨鱼 + 蒜
▶ 增强体力，缓解疲劳

金针菇

清香扑鼻，味道鲜美

金针菇，又称毛柄小火菇、冬菇、朴菰、冻菌、金菇、智力菇等。因其菌柄细长，似黄花菜，故称金针菇，属伞菌目白蘑科金针菇属。金针菇具有很高的药用、食疗价值，不仅含有丰富的营养；而且最新研究表明，它含有一种抗癌的物质，能有效地抑制癌细胞，因此，越来越受到人们的青睐。

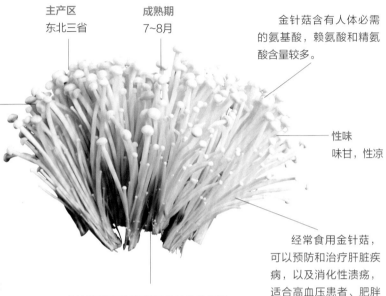

主产区
东北三省

成熟期
7~8月

金针菇含有人体必需的氨基酸，赖氨酸和精氨酸含量较多。

金针菇中含有一种叫朴菇素的物质，可以增强机体对癌细胞的抵抗力，常食可起到防癌、抗癌的作用。

性味
味甘，性凉

经常食用金针菇，可以预防和治疗肝脏疾病，以及消化性溃疡，适合高血压患者、肥胖者和中老年人食用。

金针菇能有效增强机体的生物活性，促进身体的新陈代谢，有利于人体对食物中各种营养素的吸收和利用。

每100g金针菇含有：

- 热量 …………… 32.0kcal
- 蛋白质 …………… 2.4g
- 碳水化合物 ………… 6.0g
- 脂肪 …………… 0.4g
- 膳食纤维 …………… 2.7g
- 铁 …………… 1.4mg

凉拌金针菇

(川菜)

材料：

金针菇、黄瓜丝、辣椒丝、葱丝、蒜蓉、生抽、香醋、蜂蜜各适量

做法：

① 水烧开，先放入金针菇烫30秒，后加入葱丝拌匀，捞出后，在冰水里浸泡半分钟。

② 将生抽、香醋、蜂蜜和蒜蓉搅拌成调味汁，将金针菇捞出，放入黄瓜丝和辣椒丝，倒入调味汁，拌匀即可。

金针菇炖土鸡

材料：

金针菇100g，土仔鸡250g

做法：

将鸡去除内脏，洗净后放入砂锅，加水炖至九分熟；加入金针菇，待金针菇煮熟即可起锅食用。

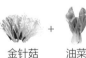

金针菇 + 油菜 ▶ **营养滋补，对高血压、糖尿病患者都有补益作用**

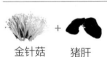

金针菇 + 猪肝 ▶ **可防治慢性肝炎**

竹荪

补气养阴，清热利湿，润肺止咳

竹荪是名贵的食用菌，在古代被列为"宫廷贡品"，也是食疗佳品。竹荪因形状俊美、色彩鲜艳，被人们称为"雪裙仙子""菌中皇后"。其营养丰富，味道鲜美，但生长条件恶劣，不易收获，历来被认为是珍奇稀罕之物。

每100g竹荪含有：

- 热量 ⋯⋯⋯⋯ 235.0kcal
- 蛋白质 ⋯⋯⋯⋯ 19.4g
- 碳水化合物 ⋯⋯⋯60.6g
- 脂肪 ⋯⋯⋯⋯ 2.6g
- 膳食纤维 ⋯⋯⋯⋯ 8.4g
- 钙 ⋯⋯⋯⋯⋯55.0mg
- 磷 ⋯⋯⋯⋯288.0mg

成熟期
6~8月

竹荪有补气养阴、清热利湿、润肺止咳的功效，对肺虚热咳、喉炎、高血压、高脂血症、痢疾等疾病有很好的食疗作用。

竹荪是优质植物蛋白的营养源，并且含有多种氨基酸，其中谷氨酸含量尤其丰富。

竹荪对保护人体的肝脏有一定的功效，能减少腹壁上脂肪的积存，由此能够达到降血压、降血脂及减肥的效果。

性味
味甘，性凉

主产区
四川、贵州、湖北

竹荪中含有半乳糖、葡萄糖、甘露糖和木糖等异多糖，在抗癌、抗凝血、抗炎症、增强免疫力及降血糖方面都有一定的作用。

香酥竹荪鱼

材料：

干竹荪100g，草鱼500g，鸡蛋100g，面包屑20g，盐、鸡精、淀粉、芝麻、椒盐、食用油各适量

做法：

① 将干竹荪用水泡开，切成5厘米长的段。

② 将干净鱼肉剁成细蓉，加入盐、鸡精搅拌均匀；再将鱼蓉放入竹荪中间，蘸上鸡蛋液、面包屑、淀粉、芝麻待用。

③ 油锅烧热后放入竹荪鱼，炸至金黄色时捞出，食用时蘸椒盐即可。

功效：

脆嫩爽口，香气浓郁，可活血、健脾、益胃，可有效预防咳嗽、高血压、高脂血症。

🍶 烹饪指导

干品竹荪烹饪前应先用淡盐水泡发，并剪去根部（即菌盖头封闭的一端），否则会有异味。

选购指南

一些商家为了使竹荪称起来更重些，会在竹荪中灌浆。选购时将竹荪抓在手中捏紧，干燥松软的质量较好，烹调后口感也佳。

🍽 食用宜忌

肥胖、脑力工作者宜多吃；适宜高血压、高脂血症、高胆固醇血症、癌症患者食用；失眠及免疫力低下者可以常食。

黄裙竹荪，也叫杂色竹荪，有毒，不可食用；腹泻的人不宜食用竹荪。

紫菜

化痰软坚，补肾养心，清热利水

紫菜是一种生长于浅海岩石上的藻类植物，呈紫色，种类多、富含蛋白质、碘、磷、钙等营养物质，可供食用，具有化痰软坚、补肾养心、清热利水的功效。对于缺碘性甲状腺肿大、水肿、慢性支气管炎、咳嗽、高血压等症有很好的疗效。

每100g紫菜含有：

热量	250.0kcal
蛋白质	26.7g
碳水化合物	44.1g
胡萝卜素	1370.0μg
钾	1796.0mg
钙	264.0mg
钠	710.5mg
磷	350.0mg

紫菜所含的多糖可增强细胞免疫和体液免疫功能。

主产区
福建、浙江

成熟期
9月~次年4月

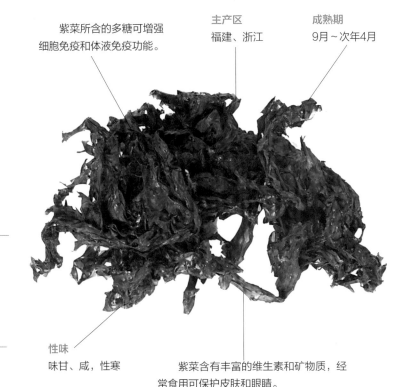

品种群

岩紫菜
天然甘紫菜的总称，生长在面向外海的岩石上，具有浓郁的岩石香味。

绿紫菜
颜色是新鲜的绿色，有独特的香味，磨成粉末的绿紫菜可作主食的配料。

钩凝菜
具有琼脂性质的海藻，将钩凝菜加热溶化、凝固后再切成块，加入调料后凉拌食用。

性味
味甘、咸，性寒

紫菜含有丰富的维生素和矿物质，经常食用可保护皮肤和眼睛。

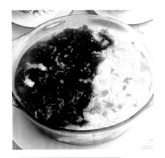

紫菜蛋花汤

材料：
紫菜10g，鸡蛋1个

做法：
① 紫菜洗净，切末；鸡蛋打散备用。
② 锅内加水煮沸，淋入蛋液，下紫菜末，煮2分钟即可。

🍴 中华小食屉

紫菜包饭是朝鲜族的风味小吃，制作时用紫菜将煮熟的米饭与蔬菜、肉类等包卷起来，营养丰富，鲜美可口。

保存方法

紫菜要保存在罐头瓶等密闭容器中，如果吸收了潮气，烹饪时易碎。

木耳

补气血，润肺，止血

木耳味道鲜美，营养丰富，而且能养血驻颜、强健身体。黑木耳是著名的山珍，可食、可药、可补，中国老百姓餐桌上久食不厌。现代营养学家把木耳称为"素中之荤"，盛赞其营养价值可与肉类食物相媲美。

每100g木耳含有：

热量	265.0kcal
蛋白质	12.1g
脂肪	1.5g
膳食纤维	29.9g
钙	247.0mg

性味
味甘，性平

功效
补气血，润肺，止血

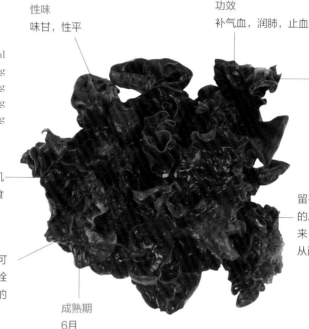

主产区
黑龙江、吉林等地

木耳有抗癌、增强机体免疫力的功效，经常食用可防癌抗癌。

木耳含有维生素K，可以减少血液凝集，预防血栓的发生，起到防治冠心病的作用。

木耳可以把残留在人体消化系统内的灰尘、杂质吸附起来，集中排出体外，从而清理肠胃。

成熟期
6月

蔬菜

木须肉

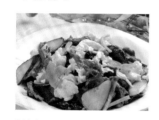

木须肉是地道的东北菜，含有丰富的优质蛋白质，脂肪、胆固醇较少，一般人群均可适量食用。

材料：

猪瘦肉150g，鸡蛋150g，干木耳5g，黄瓜50g，葱、生姜、盐、酱油、料酒、食用油、香油各适量

做法：

① 将猪瘦肉切成丝，鸡蛋打匀，干木耳泡开，黄瓜切片，葱、生姜切成丝；炒锅上火，加油，加入鸡蛋炒散，盛装在盘中。

② 猪瘦肉丝放入锅中煸炒，肉色变白后，加入葱丝、生姜丝，八分熟时，加入木耳、黄瓜片和鸡蛋块及调料同炒，炒熟后淋入香油即可。

选购指南

优质的木耳乌黑光滑，背面呈灰白色，片大均匀，木耳瓣舒展，体轻干燥，半透明，胀性好，无杂质，有清香气味。

饮食搭配

 + ▶ 加水煮半个小时，早晚餐后服用，可驻颜祛斑

木耳 30g　大枣 20个

 ▶ 两者加水炖服，可治久咳

木耳 20g　冰糖 20g

 + ▶ 两者水煎后饮汤，可治产后气喘

木耳 20g　生姜 10g

银耳

菌中之冠，延年益寿佳品

银耳是一种名贵的营养滋补佳品，又是扶正强壮的补药，被人们誉为"菌中之冠"，自古以来也是"延年益寿之品"。银耳富含多种营养物质，其蛋白质中含有 17 种氨基酸，绝大多数是人体所必需的。银耳含有大量维生素 D，能促进钙吸收，有益于儿童的生长发育；同时富含硒等微量元素，可以有效地增强机体抗癌的能力。

每100g银耳含有：

热量	261.0kcal
蛋白质	10.0g
脂肪	1.4g
膳食纤维	30.4g
钙	36.0mg

银耳所含的多种多糖对老年慢性支气管炎、肺源性心脏病有显著食疗功效。

银耳能保护肝脏、促进蛋白质与核酸的合成，还能抗癌、抗衰老。

性味
味甘，性平

主产区
浙江、福建、江苏、江西

银耳可增强造血功能，有保护肝细胞、抗凝血、抑制血栓、降血脂、降血糖的功效，适用于高血压、血管硬化等症。

成熟期
7~9月

银耳中的纤维性多糖可以滋养皮肤、祛除脸部黄褐斑和雀斑，有减轻皱纹、紧致肌肤的功效。

🍚 食用宜忌

适合老年慢性支气管炎、肺源性心脏病患者食用；免疫力低下、体质虚弱、阴虚火旺者宜食。

患有外感风寒的人需谨慎食用；出血症、糖尿病患者应慎食。

银耳拌南瓜

材料：
干银耳、南瓜、白糖、黄豆各适量

做法：
① 干银耳入水泡发，捞出沥水；南瓜去皮，切片。
② 水烧开，将银耳、南瓜片和黄豆分别放入锅中焯熟捞出。
③ 另取锅，放入适量白糖和水，煮至白糖完全溶化。
④ 将南瓜片、银耳、黄豆摆入盘中，然后淋上白糖汁即可。

银耳大枣羹

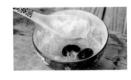

材料：
银耳2片，大枣2个

做法：
① 银耳用冷水泡开，洗净，去蒂。
② 大枣洗净，去核，与银耳一同放入锅中。
③ 加水400ml，小火煮至熟烂，再放入冰糖调味即可。

平菇

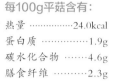

改善体质，预防多种疾病

平菇营养丰富，常食平菇不仅能起到改善人体新陈代谢、增强机体免疫力、调节自主神经的作用，还能帮助人体减少血清胆固醇、降低血压、抑制癌细胞、调节更年期综合征，还可防治肝炎、尿道结石、慢性胃炎、胃溃疡、十二指肠溃疡、软骨病、高血压等病症。

每100g平菇含有：

- 热量 ·············24.0kcal
- 蛋白质 ·············1.9g
- 碳水化合物 ·······4.6g
- 膳食纤维 ···········2.3g
- 维生素C···········4.0mg
- 钙·················5.0mg
- 钾·················258.0mg

常食平菇可促进人体的新陈代谢，增强体质。

性味
味甘，性温

成熟期
3~8月

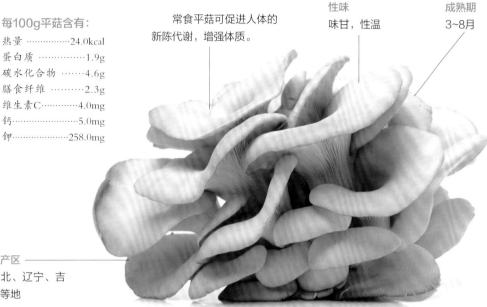

主产区
河北、辽宁、吉林等地

蔬菜

平菇蒜苗小炒肉

材料：

五花肉200克，蒜苗、平菇各150克，红辣椒、葱丝、生姜末、八角粉、味精、盐、花生油各适量

做法：

① 蒜苗洗净，切段；红辣椒洗净，切块；平菇撕片焯水后浸在冷水中备用。

② 热锅放适量油，油热八分，放五花肉片，煎至肉翻边微黄时，倒入八角粉、葱丝、生姜末、蒜苗段和平菇片，继续翻炒。

③ 待平菇片炒熟，放入盐、味精调味后即可出锅。

🍴 适宜人群

适合体弱者，更年期妇女，肝炎、消化系统疾病、软骨病、心血管病疾病患者，尿道结石患者及癌症患者长期食用。

选购指南

应选择形状整齐，不缺边，颜色正常，质地脆嫩而肥厚，气味纯正、无杂味，菌伞的边缘向内卷曲的购买。

🍴 饮食搭配

平菇

+

牛肉

▶ 可提供丰富的蛋白质及多种维生素，常吃能增强人体免疫力

平菇

+

韭黄

▶ 促进肠胃蠕动，增进食欲，是心血管疾病、肥胖患者的理想食物

茶树菇

滋阴壮阳，增强人体免疫力

茶树菇，又名茶薪菇，味美，柄脆，集保健、食疗于一身。茶树菇富含人体所需的天门冬氨酸、谷氨酸等多种氨基酸，以及多种矿物质、微量元素，味道鲜美，用作主菜、调味均佳。

茶树菇有美容保健、滋阴壮阳之功效，对抗癌、降压、防衰、小儿低热均有辅助治疗功效，民间称之为"神菇"。

每100g茶树菇含有：

- 蛋白质 …………… 14.2g
- 膳食纤维 ………… 14.4g
- 钾 ………………… 713.9mg
- 钙 ………………… 26.2mg
- 钠 ………………… 186.6mg
- 铁 ………………… 42.3mg

性味
味甘，性平

主产区
福建、江西

成熟期
4~5月

茶树菇的柄质脆嫩，气味香浓，可以入菜，不必舍弃。

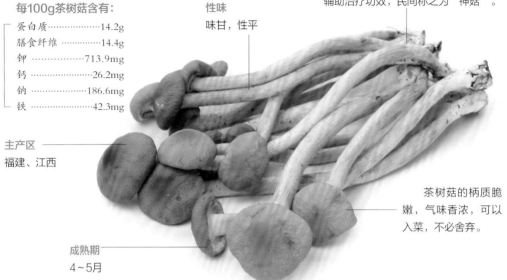

干锅茶树菇

材料：
鲜茶树菇400克，红辣椒适量，植物油10ml，盐、鸡精、葱、生姜、香辣酱、红油、酱油各适量

做法：

① 茶树菇择好，洗净，放入清水中浸泡；红辣椒洗净，去蒂，切丝；葱、生姜洗净，切末。

② 锅置火上，注水，水开后放入茶树菇，焯熟后捞出，沥水。

③ 另起锅，倒油，待油热后下入葱末、生姜末爆香。

④ 续入酱油、茶树菇、红辣椒丝翻炒至熟，最后加盐、鸡精、香辣酱、红油、酱油，翻炒均匀即可。

功效：
健脾，抗衰，美容。

选购指南

细长的茶树菇口感较佳，茎粗大的稍差。

挑选茶树菇时，若大小不一致，则说明这些茶树菇不是一个生长期的，里面可能掺有陈年的茶树菇。

闻一闻是否有清香味道，闻起来有霉味的茶树菇是绝对不可以买的。

😊 保鲜小窍门

先包一层纸，再放入塑料袋密封，然后置于阴凉、通风、干燥处保存即可；冰箱冷藏时要注意经常拿出来通风，否则容易霉变。如果是干茶树菇，则可以保存数月。

🍴 烹饪指导

干茶树菇最好先用温水洗净，再用冷水泡软，这是因为茶树菇变干的过程，就是一个逐渐脱水的过程，用冷水泡，就是和变干相反的过程，即让它逐渐吸收水分，尽可能恢复原先的状态。

猴头菇

健脾养胃，增强免疫力

猴头菇是我国传统的名贵菜肴，肉嫩、味香、鲜美可口，是四大名菜之一。我国自古就有"山珍猴头、海味燕窝"的说法。猴头菇实体圆而厚，直径3~10厘米，远远望去似金丝猴头，故称"猴头菇"。菌肉鲜嫩，香醇可口，有"素中荤"之称。

每100g猴头菇含有：

- 蛋白质···············2.0g
- 脂肪···············0.2g
- 膳食纤维···········4.2g
- 维生素E···········0.46mg
- 钙···············19.0mg

性味
味甘，性平

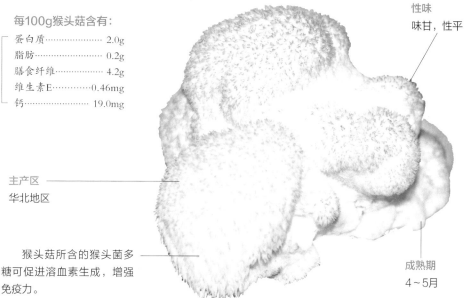

主产区
华北地区

猴头菇所含的猴头菌多糖可促进溶血素生成，增强免疫力。

成熟期
4~5月

蔬菜

猴头菇鸡汤

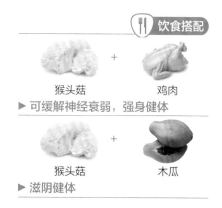

材料：

鸡腿块150g，水发猴头菇50g，枸杞子5g，生姜片、料酒、盐各适量

做法：

① 猴头菇洗净，切块；枸杞子洗净，备用。

② 锅中加水烧开，倒入鸡腿块，放入生姜片、料酒，搅拌均匀，略煮片刻，撇去浮沫。

③ 加入猴头菇块，拌匀，汆煮片刻，捞出，沥干水分，备用。

④ 砂锅中倒水烧开，倒入焯过水的食材，盖盖，烧开后用小火煮40分钟。

⑤ 加适量盐，续入枸杞子，搅匀即可盛出食用。

🍲 烹饪指导

烹制猴头菇时，需将猴头菇煮至软烂如豆腐，营养成分才可完全析出。

选购指南

选购时，应挑选菇体完整，无伤痕残缺，干燥、不烂、不霉、不蛀，茸毛齐全，颜色呈金黄色或黄里带白的。

🍴 **饮食搭配**

猴头菇 + 鸡肉
▶ 可缓解神经衰弱，强身健体

猴头菇 + 木瓜
▶ 滋阴健体

香菇

抗病毒，抗癌，降血脂

香菇是世界上著名的食用菌之一，是世界第二大食用菌，也是我国特产之一，在民间素有"山珍"之称。因为它含有一种特有的香味物质——香菇精，具有独特的菇香，味道特别鲜美，所以被称为"香菇"。香菇含多糖、双链核糖核酸等成分，具有抗病毒、抗癌、降血脂等功效；同时对增强抵抗力和预防感冒有良好的效果。

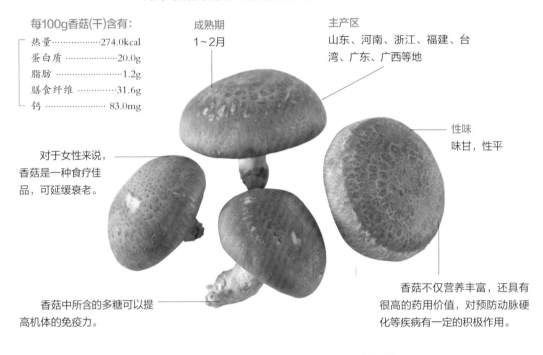

每100g香菇(干)含有：
- 热量 ·············· 274.0kcal
- 蛋白质 ············· 20.0g
- 脂肪 ··············· 1.2g
- 膳食纤维 ·········· 31.6g
- 钙 ················ 83.0mg

成熟期
1~2月

主产区
山东、河南、浙江、福建、台湾、广东、广西等地

性味
味甘，性平

对于女性来说，香菇是一种食疗佳品，可延缓衰老。

香菇中所含的多糖可以提高机体的免疫力。

香菇不仅营养丰富，还具有很高的药用价值，对预防动脉硬化等疾病有一定的积极作用。

香菇油菜

材料：

香菇100g，油菜200g，食用油、蒜、蚝油、盐、淀粉、生抽各适量

做法：

① 香菇洗净；油菜叶子掰下洗净；蒜去皮，切成蒜末，备用。

② 锅中放水，水开后放入油菜，焯熟后捞出摆盘。

③ 将蚝油、盐、淀粉、生抽调汁备用。

④ 炒锅中放油，大火烧至七分热后放入蒜末煸炒出香味，加入香菇翻炒半分钟左右；加入适量清水，倒入调好的料汁，煮至香菇熟透且汤汁浓稠，即可将香菇盛在油菜上。

选购指南

香菇以菌盖肥厚，边缘曲收，伞盖皱褶明显，内侧为乳白色，菇柄短粗，菇苞未开且菇肉厚实者为佳。

😊 泡发香菇小窍门

香菇的鲜味是由核糖核酸形成的，核糖核酸只有在60℃以上的热水中浸泡，才能被水解成具有鲜味的鸟苷酸。因此，香菇不宜用冷水泡发，应用热水浸泡。

😊 保鲜小窍门

干香菇的存放要注意防潮，一旦受潮，菇体就容易生虫变质。

鲜香菇的保存温度最好控制在5℃以下，并要维持较高的湿度。

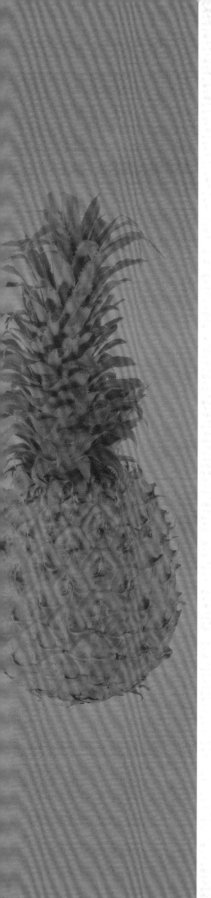

第五章

水果

水果富含维生素，其中维生素C的含量尤为突出，其所含的碳水化合物较蔬菜多，同时含有较多矿物质，如钙、铁、锌、钾等，但所含的蛋白质较少。水果营养十分丰富，所含的脂肪绝大部分为不饱和脂肪酸，是人体必需脂肪酸的优质来源。水果中所含的多种营养物质对人体的生理功能都起着重要的作用。另外，水果中含有黄酮类物质、芳香物质、柠檬酸等植物化学物质，它们具有特殊的生物活性，对人体健康有益。

葡萄

缓解疲劳，恢复身体元气

果色艳丽、汁多味美、营养丰富，用"汁多味美"来形容葡萄应该是再贴切不过的！一粒葡萄体形虽小，但含有丰富的果糖和葡萄糖。这两种成分会迅速给人体提供能量，所以能够快速缓解工作后的疲劳感，轻轻松松恢复身体元气。

每100g葡萄含有：
- 热量 ⋯⋯⋯⋯⋯ 44.0kcal
- 蛋白质 ⋯⋯⋯⋯⋯0.5g
- 脂肪 ⋯⋯⋯⋯⋯⋯0.2g
- 碳水化合物 ⋯⋯⋯10.3g
- 膳食纤维 ⋯⋯⋯⋯0.4g
- 钙 ⋯⋯⋯⋯⋯⋯5.0mg

葡萄表层覆盖的白色粉末并不是有害物质，若"薄膜"分布均匀、体态完整，则说明这串葡萄是新鲜的。

性味
味甘、酸，性平

主产区
新疆、甘肃、陕西、山西

☺ 保鲜小窍门

将洗好的葡萄用保鲜袋装起来，放进冰箱的冷藏室，2~3天内食用即可。但如果冷藏时间过长，葡萄的甜度会逐渐下降，口感也会变差。

葡萄干是葡萄经晒干或晾干而成的，可以补益气血。

葡萄酒中含有的多种氨基酸、矿物质和维生素等可直接被人体吸收。

成熟期
8~10月

葡萄中含有较多的酒石酸，适量多吃葡萄能健脾和胃，是消化能力较弱者的理想果品。常吃葡萄，对神经衰弱者和过劳者都有帮助。

越靠近藤蔓部分，葡萄的甜度越高，所以吃葡萄的时候，建议按照从下往上的顺序品尝，这样可以在味蕾中感受到不同部位甜度的差别。

选购指南

挑选葡萄时，应选择色泽鲜艳、颗粒均匀且密实的。若葡萄表面上有白粉，则表示其较新鲜。

葡萄花椰菜梨汁

材料：
葡萄150g，花椰菜50g，白梨、柠檬各半个，冰块适量

做法：
① 葡萄洗净，去皮、籽；花椰菜洗净，切小块；白梨洗净，去果核，切小块。
② 将葡萄、花椰菜块、白梨块顺序交错地放入榨汁机内榨汁。
③ 往果汁中挤入适量柠檬汁，放入冰块搅匀即可。

🍴 饮食搭配

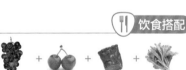

葡萄 + 樱桃 + 牛肉 + 茼蒿
▶ 有效缓解腰酸、肩酸等症状

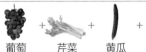

葡萄 + 芹菜 + 黄瓜 + 款冬花
▶ 缓解视疲劳，利尿

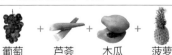

葡萄 + 芦荟 + 木瓜 + 菠萝
▶ 有效缓解视疲劳

香妃

　　香妃葡萄的主要特点是味甜多汁，并且香味宜人，是酿造红酒和制作果汁的主要品种。

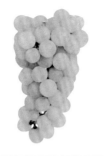

黑珍珠

　　黑珍珠葡萄是巨峰葡萄和慕斯卡德葡萄的杂交品种，虽然味道更接近于慕斯卡德葡萄，但是由于它无籽，因而又被人们称为"新黑珍珠"。

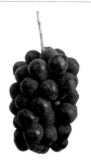

黑峰

　　黑峰葡萄因葡萄粒极小而闻名。果汁和糖分含量非常高，无籽。在蔬菜大棚内种植，一般成熟期在每年的5月，而一般情况下食用则需要等到7~8月份。

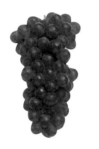

巨峰

　　巨峰葡萄整体颜色接近于黑色，汁多味美。近年来，市场上出现了无籽的巨峰葡萄，人气逐渐攀升。

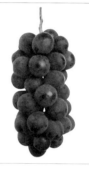

蜜红

　　引人注目的红色，大颗的果实，清爽的甜味是蜜红葡萄的主要特色。

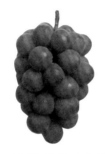

金手指

　　果粒纤长，底部略显歪曲是金手指葡萄的主要特点。弹性十足，具有极佳的口感。

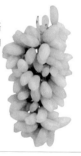

青提

　　青提的果皮很薄，并且无籽，可以直接食用是它的主要特点。因为果粒很容易脱落，所以经常是被包装好后摆在货架上的。

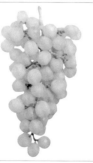

红提

　　即使是冬天也经常能在店里看到红提的身影。果粒很大，但是果汁相对少，果肉略有些硬。带皮直接食用是它的最大特点。

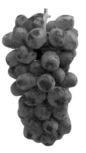

美人指

　　酸甜适中，口感极佳。美人指底部颜色为较为突出的红色，能给人留下深刻的印象。

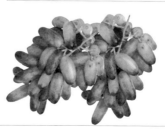

水果

苹果

利尿，防癌，降血脂

苹果是蔷薇科植物苹果的果实，酸甜可口，营养丰富，是老幼皆宜的水果之一。它不仅含有丰富的维生素、矿物质和有机酸，还有含量丰富的膳食纤维。另外，苹果内的多元酚类物质可以防止肌肤老化，而其极低的卡路里含量，对减肥也有很好的效果。许多美国人把苹果作为瘦身必备品，每周节食一天，这一天只吃苹果，号称"苹果日"。

每100g苹果含有：

- 热量 ················ 54.0kcal
- 蛋白质 ················ 0.2g
- 碳水化合物 ·······13.5g
- 膳食纤维 ·········· 1.2g
- 钙 ················4.0mg
- 铁 ················ 0.6mg

性味
味甘、酸，性平

主产区
山东、辽宁、河南、山西、陕西、新疆

成熟期
6~11月

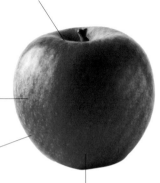
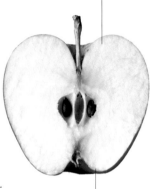

苹果皮中含有丰富的抗氧化成分及生物活性物质，这些物质有助于预防慢性疾病。此外，多摄入苹果皮可以降低肺癌的发病率。

苹果中的果酸、纤维素和半纤维素有吸附胆固醇，并使之随粪便排出体外的功能，从而降低血液中胆固醇的含量，避免胆固醇沉积在胆汁中变成胆结石。

苹果含有钾元素，能促进钠盐的排出，具有利尿作用。据研究，在空气污染的环境中，多吃苹果可改善呼吸系统功能，保护肺部免受污染和烟尘的侵害。

🍴 饮食搭配

 苹果 + 山药 ▶ 益脾胃、助消化、止腹泻，用于消化不良、少食腹泻

 苹果 + 梨 + 西瓜 + 柠檬 ▶ 清热解暑，利于排毒

苹果 + 香蕉 + 蜂蜜 + 梨 ▶ 缓解疲劳，改善便秘，排毒养颜

苹果 + 草莓 + 番茄 + 生菜 ▶ 助消化，健脾胃，润肺止咳，促进睡眠

选购指南

选购苹果时，应挑选个大适中、果皮光洁、颜色艳丽、软硬适中、果皮无虫眼和损伤、肉质细密、酸甜适度、气味芳香的。

🥢 食用禁忌

苹果不宜空腹食用，因为苹果所含的果酸和胃酸混合后会增加胃的负担。

有人以为把苹果坏的部分挖去，会与好的苹果一样不碍事。其实，烂苹果吃不得。苹果腐烂多为真菌感染繁殖所致，未腐烂的部分也会遭受真菌的污染，而真菌毒素有较强的致癌作用。

黄苹果

果实个大味美，成熟时色泽金黄，偶有红晕，口感甜酸清香。

红富士苹果

果肉黄白色，致密细脆，多汁，酸甜适度，食之芳香爽口，品质佳，耐贮藏。

国光苹果

果实中等大小，果肉白色或淡黄色，肉质脆，较细，多汁，经过贮存后可变甜。

青苹果

口感较酸，果酸含量也比其他种类的苹果要高。止泻效果尤其明显。

黄元帅苹果

果实较大，色泽饱满，肉质细嫩，松脆多汁。

蛇果

果实圆锥形，平均单果重200g，果形端正，高桩，五棱明显；果肉黄白色。

苹果白菜汁

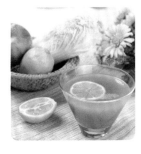

材料：

苹果150g，白菜100g，柠檬1片，冰块适量

做法：

① 苹果洗净，切块；白菜洗净，卷成卷。

② 共榨成汁，倒入杯子后放1片柠檬和适量冰块即可。

注：切去白菜的茎，保留白菜叶子较容易榨汁。

苹果炒猪肉

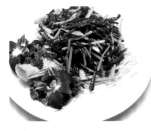

材料：

苹果1个，蒜片、猪肉丝、红辣椒丝、盐、酱油、食用油各适量，白葡萄酒半杯

做法：

　　苹果洗净，去皮、核，切丝备用；锅中倒入油，爆香蒜片后倒入猪肉丝翻炒；猪肉丝六分熟时，在锅中倒入白葡萄酒、盐、酱油调味。最后放入苹果丝和红辣椒丝翻炒后盛盘。

苹果醋

　　苹果醋是由苹果原醋兑苹果汁而得，口味酸中有甜、甜中带酸，爽口清香。它所富含的苹果胶能疏通血管，消除病菌，增强人体的免疫力。它还含有大量维生素和抗氧化成分，可促进新陈代谢、抗氧化、淡化黑色素、消除肌肤老化角质、补充肌肤水分、缩小粗糙毛孔。

🍞 选购、剥皮指导

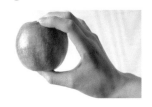

识别真假红富士苹果

　　红富士的果形上下平面大小相同，两边没有斜度或斜度较小，顶部肚脐眼没有突起的棱角；而红香蕉、红星的果形则呈倒圆锥形，即上大下小。

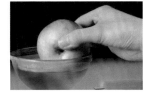

开水巧剥苹果皮

　　把苹果放在开水中烫2～3分钟，这时便可像剥水蜜桃那样将苹果皮撕下来。这样既去了皮，又保留了苹果的营养。

😊 纸箱储存法

　　在箱底和四周放上2层纸，将包好的苹果装入一个塑料袋中，早上低温时将装满苹果的口袋挤放在箱子里，一层一层地将箱子装满，封盖时上面先盖2～3层纸，再盖1层塑料布，然后封盖，置于阴凉处，可贮存半年以上。存放苹果的过程中应通风换气，以保证苹果口感上的脆爽。

水果

橙子

增强抵抗力，增强毛细血管弹性

橙子是我们在一年四季中都可以品尝到的水果之一。它的果肉不仅富含多种维生素，甚至连橙皮与橙肉间的橙络都有增强毛细血管弹性、预防动脉硬化的功效。它富含的纤维素可促进肠道蠕动，有利于清肠通便，排出体内有害物质。橙皮味甘、苦，性温，止咳化痰功效胜过陈皮，是辅助治疗感冒、咳嗽、食欲不振、胸腹胀痛的良药。

每100g橙子含有：
- 热量 48.0kcal
- 蛋白质 0.8g
- 碳水化合物 11.1g
- 脂肪 0.2g
- 膳食纤维 0.6g

主产区
江苏、浙江、安徽、江西、湖北

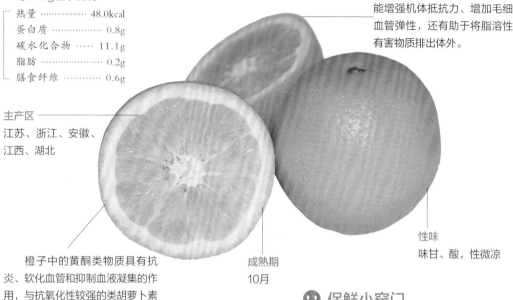

橙子中丰富的维生素不仅能增强机体抵抗力、增加毛细血管弹性，还有助于将脂溶性有害物质排出体外。

橙子中的黄酮类物质具有抗炎、软化血管和抑制血液凝集的作用，与抗氧化性较强的类胡萝卜素一样，都可抑制多种癌症的发生。

成熟期
10月

性味
味甘、酸，性微凉

选购指南

选购橙子时，可用湿纸巾在橙子表面擦一擦，如果上了色素，会在纸上留下颜色。刚采摘下的橙子表皮较粗糙。

😋 食用宜忌

一般人群均可食用；适合胸满胀闷、恶心欲吐者食用；饮酒过多及宿醉未醒者宜食。

糖尿病患者忌食。

橙香柠檬蜜汁

材料：
橙子2个，柠檬1个，蜂蜜适量

做法：
① 将橙子洗净，去皮，用榨汁机榨成汁倒出。
② 柠檬去皮，放入榨汁机中榨成汁。
③ 将橙汁与柠檬汁及蜂蜜混合，拌匀即可。

😊 保鲜小窍门

将橙子保存在装有马尾松针状叶的纸盒中，可保存3个月。

🍴 饮食搭配

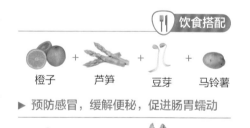

橙子 + 芦笋 + 豆芽 + 马铃薯

▶ 预防感冒，缓解便秘，促进肠胃蠕动

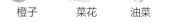

橙子 + 菜花 + 油菜 + 草莓

▶ 预防癌症、肥胖及感冒

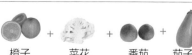

橙子 + 菜花 + 番茄 + 茄子

▶ 美肤，保护视力

清见

橘子和橙子的杂交品种，不仅具有橙子的诱人香味，更具有橘子的甘甜，可以连皮一块吃。

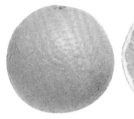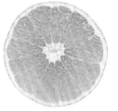

日向夏

又称为"小夏"，主要特点是汁多，有着清爽的酸味，皮薄。

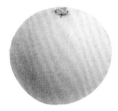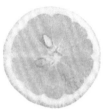

夏橘

一般多用于蜜饯果脯的加工制作。

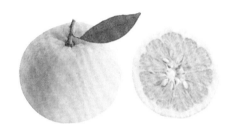

甜柚

葡萄柚与柚子的杂交品种，酸味略淡。

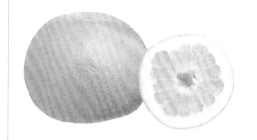

水果

凸柚

果实呈橙色，果皮粗糙有弹力。果实硕大、甘甜、柔软，且香味较浓郁。

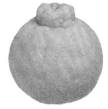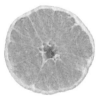

晚白柚

它可称得上是柑橘类中个头最大的一种。果皮可用来做蜜饯。有清爽的香味，利于储存。

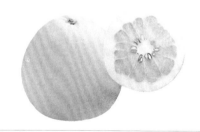

黄金橙

略苦，但果汁含量丰富。

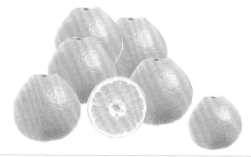

梨

润肺清心，消痰止咳

梨有"百果之宗"的称号。因其鲜嫩多汁，又被称为"天然矿泉水"。梨肉脆而多汁，酸甜可口，风味芳香，富含蛋白质、脂肪、碳水化合物及多种维生素，对人体健康有重要作用。梨有很高的药用价值，可助消化、润肺清心、消痰止咳、退热、解毒疮，还有利尿、润肠的作用。秋季每天吃1~2个梨可有效缓解秋燥。

每100g梨含有：

热量	50.0kcal
蛋白质	0.4g
碳水化合物	13.3g
脂肪	0.2g
膳食纤维	3.1g
钙	9.0mg

性味
味甘、微酸，性寒

主产区
河北、山东、辽宁等地

成熟期
8~9月

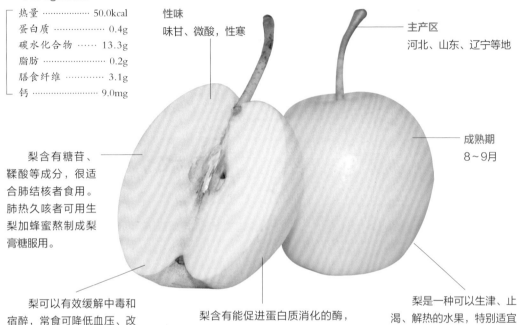

梨含有糖苷、鞣酸等成分，很适合肺结核者食用。肺热久咳者可用生梨加蜂蜜熬制成梨膏糖服用。

梨可以有效缓解中毒和宿醉，常食可降低血压、改善头晕目眩的症状。

梨含有能促进蛋白质消化的酶，因此可以帮助消化肉类。饭后吃梨可促进胃酸分泌、助消化、增进食欲。

梨是一种可以生津、止渴、解热的水果，特别适宜因患感冒或扁桃体炎而咽喉疼痛的人食用。

冰糖炖梨

材料：
梨1个，冰糖10g

做法：
① 梨洗净，去皮、去核，切成大块。
② 将梨块和冰糖一起放入碗中，然后放入蒸锅隔水蒸1个小时即可。

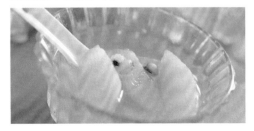

🍴 食用宜忌

梨适合咳嗽痰稠或无痰、咽喉发痒干痛者，慢性支气管炎、肺结核患者，高血压、心脏病、肝炎、肝硬化患者，饮酒后或宿醉未醒者食用。

慢性肠炎、脾胃虚寒、糖尿病患者忌食生梨。

选购指南

选购梨时，首先要看皮色，皮细薄，没有虫蛀、破皮、疤痕和变色的，质量比较好；其次，应选择形状饱满、大小适中、没有畸形和损伤的；最后，看肉质，肉质细嫩、脆，果核较小者口感比较好。

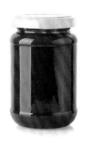

秋季养肺佳品——秋梨膏

秋梨膏也叫雪梨膏，是以精选的雪花梨为主料，配以其他止咳、祛痰、生津、润肺的药物，如生地黄、麦冬、川贝母、蜂蜜等药材精心熬制而成，润肺止咳、生津利咽，专解秋燥。据说，唐武宗李炎患病，终日口干，试药无数，终不奏效，而一名道士用梨、蜂蜜及各种中药配伍熬制的妙方却治好了皇帝的病。这个妙方正是秋梨膏。清朝时，秋梨膏的制作方法流入民间。因后来一直用北京郊区的秋梨，所以成了北京传统小吃，流传至今。

品种群

青梨

肉质酥脆细腻，汁液丰富，酸甜浓郁，有显著的润肺止咳、软化血管、养颜排毒、延缓衰老、健脑益智等保健功效。

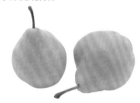

雪花梨

因梨花酷似雪花，故称为雪花梨。果肉细脆而嫩、洁白如玉、汁多味甜，含有大量蛋白质、脂肪、果酸、矿物质及多种维生素等营养成分，具有清心润肺、利尿、止咳、润燥、醒酒解毒等功效。

水果

皇冠梨

果实呈椭圆形，果皮黄色，果面光洁，果点小，无锈斑；果心小，果肉洁白，质细腻，残渣少，松脆多汁，风味酸甜适口。

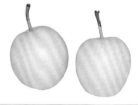

水晶梨

果实为圆球形或扁圆形，果皮近成熟时呈乳黄色，表面晶莹光亮，有透明感，外观诱人。果肉白色，肉质细腻，质密嫩脆，汁液多，在我国中西部地区、江淮流域及云贵高原都有种植。

茄梨

果实中等大小，呈葫芦形或短瓢形。果皮绿黄色，阳面有红晕，果面平滑，有蜡质光泽，果点小，周围有淡绿色晕圈。外观漂亮。肉质柔软，易溶于口，汁液多，味酸甜。

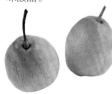

库尔勒香梨

库尔勒香梨原产于新疆南疆地区，是一个古老的地方品种。因其浓郁独特的香味而得名，每到成熟采收季节，满园飘香、香气四溢，引得蜂飞蝶舞、游人忘归。

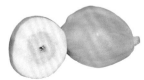

橘子

预防心血管疾病，防止胃癌

橘子色彩鲜艳、酸甜可口，是秋冬季常见的美味佳果。橘子营养丰富，一个橘子几乎可以满足人体一天所需的维生素C。橘子中还含有170余种植物化合物和60余种黄酮类化合物，其中的大多数物质均是天然抗氧化成分，对于预防心血管疾病的发生大有益处。橘子全身都是宝，其果肉、皮、核、络均可入药。橘子可加工成多种食品。

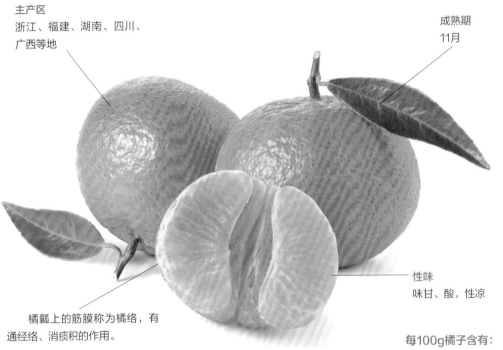

主产区
浙江、福建、湖南、四川、广西等地

成熟期
11月

性味
味甘、酸，性凉

橘瓣上的筋膜称为橘络，有通经络、消痰积的作用。

每100g橘子含有：

热量	51.0kcal
蛋白质	1.0g
脂肪	0.2g
碳水化合物	11.9g
膳食纤维	0.4g
钙	35.0mg

品种群

金橘

金橘，又名金柑，属芸香科，是著名的观果植物，金橘的果肉虽少，但可带皮吃。金橘果皮的营养价值极高，含丰富的维生素C，不仅利于肝脏发挥解毒作用，还有养护眼睛、保护免疫系统等作用，营养价值位居柑橘类水果的前列。金橘果皮肉质厚、光滑，有许多油点，按压会产生芳香性的气体。除了可以带皮鲜吃，它还常被用来制作蜜饯、饮料、果酒等休闲食品。中医认为，金橘有理气、补中、解郁、消食、散寒、化痰、醒酒等功能，能增强机体抗寒能力，对防治老年性疾病、防治感冒有益。

青橘

橘肉具有开胃理气、润肺止咳的作用。常吃橘子对治疗慢性支气管炎、老年咳嗽气喘、津液不足、消化不良、伤酒烦渴、慢性胃病等有一定的效果。

橘汁可防止胃癌

橘子可加工成果汁，橘汁中含有一种名为"诺米林"的物质，具有抑制和杀死癌细胞的能力，对胃癌有防治作用。橘子与其他水果、蔬菜相搭配制成的蔬果汁，风味独特，有良好的养生保健作用。

橘核、橘络、橘叶、橘皮都是"地道药材"

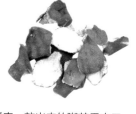

橘核有行气、散结、止痛的功效，主治睾丸肿胀作痛、疝气肿痛等症。

橘络有行气、通络、化痰的功效，主治痰滞经络之咳嗽、胸胁胀痛。

橘叶有疏肝行气、消肿散结的功效，主治胁痛、乳房胀痛或乳房结块。

橘皮又名陈皮，可理气、健胃、化痰。用橘皮泡水代茶饮，可止咳、化痰。将其洗净晒干后冲饮，可提神、通气，但不宜用鲜橘皮泡水代茶饮；将橘皮洗净晒干后，浸于白酒中，2~3周后饮用，能清肺化痰；熬粥时，放入几片橘皮，熬出来的粥芳香爽口，还可开胃；烧肉时，加入几片橘皮，可去腻、提鲜；将橘皮放进冰箱，可去除异味；将橘皮泡进热水里洗头，可使头发光滑柔软；新鲜的橘皮向内折成双层，将皮中喷射出的橘香油雾吸入鼻孔，可防止晕车。

😋 食用禁忌

风寒咳嗽、痰饮咳嗽者不宜食用橘子；肠胃功能欠佳者不宜吃太多橘子；一次吃太多橘子容易"上火"，诱发口腔炎、牙周炎等症。

🍴 饮食搭配

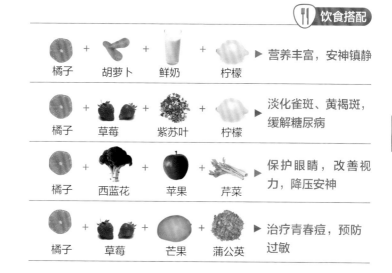

橘子	+ 胡萝卜	+ 鲜奶	+ 柠檬	▶	营养丰富，安神镇静
橘子	+ 草莓	+ 紫苏叶	+ 柠檬	▶	淡化雀斑、黄褐斑，缓解糖尿病
橘子	+ 西蓝花	+ 苹果	+ 芹菜	▶	保护眼睛，改善视力，降压安神
橘子	+ 草莓	+ 芒果	+ 蒲公英	▶	治疗青春痘，预防过敏

水果

😊 保存技巧

通风保存法：在常温环境中，将橘子放在阴凉通风处可保存1个星期，如果套上保鲜袋，则保存时间更长。

苏打保存法：把橘子浸泡在小苏打水中，1分钟后捞出，待表皮水分晾干后，装进保鲜袋，密封保存，可保鲜3个月。

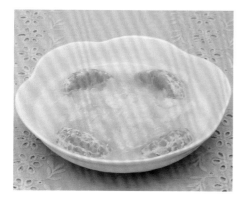

银耳橘子汤

材料：

银耳50g，橘子半个，冰糖2大匙

做法：

① 将银耳泡软，洗净后去硬蒂，切小片备用；橘子剥开取瓣状。

② 往锅内倒3杯水，放入银耳煮开后，改小火再煮30分钟。

③ 加入冰糖拌匀，最后放入橘子瓣略煮，即成。

桃

养阴生津，利尿消肿

在我国传统文化中，桃一直作为福寿祥瑞的象征，被人们冠以"寿桃"和"仙桃"的美称。人们常说仙桃养人，主要是因为桃营养价值高。桃含多种维生素、果酸及钙等矿物质，它的含铁量是梨的6倍，是缺铁性贫血患者的理想食物。

桃含有有机酸和纤维素，能促进消化液的分泌，加快胃肠蠕动，增进食欲，利于消化。桃是大病后气虚血亏、心悸气短者的营养佳果。

桃含有大量钾元素和少量钠，非常适合水肿患者食用，有利尿消肿的作用。

主产区
华北、华东各省

性味
味酸、甘，性温

桃仁可以活血化瘀、润肠通便，能辅助治疗闭经、跌打损伤、高血压等症。

每100g桃含有：

热量	51.0kcal
蛋白质	0.9g
碳水化合物	12.2g
脂肪	0.1g
膳食纤维	1.3g
钙	6.0mg

😊 桃毛去除法

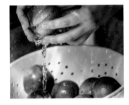

在清水中放入适量食用碱，将鲜桃放入水中浸泡3分钟，搅动几下，桃毛便会自动上浮，捞出后用清水冲洗干净即可。

选购指南

看外观。以果实体形大，形状端正，外表无虫蛀斑点、色泽鲜艳者为佳，桃顶端和向阳面呈微红色，手感不过硬或过软者为佳。

看果肉。以果肉白净，粗纤维较少，肉质柔软且与果核粘连，皮薄易剥离者为佳。如果果肉色泽暗淡，粗纤维多，果肉硬且不易剥离，则不宜选购。

闻味道。买桃时一定要闻，没有桃味的为化肥催熟的。

😊 保鲜小窍门

桃子洗净擦干再放入冰箱，并在上面盖一块半干的棉布手帕，以防止桃子皮因干燥而起皱褶。

🍽 食用宜忌

一般人群均可食用；适宜老年体虚、身体瘦弱者食用；适宜肠燥便秘、阳虚肾亏者食用。

糖尿病患者不宜多吃；内热偏盛、易生疮疖的人不宜多吃；婴儿及孕妇应忌食；未成熟的桃和已经腐烂的桃忌食。

🍴 饮食搭配

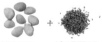

桃仁10g ＋ 决明子10g ▶ 加适量水煎煮，熟后饮用，可改善高血压、头痛

桃叶适量 ＋ 黄酒适量 ▶ 捣烂桃叶，加黄酒炖热，敷于患处，可改善淋巴腺炎

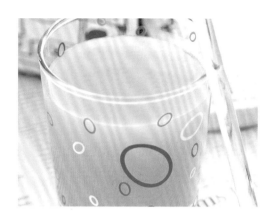

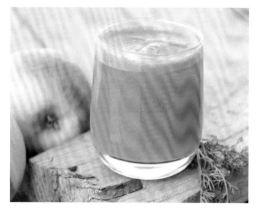

桃子香瓜汁

材料：

桃150g，香瓜200g，柠檬50g，冰块适量

做法：

① 桃洗净，去皮、去核，切块。

② 香瓜去皮，切块；柠檬洗净，切片。

③ 将桃块、香瓜块、柠檬片放进榨汁机中榨出果汁。

④ 将果汁倒入杯中，加入适量冰块即可。

功效：

缓解便秘，改善肾病、心脏病。

桃子胡萝卜汁

材料：

桃250g，胡萝卜150g

做法：

① 桃洗净，去核，切成小块；胡萝卜洗净，去皮，切丁。

② 取榨汁机，倒入桃块、胡萝卜丁，加适量水，盖上盖，选择"榨汁"功能，榨取汁水。

③ 断电后揭开盖，倒出果汁，撇去浮沫即可。

功效：

保护视力，清理肠道。

品种群

蟠桃

　　蟠桃是桃的一种，形状扁圆，顶部凹陷，形成一个小窝，果皮红中泛黄，顶部有一片红晕，味甜汁多，素有"仙桃"之称。成熟时软绵，粘核，但易剥皮。

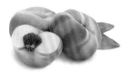

油桃

　　油桃的表皮是无毛而光滑、发亮的，颜色比较鲜艳，油桃的肉质脆，上市较普通桃稍早。另外，油桃由桃改良栽培而成，比桃甜，营养也更丰富一些。

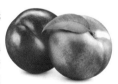

水蜜桃

　　水蜜桃略呈球形，青里泛白，白里透红，单果重100~200g，皮很薄，果汁丰富，宜生食，入口滑润。

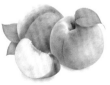

黄桃

　　黄桃果皮、果肉均呈金黄色至橙黄色，肉质较紧致，密而韧，粘核者多。不耐储存，多做罐头后食用。

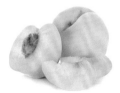

哈密瓜

预防疾病，抗氧化

　　哈密瓜以其独特的香味和柔软的口感赢得了人们的喜爱。它的含钾量很高，是西瓜的3倍，可以帮助人体排出多余的钠盐，再加上它的含水量丰富，对高血压和水肿可以起到很好防治作用。

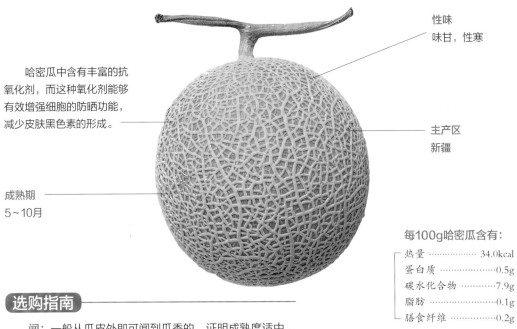

哈密瓜中含有丰富的抗氧化剂，而这种氧化剂能够有效增强细胞的防晒功能，减少皮肤黑色素的形成。

性味
味甘，性寒

主产区
新疆

成熟期
5~10月

每100g哈密瓜含有：
- 热量 ·············· 34.0kcal
- 蛋白质 ·············· 0.5g
- 碳水化合物 ·········· 7.9g
- 脂肪 ·············· 0.1g
- 膳食纤维 ············ 0.2g

选购指南

　　闻：一般从瓜皮外即可闻到瓜香的，证明成熟度适中，无香味或香味淡薄的则成熟度差些。

　　摸：挑瓜时可以用手摸一摸，如果太软就是成熟过度，太硬则不太熟，瓜身坚实微软，一般成熟度就比较适中。

　　看：一看瓜的纹络，纹络越多越好吃；二看颜色，呈现金黄色的一般为好瓜；三看形状，椭圆形或橄榄形的瓜成熟度好；四看瓜皮上有没有疤痕，疤痕越老瓜越甜。

☺ 保鲜小窍门

　　未切开的哈密瓜保存起来比较容易，室温下置于避光、干燥处即可。切开后的哈密瓜可用保鲜膜封好后放入冰箱冷藏，能保存5天左右。

哈密瓜酸奶

材料：

哈密瓜半个，酸奶200ml，牛奶1杯，冰块3~4块

做法：

① 将哈密瓜去皮、去籽，切成大块，放入搅拌机中。

② 将剩余食材一并倒入搅拌机中搅匀即可。

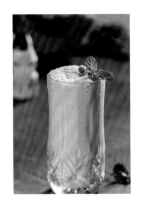

🍴 饮食搭配

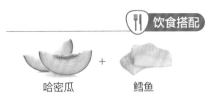

哈密瓜　　　　　　　鳕鱼

▶ 适合高胆固醇血症患者食用

哈密瓜　　　　　　　樱桃

▶ 促进人体对铁的吸收，并能预防贫血，具有养颜、润肤的功效

大枣

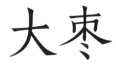

天然维生素丸，补血养胃

大枣自古以来就被列为"五果"（桃、李、栗、杏、枣）之一，有着悠久的历史。大枣最突出的特点是维生素含量高，因而被人们誉为"天然维生素丸"。大枣中富含蛋白质、脂肪、糖类、胡萝卜素、B 族维生素、维生素 C、维生素 P，以及钙、磷、铁和环磷酸腺苷等营养成分。研究表明，连续吃大枣的患者，恢复健康的速度比单纯吃维生素药剂的人快。因此，大枣被视为重要的滋补品，有"一日吃三枣，一辈子不显老"的俗语。

大枣中所含的达玛烷型皂苷有抗疲劳、增强人体耐力及减轻毒性物质对肝脏损害的功能。其所含的黄酮类化合物有镇静、降血压作用。

大枣中富含钙和铁，对防治中老年人骨质疏松症，以及青少年、女性贫血都有很好的作用。大枣不仅能补血，而且与蜂蜜搭配泡红茶也是很好的养胃饮品。

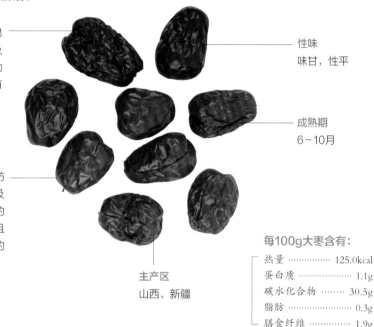

性味
味甘，性平

成熟期
6~10月

主产区
山西、新疆

每100g大枣含有：
- 热量 ·············· 125.0kcal
- 蛋白质 ·················· 1.1g
- 碳水化合物 ········ 30.5g
- 脂肪 ·················· 0.3g
- 膳食纤维 ·············· 1.9g

水果

选购指南

好的大枣皮色紫红而有光泽，颗粒大而均匀，果实短壮圆整，皱纹少，痕迹浅。如果大枣蒂端有穿孔或粘有咖啡色或深褐色粉末，说明已被虫蛀。

切糕

北京著名小吃。刀切零售，故名。制作时，江米面加水，和均匀后上笼蒸熟，然后将蒸熟的江米面蘸水揉匀，用手按成厚薄相当的层片，抹上枣泥馅，层次分明，面馅分开，食用时用刀顺边切下，放在盘内，撒上白糖即可。

阿胶枣

阿胶枣以上好的大枣为原料，添加桂花、陈皮、阿胶制作而成，口感细腻、甜而不腻，为女性养颜美容之首选。

饮食搭配

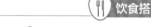

大枣适量　洋葱适量　▶　将两者加水2碗煎汤，连渣食用，可改善失眠

大枣10颗　五味子9g　▶　适量与冰糖同炖，去渣饮汁，可治肝肾亏虚型肝炎

大枣5个　龙眼肉10g　▶　加适量水和红糖煎服，可治贫血

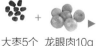

大枣10个　黄豆适量　▶　富含B族维生素与铁，可预防贫血

119

杏

生津止渴，润肺化痰，清热解毒

杏在我国春夏之交的果品市场上占有重要地位，以其果实早熟、色泽鲜艳、果肉多汁、风味甜美、酸甜适口等特点，深受人们喜爱。杏含有多种有机成分和人体必需的多种维生素及矿物质，营养价值较高。杏还有很好的食疗保健作用，有生津止渴、润肺化痰的功效。

未熟的杏中含有很多类黄酮，此类物质可预防心脏病，并能降低心肌梗死的发病率。

性味
味甘、酸，性微温

成熟期
5~6月

主产区
东北南部、华北、西北地区

杏还含有丰富的维生素B$_{17}$，而维生素B$_{17}$是极有效的抗癌物质，可以有效地杀灭癌细胞。

杏仁具有止咳平喘、润肠通便的功效，其所含的苦杏仁苷在体内慢慢分解，逐渐产生氢氰酸，对呼吸中枢起作用，使呼吸活动趋于安静而达到平喘、止咳的功能。

☺ 保鲜小窍门

存放时将其装在塑料袋里，放进冰箱冷藏即可。但是一定要在3~7天内吃完。

品种群

金玉杏

果实圆形，单果约重60g，果顶平，微凹，缝合线明显且深，两侧片肉对称。

香白杏

果实近圆形，正中微凹，果面底色黄白，阳面有鲜红霞；果肉黄白色，肉质细，味甜；离核或半离核，苦仁。

甘草杏

西北特产，可润肠通便，用甘草配置的甘草液喷制在腌制好的杏脯上，集药用和美味为一体，酸甜爽口，清香悠长。

选购指南

选购杏时，要观察其成熟度，过生的果实酸而不甜，过熟的果实肉质酥软而缺乏水分。一般果皮颜色为黄中泛红的口感较好。

每100g杏含有：

热量	38.0kcal
蛋白质	0.9g
脂肪	0.1g
碳水化合物	9.1g
膳食纤维	1.3g
钙	14.0mg
镁	11.0mg

茯苓杏片松糕

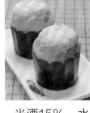

材料：

大枣8个，茯苓5g，杏仁10g，白米5杯，米酒、白糖各适量

做法：

① 把白米浸泡后磨成粉。按白糖10%、米酒15%、水45%的比率混合，在30℃下发酵8小时。

② 将大枣去核、切成丝，茯苓用水煮熟，杏仁切成碎粒，撒在面团上揉匀。

③ 把和好的面团放在松糕框或蒸锅里，加盖蒸20分钟即可。

李子

利水降压，美容

李子饱满圆润，玲珑剔透，形态美艳，口味甘甜，是夏季的主要水果之一，也是一种人们喜食的传统果品。李子中含有蛋白质、维生素、矿物质等多种人体所需的营养成分，还有较高的药用价值。孙思邈认为，有肝病者宜食李子。李子还有独特的美容功效，经常食用能使皮肤光洁如玉。

每100g李子含有：

热量	38.0kcal
蛋白质	0.7g
脂肪	0.2g
碳水化合物	8.7g
膳食纤维	0.9g
钙	8.0mg

李子能促进胃酸和胃消化酶的分泌，可以促进肠胃蠕动，适用于胃酸缺乏的人。

主产区
我国大部分地区

性味
味甘、酸，性微温

成熟期
7~8月

水果

李子营养丰富，有很好的食疗作用，它含有苦杏仁苷和大量脂肪酸，有利尿降压的功效；同时，李子仁具有止咳祛痰的作用。

鲜李子中含有多种氨基酸，生食可以起到辅助治疗肝硬化、肝腹水的作用，还适合消化不良、虚烦内热、小便不畅者食用。

选购指南

选购李子时，用手捏一下，再尝一口，如果感觉很硬，并且味道生涩，表示太生；若感觉略有弹性，味道脆甜，则成熟度刚好；如果感觉柔软，味道太甜，则过于成熟，不利于久放。

品种群

油李

原产于福建古田县，中熟品种，果形呈歪心脏形，单果重约90g。果皮黄绿色，有较大的果点。果肉淡黄色至橙黄色。肉质细，味甘甜。成熟期为7月下旬。

黑宝石

原产于美国，晚熟品种，果形扁圆，单果重约70g。果皮紫黑色，果肉黄色，质硬脆，汁多味甜，核极小。成熟期为9月上旬。

李子蛋蜜奶

材料：

李子50g，蛋黄15g，鲜奶240ml，冰糖10g

做法：

李子洗净，去核，切丁；将全部材料放入榨汁机内，搅拌2分钟即可。

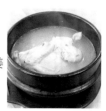

李子果香鸡汤

材料：

整鸡1只，李子块50g，葱末、生姜片、盐各适量

做法：

整鸡汆烫去血水，捞出；汤锅中加入葱末、李子块、生姜片、鸡，加水适量，小火煲60分钟后加盐调味即可。

功效：

生津止渴，补益气力。

草莓

美容，预防疾病

草莓的体形虽小，却含有丰富的营养物质。每天坚持吃 7 颗草莓，不仅可以补充身体所需的维生素 C，还可以有效地预防感冒、增加胃动力、促进肠道消化。对于爱美的女士来说，多吃草莓，可以有效抑制黑色素形成。

每100g草莓含有：

- 热量 ·············· 32.0kcal
- 蛋白质 ·············· 1.0g
- 碳水化合物 ········ 7.1g
- 脂肪 ·············· 0.2g
- 膳食纤维 ·············· 1.1g

性味

味甘、酸，性凉

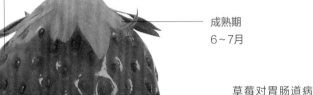

成熟期

6~7月

主产区

辽宁、河北、山东、江苏、上海、浙江

草莓对胃肠道病症和贫血具有一定的滋补及调理作用。

草莓富含维生素C，不仅可以促进组成皮肤或肌腱组织的骨胶原的合成，而且可以促进铁质的吸收、抑制致癌物质的产生。

☺ 保鲜小窍门

如果想每隔几天都能吃上一次新鲜草莓，就要事先除去它的蒂部，用水清洗后，裹上一层白糖，再放到冷冻室里。

选购指南

选购草莓应以色泽鲜亮、颗粒大、香味浓郁、蒂头带有鲜绿叶片、无损伤者为佳。

🍴 食用宜忌

一般人群均可食用；声音嘶哑、风热咳嗽者适用；烦热口干、咽喉肿痛者适用；癌症患者适用。

痰湿内盛者不宜多食；肠滑便泻者不宜多食；尿路结石者不宜多食。

草莓橘子蔬果汁

材料：

草莓5颗，芒果1个，橘子1个，冰块、蒲公英各适量

做法：

① 将草莓洗净，去蒂；橘子洗净，连皮切成块；芒果去核，用汤匙挖取果肉；蒲公英洗净备用。

② 将草莓、橘子、芒果及蒲公英放入榨汁机，压榨成汁。

③ 加入适量冰块即可。

🍴 饮食搭配

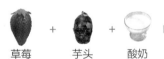

草莓 + 芋头 + 酸奶 ▶ 增强胃动力，抗衰老，预防癌症

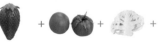

草莓 + 番茄 + 菜花 + 芋头 + 葡萄柚

▶ 缓解身体疲劳，预防癌症，美容养颜

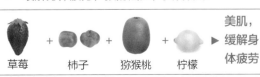

草莓 + 柿子 + 猕猴桃 + 柠檬 ▶ 美肌，缓解身体疲劳

樱桃

补中益气，健脾和胃，祛风湿

樱桃是上市较早的一种水果，号称"百果第一枝"。樱桃果实娇小可爱，色泽红润光洁，玲珑如玛瑙宝石，味道甘甜而微酸，营养丰富，具有很高的医疗保健价值。

每100g樱桃含有：

- 热量……………46.0kcal
- 蛋白质……………1.1g
- 碳水化合物…………10.2g
- 脂肪……………0.2g
- 膳食纤维…………0.3g

樱桃含有多种营养，有促进血红蛋白再生、润肤、美容防皱等作用。经常食用樱桃，可美容养颜，使皮肤变得红润、光滑、嫩白。

樱桃具有补中益气、健脾和胃、祛风湿的功效，可适当抑制痛风引起的疼痛及关节炎，并能缓解炎症。

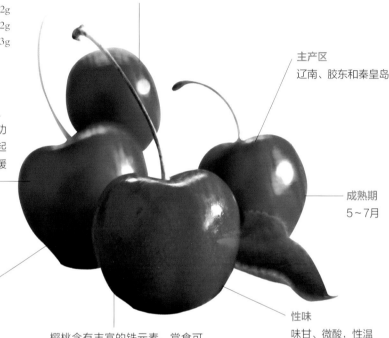

主产区
辽南、胶东和秦皇岛

成熟期
5~7月

性味
味甘、微酸，性温

樱桃不仅营养丰富，还具有很高的药用价值。每天吃20颗带有酸味的樱桃，可防治贫血。

樱桃含有丰富的铁元素，常食可补充铁元素，防治缺铁性贫血，并且能增强体质、补益大脑。

水果

香菇樱桃

材料：

香菇80g，樱桃50颗，豌豆苗50g，白糖、料酒、盐、鲜汤、味精、生姜汁、酱油、水淀粉各适量

做法：

① 香菇、樱桃洗净；豌豆苗洗净，切段。

② 油锅烧热，放入香菇炒熟，加入生姜汁、料酒拌匀，加酱油、白糖、盐、鲜汤烧沸后，改为小火煨烧片刻。

③ 把豌豆苗段、味精加入锅中，入味后用水淀粉勾芡，然后装盘，放上樱桃即可。

选购指南

樱桃要选购颜色呈深红色、表面圆滑有光泽的，不要购买果实看起来干瘪、暗沉或有坑洞的。

食用宜忌

樱桃尤其适合消化不良者、瘫痪、风湿腰腿痛者，体质虚弱、面色无华者食用。

有溃疡症状者、上火者慎食；糖尿病者忌食；樱桃性温，热性病及虚热咳嗽者忌食；樱桃核仁含氰苷，水解后产生氢氰酸，入药用时应小心中毒。

木瓜

健脾消食，清心润肺

木瓜是岭南四大名果之一。它果皮光滑、外形美观，果肉厚实细致、香气浓郁、汁水丰多、甜美可口，富含 17 种以上营养素，还含有木瓜蛋白酶、番木瓜碱等，有"百益之果""万寿瓜"的雅称。半个中等大小的木瓜足以提供人体一天所需的维生素 C。

每100g木瓜含有：

热量	27.0kcal
蛋白质	0.4g
脂肪	0.1g
碳水化合物	6.2g
膳食纤维	0.4g
钙	14.0mg
磷	17.0mg

成熟期
9～10月

性味
味酸，性温，无毒

木瓜特有的木瓜蛋白酶有助于消化蛋白质，可促进人体对食物的消化和吸收，还有健脾消食、清心润肺的功效。

木瓜中含有大量的水分、碳水化合物、蛋白质、脂肪、维生素及多种人体所必需的氨基酸，能够增强身体抵抗疾病的能力。

主产区
广东、海南、福建、台湾

木瓜中含有的木瓜碱和木瓜蛋白酶具有抗结核杆菌及寄生虫的作用。除此之外，木瓜碱还具有抗淋巴性白血病和缓解肌肉痉挛疼痛的功用。

🍴 烹饪指导

可将木瓜置于通风阴凉处，待果蒂处渐软即可食用。若想让木瓜加速熟黄，也可将其埋在米中。

选购指南

木瓜也分公、母，肚子大的是母的，比较甜。一般挑鼓肚子的，表面斑点很多，颜色刚刚发黄，摸起来不是很软的那种。如果表面上还有点胶质的东西，那没关系，是糖胶，这样的会比较甜。

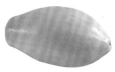

品种群

宣木瓜

宣木瓜，又叫皱皮木瓜，果实可做蜜饯、果酱和果汁等多种食品。干燥的果实入药，能疏通经络、祛风解痉，主治中暑、霍乱转筋、脚气水肿、湿痹等症；浸酒服，治风湿性关节痛。

青木瓜

青木瓜，即未成熟的木瓜，自古就是第一丰胸佳果，其中丰富的木瓜酶对乳腺发育很有帮助，能刺激雌性激素分泌，并能刺激卵巢分泌雌激素，使乳腺畅通，从而达到丰胸的目的。

🍴 饮食搭配

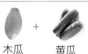

木瓜	+ 菠萝	+ 苹果	+ 柳橙	▶ 清心润肺，帮助消化，防治胃病
木瓜	+ 黄瓜	+ 蜂蜜	+ 水	▶ 使皮肤保持红润、白嫩，减少皱纹
木瓜	+ 哈密瓜	+ 牛奶	+ 冰块	▶ 消水肿，增强造血功能
木瓜	+ 蜂蜜	+ 柠檬	+ 牛奶	▶ 消肿散结，减少皱纹

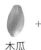

柠檬

缓解肌肤疲劳，防治肾结石

柠檬芳香浓郁，果汁较酸，一般不鲜食，多配制饮料，柠檬汁制作方便，鲜美爽口，是广受欢迎的一种饮品。柠檬还可提炼成香料，有时也用作烹饪调料。柠檬有"神秘的药果"之称，是世界上最有药用价值的水果之一。它含有维生素C、柠檬酸、苹果酸、高量钠元素和低量钾元素等，经常食用可防治维生素C缺乏症。

柠檬的强烈酸味源自其所含的维生素C与柠檬酸，它们都具有美白肌肤的功效。食用1个柠檬就可摄取一天所需维生素C的1/2，而维生素C能有效促进皮肤的新陈代谢，预防黑斑或雀斑的生成。

性味
味酸、甘，性平

主产区
浙江、广西

每100g柠檬含有：

热量	37.0kcal
蛋白质	1.1g
脂肪	1.2g
碳水化合物	4.9g
膳食纤维	1.3g
钙	101.0mg

柠檬中的柠檬酸不仅可以止血，还具有缓解肌肤疲劳的作用。生食柠檬还有安胎止呕的作用。

柠檬汁中含有大量柠檬酸盐，可以防止肾结石的形成，甚至可以溶解已形成的结石，所以常食柠檬能防治肾结石。

水果

☺ 保鲜小窍门

柠檬在常温下可以保存1个月左右。也可将柠檬切片后放入密封容器，加入蜂蜜浸渍入冰箱。

■ 品种群

青柠檬

青柠檬与黄柠檬是同族姐妹，而不是未成熟的黄柠檬。青柠檬碧绿通透如玉色，表皮光滑似橘，饱满圆润，层次分明，酸味尖锐浓烈，香味较浅淡。

☻ 烹饪指导

卷心菜提色：烹调红色卷心菜时，加1匙柠檬汁，可使菜色红艳。

除鱼虾、肉类腥味：柠檬汁可除鱼虾和肉类的腥味，且能使鱼虾的鲜味更佳、肉质更松软细嫩。

除食物中异味：烹饪洋葱等气味浓烈的蔬菜时，可加入适量柠檬汁，以减少异味。

■ 选购指南

挑选柠檬以果形正常，果蒂新鲜完整，无褐色斑块及其他疤痕，果皮较薄，捏起来比较厚实，有浓郁柠檬香味者为佳。

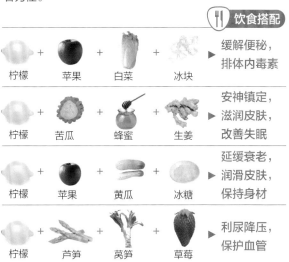

🍴 饮食搭配

柠檬 + 苹果 + 白菜 + 冰块 ▶ 缓解便秘，排体内毒素

柠檬 + 苦瓜 + 蜂蜜 + 生姜 ▶ 安神镇定，滋润皮肤，改善失眠

柠檬 + 苹果 + 黄瓜 + 冰糖 ▶ 延缓衰老，润滑皮肤，保持身材

柠檬 + 芦笋 + 莴笋 + 草莓 ▶ 利尿降压，保护血管

芒果

止呕，降血脂

芒果是一款百搭的水果，不仅单独食用很美味，而且变身为酸奶、布丁等食品也毫不逊色。芒果还有缓解晕船症的作用，古代人们在漂洋过海时就随身带着它。现在，人们晕车的时候也会用上它，而且能缓解孕妇的孕吐。芒果果肉中丰富的维生素 A 对视力和皮肤都大有好处；还可降血脂、防治心血管疾病。

每100g芒果含有：

热量 ·············· 35.0kcal
蛋白质 ·············· 0.6g
碳水化合物 ······· 8.3g
脂肪 ·············· 0.2g
膳食纤维 ·············· 1.3g

性味
味甘、酸，性温

芒果叶的提取物有抑制化脓球菌、大肠杆菌的作用，可辅助治疗人体皮肤及消化道感染。

主产区
台湾、广东、广西、海南

成熟期
5～8月

芒果肉含有芒果酮酸、异芒果醇酸等化合物，具有抗癌的作用；经常饮用芒果汁能预防结肠癌。

☺ 保鲜小窍门

由于芒果是热带水果，不适于低温存放，放在常温通风处保存即可。存放时要记得从塑料袋中拿出来，否则很容易烂掉。

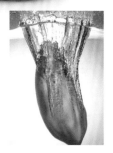

品种群

青皮芒
又称泰国芒，果实于6月上中旬成熟，果形呈肾形，成熟果皮呈暗绿色至黄绿色，果肉呈淡黄色至奶黄色，肉质细腻，皮薄多汁，有蜜味清香，纤维少。

芒果牛奶布丁

材料：
芒果、牛奶、米粉、冰糖各适量

做法：
① 芒果去皮、核，切粒，搅拌成蓉；冰糖混合牛奶煮至溶化后加入米粉，混合搅拌均匀。
② 倒入芒果蓉搅拌均匀，大火隔水蒸约1小时。
③ 放凉后，放入冰箱冷藏6小时以上即可。

芒果密瓜烩蟹

材料：
海蟹1000ｇ，芒果肉100ｇ，哈密瓜100ｇ，香菜、生姜、盐、花椒油、水淀粉、白胡椒粉、高汤各适量

做法：
① 将生姜、香菜切末；芒果去皮，切丝；哈密瓜去皮，切丝。
② 把海蟹洗净，上笼蒸熟，取蟹肉和蟹黄。
③ 炒锅上火，加高汤，放入蟹肉、蟹黄和芒果丝、哈密瓜丝烧开，用水淀粉勾芡，撒入白胡椒粉、香菜末、生姜末，淋花椒油，盛入汤盘中即成。

阳桃

利尿止痛，祛热解毒，消食解酒，降压舒心

阳桃是久负盛名的岭南佳果之一，横切面如五角星。阳桃的果皮呈蜡质，光滑鲜艳，果肉黄亮，细致脆嫩，爽甜多汁。阳桃含有多种营养素及大量挥发性成分，带有一股清香。在茶余酒后吃几片阳桃，会感到口爽神怡，别有一番风味。值得一提的是，阳桃不仅营养丰富，还具有利尿止痛、祛热解毒、消食解酒、降压舒心等功效。

每100g阳桃含有：

热量	301.0kcal
蛋白质	0.6g
脂肪	0.2g
碳水化合物	7.4g
膳食纤维	1.2g
钙	4.0mg

性味
味甘、酸，性寒

阳桃外形美观、独特，颜色呈翠绿色或鹅黄色，皮薄，果肉脆滑、鲜嫩且酸甜可口。

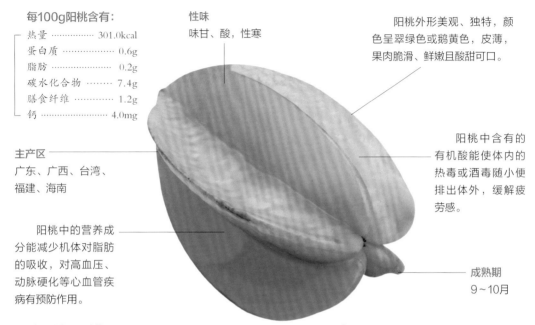

主产区
广东、广西、台湾、福建、海南

阳桃中的营养成分能减少机体对脂肪的吸收，对高血压、动脉硬化等心血管疾病有预防作用。

阳桃中含有的有机酸能使体内的热毒或酒毒随小便排出体外，缓解疲劳感。

成熟期
9~10月

水果

蛋奶炖阳桃

材料：

牛奶250ml，阳桃100 g，鸡蛋2个，白糖30 g

做法：

① 把阳桃去硬边，去核，切小块。

② 将阳桃块、牛奶和白糖用小火煮至糖溶，熄火，摊凉。

③ 滤出奶液，加入打散的鸡蛋拌匀，过筛滤去泡沫。

④ 向蛋奶中加入阳桃块，盖碟，大火蒸至凝固即可。

阳桃牛奶香蕉蜜

材料：

阳桃80g，牛奶200ml，香蕉100g，柠檬30g，冰糖适量

做法：

① 将阳桃洗净，去核切块；香蕉去皮，切块；柠檬切片。

② 将阳桃、香蕉、柠檬、牛奶放入榨汁机中，搅打均匀。

③ 在果汁中加入适量冰糖调味即可。

😋 食用宜忌

阳桃适合一般人食用，尤其适合患有心血管疾病或肥胖的人食用。

阳桃每次不宜多吃，1~2个为宜。

阳桃性寒，凡脾胃虚寒者或有腹泻病史的患者应少食。

😊 保鲜小窍门

阳桃买回来后，装在塑料袋里，放在阴凉通风处即可，不要放进冰箱，否则容易产生褐变。

选购指南

选购阳桃时应挑选外观清洁、果棱肥厚、果色较金黄、棱边青绿，且富光泽、有透明感的。如果棱边变黑，皮色接近橙黄，表明已熟透多时；皮色太青的则可能过酸。

菠萝

利尿，通经，驱虫

菠萝果形美观、汁多味甜，营养极为丰富。果肉中含有还原糖、蔗糖、蛋白质、粗纤维和有机酸、维生素C、胡萝卜素、维生素B$_1$、烟酸等。菠萝果汁、果皮及茎所含的蛋白酶能促进蛋白质的消化、增进食欲；医学上，菠萝可治疗多种炎症，具有利尿、通经、驱虫等功效。

每100g菠萝含有：

- 热量 ·············· 44.0kcal
- 蛋白质 ·············· 0.5g
- 脂肪 ·············· 0.1g
- 碳水化合物 ········· 10.9g
- 膳食纤维 ·············· 1.3g
- 钙 ·············· 12.0mg

菠萝中所含的菠萝蛋白酶能软化肉类、帮助消化，并能促进营养吸收。

主产区
广东、广西、海南、台湾

成熟期
4月~次年1月

菠萝蛋白酶能帮助蛋白质消化，具有消炎、消肿和分解肠内腐败物质的作用，因此能够止泻、利尿、抗炎、消水肿、止痢和抗癌。

性味
味甘、微酸，性平

😋 食用宜忌

适宜消化不良、身热烦躁者；肾炎、高血压、支气管炎患者适宜食用。

溃疡病、凝血功能障碍的患者忌食；发热及湿疹疥疮的患者也不宜多吃；不宜与萝卜、牛奶、鸡蛋同时食用。

😊 保鲜小窍门

未削皮的菠萝可在常温下保存，已削皮的可以用保鲜膜包好放在冰箱里，但不要超过2天。

🍳 烹饪指导

菠萝去皮后，切片或块，置于淡盐水中浸泡半小时，然后用凉开水冲洗去咸味，可抑制菠萝蛋白酶的活性，以免其对口腔产生刺激。

选购指南

挑选时，应选具有重量感，而且能散发出浓醇香味的菠萝。如果用手指压果实会稍微下陷，则表示已经成熟。

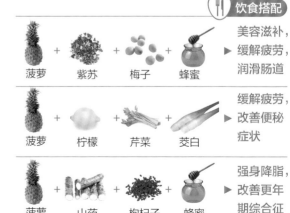

🍴 **饮食搭配**

菠萝 + 紫苏 + 梅子 + 蜂蜜	▶ 美容滋补，缓解疲劳，润滑肠道
菠萝 + 柠檬 + 芹菜 + 茭白	▶ 缓解疲劳，改善便秘症状
菠萝 + 山药 + 枸杞子 + 蜂蜜	▶ 强身降脂，改善更年期综合征

柿子

养脾胃，清燥火

柿子是人们比较喜爱的果品，甜腻可口，营养丰富，在预防心脑血管硬化方面效果极佳，堪称"有益于心脏健康的水果王"。另外，柿子的含碘量较高，所以因缺碘引起的地方性甲状腺肿大患者，食用柿子很有益处。中医认为，柿子有养肺胃、清燥火的功效。柿子还可以酿成柿酒、柿醋，加工成柿脯等。柿蒂、柿霜、柿叶均可入药。

柿子的主要成分是糖类，富含葡萄糖、果糖、蔗糖，它们都可立即转化为身体所需要的能量。此外，柿子还含有丰富的维生素C及多种矿物质。

主产区
河北、山东、陕西、浙江

性味
味甘、涩，性寒

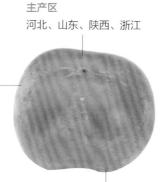

成熟期
9～10月

每100g柿子含有：

- 热量 ················· 74.0kcal
- 蛋白质 ················· 0.4g
- 脂肪 ················· 0.1g
- 碳水化合物 ····· 18.5g
- 膳食纤维 ············· 1.4g

柿子所带有的苦涩味来源于矢布脑和醇脱氢酶酵素，这两种物质具有分解酒精的功效，可预防宿醉。

新鲜柿子含碘量高，缺碘性甲状腺肿大患者常吃有益。柿叶所含的黄酮苷可降低血液黏稠度。

水果

柿子胡萝卜汁

材料：
柿子1个，胡萝卜60g，柠檬1个，果糖适量
做法：
① 将柿子、胡萝卜洗净，去皮，切成小块；柠檬洗净，切片。
② 将柿子块、胡萝卜块、柠檬片放入榨汁机中榨汁，再将果糖加入搅匀即可。
功效：
缓解宿醉，增强体力。

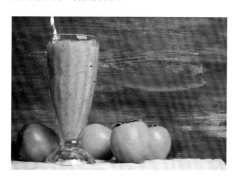

🍱 食用指导

把柿子装在容器中，用酒或酒精喷于果面，密封3～5天脱涩；

把柿子放入35℃的温水中，2天即可脱涩；

把柿子跟梨或山楂放在一起，密封3～5天即可脱涩；

把柿子装在塑料薄膜袋中，密封2天即可脱涩。

🍲 食用宜忌

一般人群均可食用；适宜大便干燥、高血压、缺碘性甲状腺肿大患者；长期饮酒者宜多食。

外感风寒、糖尿病、便溏患者忌食；泄泻者、体弱多病者、产后妇女应忌食；胃功能低下者、贫血患者忌食；忌空腹吃生柿子。

😊 食用小妙招

在我国东北地区，冬天，人们一般用极低的温度将柿子冻硬，食用时放入水中通过热交换使其软化，别有一番风味。

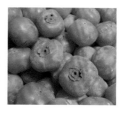

山竹

降燥，清凉解热

山竹是名副其实的绿色水果，与榴梿齐名，号称"果中皇后"。山竹扁圆形，壳厚硬，呈深紫色，由四片果蒂盖顶，酷似柿样。果皮又硬又实，剥开其壳，可见 7~8 瓣洁白晶莹的果肉，味道清甜甘香，幽香质爽，润滑可口而不腻。

成熟期
5~9月

每100g山竹含有：	
热量	67.0kcal
蛋白质	0.6g
脂肪	0.2g
碳水化合物	17.5g
膳食纤维	1.4g
钙	6.0mg

山竹果肉雪白嫩软，润滑可口。山竹壳有清热解毒、利湿止泻的作用。

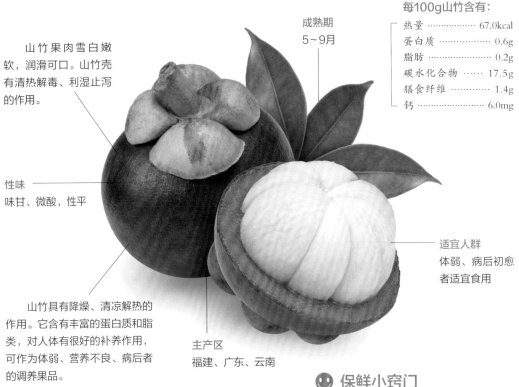

性味
味甘、微酸，性平

适宜人群
体弱、病后初愈者适宜食用

山竹具有降燥、清凉解热的作用。它含有丰富的蛋白质和脂类，对人体有很好的补养作用，可作为体弱、营养不良、病后者的调养果品。

主产区
福建、广东、云南

😋 食用宜忌

山竹一般人都可食用。体弱、病后的人更适合，但要适量，每天食用3个为宜。

山竹含糖较高，肥胖者宜少吃，糖尿病患者应忌食；山竹钾元素含量也较高，所以肾病及心脏病人应少吃。

选购指南

购买山竹时一定要选蒂绿、果软的新鲜果，否则会买到"死竹"。可用手指轻压表壳，如果表皮很硬，手指用力仍无法使表皮凹陷，则表明此山竹太老；表壳软则表示尚新鲜，可食。另外，如果山竹的蒂瓣有6瓣，表示果实甘甜不酸，核非常小。

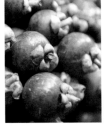

😊 保鲜小窍门

把山竹用保鲜袋装好，放冰箱冷藏。冷藏时间过久会影响山竹味道，通常存放5天后风味越来越差，最多只能贮藏10天。

🍴 饮食搭配

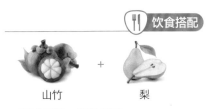

山竹　　　　　梨

▶ 清凉解热，滋补强身

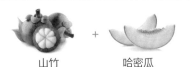

山竹　　　　哈密瓜

▶ 祛燥解毒，降低胆固醇

柚子

降血糖，降血脂，养颜，减肥

柚子是漳州六大名果之一。柚子果实大，球形或近于梨形，呈柠檬黄色；果肉白色或红色，隔分成瓣，瓣间易分离，味酸可口。柚子皮厚耐藏，一般可存放3个月而不失香味，所以有"天然水果罐头"之称。柚子清香、酸甜、凉润，营养丰富，药用价值很高，是人们喜食的水果之一。

每100g柚子含有：

热量	42.0kcal
蛋白质	0.8g
脂肪	0.2g
碳水化合物	9.5g
膳食纤维	0.4g
钙	4.0mg
镁	4.0mg
钠	3.0mg

主产区
广东、广西、福建、江西、湖南、浙江、四川

柚子的果肉中含有非常丰富的维生素C及类胰岛素物质等成分，具有降低血液中胆固醇、降血糖、降血脂、减肥、养颜等功效。

性味
味甘、微酸，性寒

成熟期
9~11月

水果

😊 食用小技巧

刚采下来的柚子，最好在室内放几天，一般是2周以后，此时水分逐渐蒸发，甜度提高，吃起来味更美。

🍽 食用宜忌

不思饮食者、口淡者宜食；食少、胃肠胀气、口臭者可适量食用。

柚子性寒，身体虚寒的人不宜多吃。

（选购指南）

选购柚子时，首先可以闻一下，熟透的柚子味道芳香；然后，按压果实外皮，若果皮下陷，没有弹性，则质量较差。最好选择上尖下宽的标准型，表皮须薄而光润且色泽呈淡绿或淡黄色。

品种群

沙田柚

原产于广西容县沙田。果实梨形或葫芦形，果肉脆嫩爽口，白色或虾肉色，风味浓甜。

葡萄柚

葡萄柚，又称西柚。果肉柔嫩，多汁爽口，略有香气，味偏酸、带苦味及麻舌味。

文旦柚

原产于浙江省玉环市。果大，扁圆锥形或高圆锥形，肉质脆嫩，有香气，无核或少核。

蜂蜜柚子茶

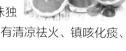

将柚子制成茶饮，在我国古代就有此习惯。将柚子配以蜂蜜，制成蜂蜜柚子茶，营养丰富、风味独特，且具有良好的保健功效，具有清凉祛火、镇咳化痰、养颜益寿等功效。

材料：
柚子1瓣，柠檬半个，蜂蜜5~10ml

做法：

① 柚子去皮、取果肉，切小块后倒入锅中，加水没过，大火煮沸后转小火，煮3分钟左右。

② 将煮好的柚子汁倒入杯中，待水温降至微烫时，拌入蜂蜜，挤入柠檬汁即可。

荔枝

补益肝肾，理气补血，温中止痛，养心安神

荔枝，又名大荔、丹荔等，是我国岭南的佳果，因风味绝佳，深受人们的喜爱，唐代或更早就已列为贡品。荔枝的果实呈圆形，果皮有多数鳞斑状突起，鲜红或紫红色。荔枝清甜多汁、营养丰富，还有一定药效。据《本草纲目》载，荔枝可止渴、益人颜色，通神、益智、益气。中医认为，荔枝具有补益肝肾、理气补血、温中止痛、养心安神的功效。

每100g荔枝含有：

热量	71.0kcal
蛋白质	0.9g
脂肪	0.2g
碳水化合物	16.6g
膳食纤维	0.5g
钙	2.0mg

成熟期
5~8月

荔枝所含的丰富糖分具有补充能量、增加营养的作用。研究证明，荔枝对大脑有补养的作用，能够改善失眠、健忘、疲劳等症状。

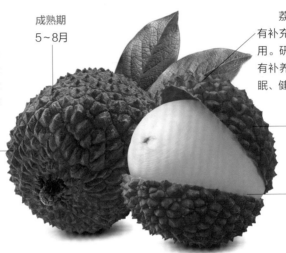

性味
味甘，性平

主产区
广东、广西、福建等地

荔枝对乙型肝炎病毒表面抗原有抑制作用。身体虚弱、病后津液不足者可多食。

品种群

桂味荔枝

果实为球形，中等大小，浅红色，壳薄脆，表皮的龟裂片峰尖锐刺手，有桂花香。

白蜡荔枝

果实为心形，中等大小，果皮淡红带黄蜡色，厚且脆，龟裂片平滑，果肉质软滑，味甜，多汁。

荔枝醋饮

材料：

干荔枝、米醋各适量

做法：

① 将干荔枝洗净，去壳，去核，放入瓶中，倒入米醋，密封。

② 发酵2个月后可饮用，3~4个月以后饮用，风味更佳。

一骑红尘妃子笑，无人知是荔枝来

此句出自唐朝诗人杜牧的《过华清宫》，乃有感于唐玄宗、杨贵妃荒淫误国而作。据《新唐书·杨贵妃传》记载："妃嗜荔枝，必欲生致之，乃置骑传送，走数千里，味未变，已至京师。"

☺ 保鲜小窍门

将鲜荔枝果实放在密封的容器内，由于荔枝本身的呼吸作用，会自发形成一个氧气含量低、二氧化碳含量高的贮藏环境。在1~9℃的低温下能保存30天；常温下能保存6天。

🍽 食用宜忌

产妇、老人及病后调养者适宜食用；贫血、胃寒、身体虚弱者宜食。

咽喉干痛、牙龈肿痛者忌食；糖尿病患者忌食。

选购指南

质量好的荔枝轻捏时手感发紧且有弹性。如果荔枝外壳的龟裂片平坦、缝合线明显，表示味道很甜。

橄榄

开胃，生津润喉，除烦热

橄榄又名青果，因果实尚呈青绿色时即可供鲜食而得名，富含钙质和维生素C，初食味涩，久嚼后余味无穷。我国的橄榄主要产自福州一带，海外华侨又称橄榄为福果，以寄托其赤子之情。橄榄除鲜食外，还有蜜渍、盐藏等多种加工方法。

橄榄富含钙、磷、铁及维生素C等成分，能开胃、生津润喉、除烦热，很适合儿童、孕妇和体弱多病的中老年人。

性味
味酸、甘，性温，无毒

成熟期
6~7月

每100g橄榄含有：
热量	57.0kcal
蛋白质	0.8g
碳水化合物	15.1g
胡萝卜素	130.0μg
钙	49.0mg

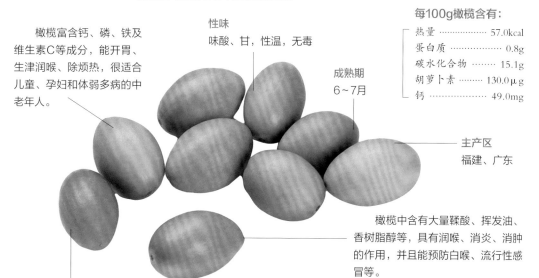

主产区
福建、广东

橄榄中含有大量鞣酸、挥发油、香树脂醇等，具有润喉、消炎、消肿的作用，并且能预防白喉、流行性感冒等。

橄榄含有大量碳水化合物及微量元素等，有助于解除酒毒，并能安神定志。

橄榄油

橄榄油是用初熟或成熟的油橄榄鲜果通过物理冷压榨工艺提取而成的。橄榄油的颜色黄中透绿，清香诱人，烹饪中使用既不会破坏蔬菜的颜色，食用时也没有任何油腻感。

水果

品种群

青橄榄

主产于福建，果较小，果皮深绿色，肉带黄色，质脆，清香可口，回味甘甜。

茶橄榄

主产于广东广州，果实狭长，果皮深绿色，间有灰斑点，肉质细致，脆甜，无涩味。成熟期较晚。

油橄榄

主产于广东增城，果基尖，果顶平圆。核小肉厚，味甘香，含油量多，是提取橄榄油的良种。一般寒露前后成熟。

三方橄榄

果较大，果实横切面呈三角形，果肉较厚，品质一般。处暑前后开始成熟。

选购指南

不同品种中，檀香，以果实圆形，果皮光滑、绿色或深绿色，香味浓郁者为佳；惠圆，以果实椭圆，果皮平滑、绿色，果肉厚、粗硬者为佳；汕头白榄，以果皮光滑，绿中带黄，肉质细，味甜而凉爽者为佳。

🍴 饮食搭配

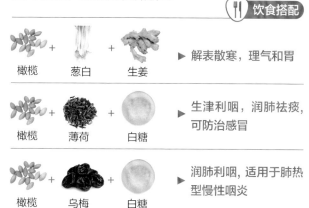

橄榄 + 葱白 + 生姜 ▶ 解表散寒，理气和胃

橄榄 + 薄荷 + 白糖 ▶ 生津利咽，润肺祛痰，可防治感冒

橄榄 + 乌梅 + 白糖 ▶ 润肺利咽，适用于肺热型慢性咽炎

火龙果

美容保健，润肠通便

火龙果因其外表肉质鳞片似蛟龙外鳞而得名。在高脂血症、高糖血症患者日益增多的今天，有美容、保健双重功效的火龙果可以说是人们的最佳选择。火龙果除可生食外，其花和果均可加工成各种营养保健食品；从火龙果的花和茎提取有效成分，可以入药。

每100g火龙果含有：

- 热量 ………… 51.0kcal
- 蛋白质 ………… 1.1g
- 脂肪 ………… 0.2g
- 碳水化合物 ……13.3g
- 膳食纤维 ……… 2.0g

火龙果富含维生素C及大量水溶性膳食纤维，因此具有减肥、降低胆固醇、润肠通便、预防大肠癌等功效。

性味
味甘，性平

主产区
海南、广东、台湾地区

成熟期
6~11月

火龙果中富含植物性蛋白，会自动与人体内的重金属离子结合，将重金属离子通过排泄系统排出体外。

火龙果中花青素的含量较高。花青素是一种抗氧化成分，它有抗氧化、抗自由基、抗衰老的作用，花青素还具有抑制脑细胞变性，预防老年痴呆的作用。

选购指南

购买火龙果时，要选择外观光滑亮丽、果身饱满、颜色深紫红、大小均匀、略发软的；可以用手掂一掂每个火龙果的重量，一般认为越重的越好，越重代表汁越多、果肉越丰满。

☺ 保鲜小窍门

火龙果是热带水果，最好现买现吃。可放入冰箱冷藏室保存，新摘下的火龙果不经挤压碰撞，保存期可超过1个月。

火龙果降压果汁

材料：
火龙果200g，柠檬30g，酸奶200ml

做法：
① 火龙果去皮，切成小块备用。
② 柠檬洗净，连皮切成小块。
③ 将所有材料倒入搅拌机内搅打成果汁即可。

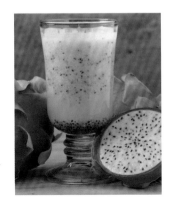

火龙果炒虾仁

材料：
鲜虾300g，火龙果半个，蛋清1个，淀粉、盐、食用油各适量

做法：
① 鲜虾去皮，洗净后腌制，沥干水分后放入蛋清中，加入淀粉蘸糊；火龙果去皮，切块。
② 把虾放进油锅中略微翻炒，加入火龙果块，略微翻炒，加盐调味即可。

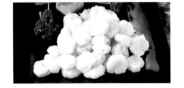

桑葚

生津止渴，促进消化，帮助排便

桑葚含有丰富的活性蛋白、维生素、氨基酸、胡萝卜素、矿物质等成分，具有多种功效。早在2000多年前，桑葚就已是我国宫廷的御用贡品。中医认为，桑葚具有补血滋阴、生津止渴、润肠道等功效，众多医学典籍中均有关于桑葚防病保健功效的记载。常吃桑葚能显著增强人体免疫力、延缓衰老、美容养颜。据载，桑葚可止渴，和五脏，能涤肠胃，除烦愦恶气。

每100g桑葚含有：

热量	57.0kcal
蛋白质	1.7g
脂肪	0.4g
碳水化合物	13.8g
膳食纤维	4.1g
钙	37.0mg

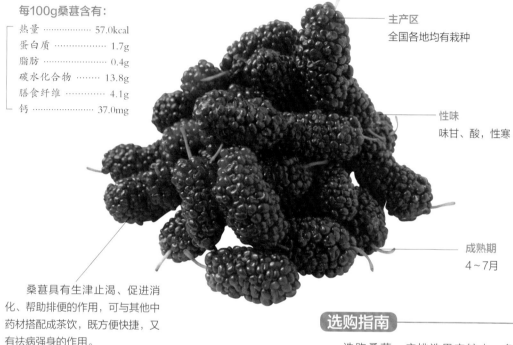

主产区
全国各地均有栽种

性味
味甘、酸，性寒

成熟期
4~7月

桑葚具有生津止渴、促进消化、帮助排便的作用，可与其他中药材搭配成茶饮，既方便快捷，又有祛病强身的作用。

水果

😋 食用宜忌

桑葚适合肝肾阴虚者，少年发白者，病后体虚、体弱者，习惯性便秘者食用。

体虚便溏者不宜食用桑葚；桑葚未成熟时是青色的，不可食用，成熟以后变成黑色或紫色，补益效果最佳。

😊 保鲜小窍门

冰箱冷藏法：不要清洗桑葚，使桑葚保持干爽，用敞口容器盛放，直接放入冰箱冷藏。

冰箱冷冻法：桑葚洗干净后，用保鲜袋分成小包，放入冰箱冷冻，吃时用冷水化开。

腌制保存法：洗净沥干水，放入密封罐，加适量盐和大量糖腌制，密封后放入冰箱冷藏，可以放1周。

选购指南

选购桑葚，应挑选果实较大、色泽呈深紫红色的，而不要选择紫中带红的，一般这种桑葚味道较酸。

苹果胡萝卜桑葚汁

材料：

苹果180g，胡萝卜80g，柠檬30g，桑葚30g，蜂蜜10ml，李子适量

做法：

① 苹果、胡萝卜洗净，去皮，切块；柠檬洗净，切块；桑葚洗净；李子洗净，去核；备用。

② 将所有材料放入果汁机，搅拌均匀后加蜂蜜调味即可。

猕猴桃

抗菌，抗压力，保护血管

猕猴桃被誉为"维C之王"，它质地柔软，因为果皮覆毛，貌似猕猴而得名。猕猴桃营养丰富，美味可口，鲜果酸甜适度，清香爽口，其中所含的维生素C和维生素E共同协作，能够有效提升人体抗氧化的能力，使肌肤持久保持水润，可以抵抗皱纹和黑色素的袭击。

每100g猕猴桃含有：

- 热量 56.0kcal
- 蛋白质 0.8g
- 脂肪 0.6g
- 碳水化合物 14.5g
- 膳食纤维 2.6g

性味
味酸、甘，性寒

成熟期
8~10月

主产区
陕西、贵州、湖南、河南

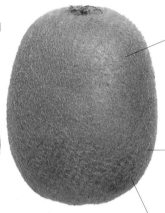

猕猴桃中的维生素C可以抗菌、抗压力、保护血管。

猕猴桃中含有抗突变成分谷胱甘肽，可抑制癌症基因突变。

猕猴桃中含有的血清促进素对稳定、镇静情绪有特殊的作用。

猕猴桃柳橙汁

调理肠胃疾病

材料：

猕猴桃2个，柳橙半个，糖水30ml，蜂蜜5ml，冰块100g

做法：

① 将猕猴桃洗净，对切，挖出果肉。

② 柳橙洗净，切开榨汁。

③ 将除冰块外的其他材料加入果汁机内，以高速搅打30秒，加入冰块即可饮用。

品种群

黄金猕猴桃

果肉的颜色偏黄且甜味重，顶部有个突出的"尖儿"。

小猕猴桃

成熟果实的直径大约为3厘米，主要产于美国，果皮很薄却没有茶色的绒毛类物质。

香绿

果实呈圆柱形，且个大。表皮上的茶色绒毛过多，酸味很淡。

🍴 饮食搭配

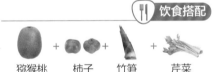

猕猴桃 + 柿子 + 竹笋 + 芹菜

▶ 利尿，美肤，缓解疲劳

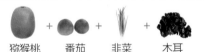

猕猴桃 + 番茄 + 韭菜 + 木耳

▶ 预防感冒、癌症，消脂减肥

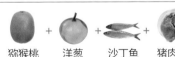

猕猴桃 + 洋葱 + 沙丁鱼 + 猪肉

▶ 防止肌肤老化，保护血管

催熟小技巧

将猕猴桃和苹果一起放入塑料袋内置于冰箱保存，那么苹果释放出来的乙烯就会促使猕猴桃成熟变软。

西瓜

甘甜多汁，清肺润肺，祛暑热，解烦渴

西瓜为葫芦科植物西瓜的果实，又称寒瓜，是我国消费量最大的瓜类水果之一。4~5世纪时，由西域传入我国，因为是从西方传入，所以命名为"西瓜"。白虎汤是中医里著名的方剂，专解暑热，西瓜味道甘甜多汁、清爽解渴，是盛夏佳果，又有很好的利尿作用，因此有"天然的白虎汤"之称。

西瓜汁内含有利尿作用强的钾与瓜氨酸，因此被用于治疗多种疾病。它对高血压、动脉硬化、膀胱炎、肾炎有良好的辅助治疗效果。

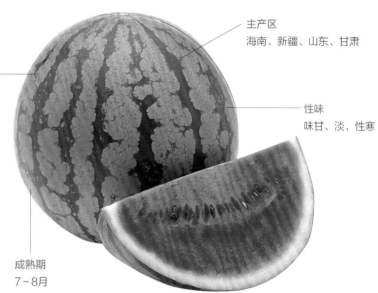

主产区
海南、新疆、山东、甘肃

性味
味甘、淡，性寒

每100g西瓜含有：
- 热量 ·············· 26.0kcal
- 蛋白质 ············· 0.6g
- 碳水化合物 ······· 5.8g
- 脂肪 ··············· 0.1g
- 膳食纤维 ··········· 0.3g

成熟期
7~8月

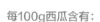 **中华小食屉**

西瓜鸡

西瓜鸡为孔府名厨首创，口味清鲜。在鲁菜中，鸡肉占有相当重要的地位。制作西瓜鸡时，将瓜瓤挖尽，在西瓜表皮上刻花，愈显古色古香。将清蒸好的童子鸡装入西瓜皮囊中，盖上瓜盖即成。西瓜之清香融入童子鸡鲜嫩中，香而不腻，乃鲁菜中历传不衰之佳肴。

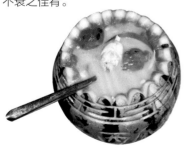

选购指南

瓜皮光滑、花纹清晰明显、底面发黄的西瓜已成熟；瓜皮有茸毛、暗淡无光、花斑和纹路不清楚的未成熟。用手指弹瓜，发出"嘭嘭"声的为熟瓜。

西瓜香蕉蜜汁

材料：
西瓜70g，香蕉1根，菠萝30g，苹果半个，蜂蜜10ml，冰块适量

做法：
① 菠萝去皮，切块；苹果洗净，去皮，去籽，切成小块，备用；香蕉去皮后切成小块；西瓜去皮后切成小块。
② 将冰块、西瓜块及其他材料放入果汁机，以高速搅打30秒即可。

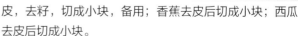

食用禁忌

西瓜含糖量高，糖尿病患者应少食；脾胃虚寒、湿盛便溏的人也不宜食用。

137

山楂

消食化积，活血化痰

山楂，又名"山里红""胭脂果"，属蔷薇科落叶小乔木。果实酸甜可口，能生津止渴。除鲜食外，还可制成山楂片、果丹皮、山楂糕、红果酱、果脯、山楂酒等。山楂也可入药，有消食化积、活血化瘀的功效，自古以来就被视为养生食疗佳品。

性味
味酸、甘，性微温

山楂中的钙含量丰富；还含有丰富的胡萝卜素，最适于小儿食用。

每100g山楂含有：

热量	102.0kcal
脂肪	0.6g
碳水化合物	25.1g
膳食纤维	3.1g
钙	52.0mg

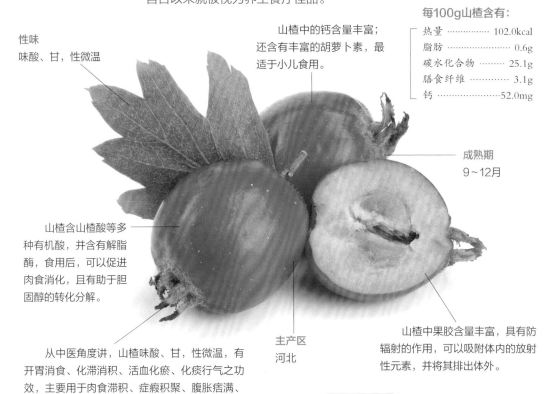

山楂含山楂酸等多种有机酸，并含有解脂酶，食用后，可以促进肉食消化，且有助于胆固醇的转化分解。

成熟期
9~12月

从中医角度讲，山楂味酸、甘，性微温，有开胃消食、化滞消积、活血化瘀、化痰行气之功效，主要用于肉食滞积、症瘕积聚、腹胀痞满、瘀阻腹痛、痰饮、泄泻、肠风下血等症。

主产区
河北

山楂中果胶含量丰富，具有防辐射的作用，可以吸附体内的放射性元素，并将其排出体外。

🍲 食用宜忌

山楂有活血化瘀的作用，能刺激子宫收缩，可能诱发流产，所以孕妇不宜食用山楂。产后食用可促进子宫复原。

山楂中含有大量果酸、山楂酸、枸橼酸等，空腹食用会使胃酸的分泌增多，胃黏膜造成不良刺激，引起胃胀满、反酸，还会增强饥饿感，加重原有的胃痛。

🍱 中华小食屉

冰糖葫芦是我国的传统美食，嘎嘣脆，酸中带甜，会使很多人不自觉地回忆起自己的童年。

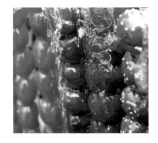

选购指南

挑选山楂时，不同品种的山楂以肉厚籽少、酸甜适度为好；同一品种的山楂以大小均匀、色泽深红鲜艳、无虫蛀、无伤疤、无僵果者为佳。

🍴 饮食搭配

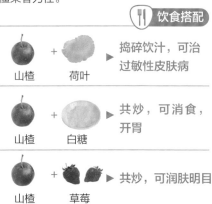

山楂	+ 荷叶	▶ 捣碎饮汁，可治过敏性皮肤病
山楂	+ 白糖	▶ 共炒，可消食、开胃
山楂	+ 草莓	▶ 共炒，可润肤明目

香蕉

缓解疲劳，改善便秘

香蕉原产于东南亚热带地区，是一种营养丰富的热带水果。香蕉含有助消化的柠檬酸、蛋白质、维生素 B₂、钾及丰富的膳食纤维。它能够迅速补充身体因长时间运动而流失的矿物质。

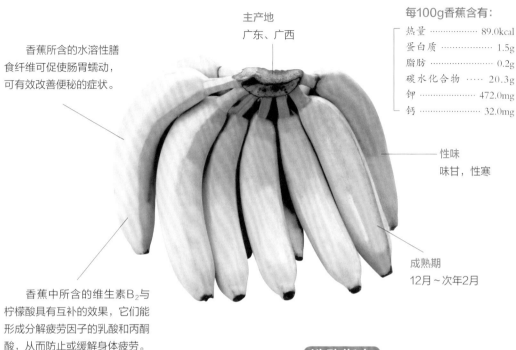

香蕉所含的水溶性膳食纤维可促使肠胃蠕动，可有效改善便秘的症状。

香蕉中所含的维生素B₂与柠檬酸具有互补的效果，它们能形成分解疲劳因子的乳酸和丙酮酸，从而防止或缓解身体疲劳。

主产地
广东、广西

每100g香蕉含有：

热量	89.0kcal
蛋白质	1.5g
脂肪	0.2g
碳水化合物	20.3g
钾	472.0mg
钙	32.0mg

性味
味甘，性寒

成熟期
12月～次年2月

水果

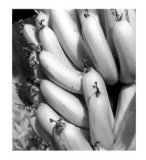

吃没熟透的香蕉会加重便秘

并非所有的香蕉都可润肠，生香蕉含有较多鞣酸，对消化道有抑制、收敛作用，会抑制消化液分泌并抑制胃肠蠕动。

🍽 食用宜忌

适合高血压、冠心病患者；适合口干烦躁、咽干喉痛、痔疮患者；适合大便干燥、上消化道溃疡患者；适合醉酒者食用。

糖尿病患者、脾胃虚寒者不宜多食；急慢性肾炎及肾功能不全者需忌食。

选购指南

熟透的香蕉果皮上有芝麻般的黑点，也就是人们常说的"芝麻香蕉"。购买时，应该挑选果皮黄黑泛红、稍带黑斑且表皮有皱纹的香蕉。

😊 保鲜小窍门

香蕉在冰箱中存放易变黑，应该把香蕉放进塑料袋，再放一个苹果，然后尽量排出袋子里的空气，扎紧袋口，置于阴凉干燥处。

🍴 饮食搭配

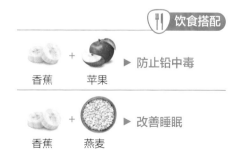

香蕉	+	苹果	▶ 防止铅中毒
香蕉	+	燕麦	▶ 改善睡眠

龙眼

补益心脾，养血安神

龙眼，亚热带珍果之一。因其种子圆黑有光泽，种脐突起呈白色，像传说中龙的眼睛，故得名。新鲜龙眼质嫩汁多、甜蜜可口，是一种重要的滋补果品。龙眼除鲜食外，还可加工制干、制罐头、煎膏等。此外，龙眼的叶、花、核均可入药。龙眼树木质坚硬、纹理细致优美，可用于制作家具、雕刻工艺品等。龙眼花是一种重要的蜜源植物，龙眼蜜是蜂蜜中的上等蜜。

每100g龙眼含有：

热量	71.0kcal
蛋白质	1.2g
碳水化合物	16.2g
膳食纤维	0.4g
脂肪	0.1g
维生素C	43.0mg

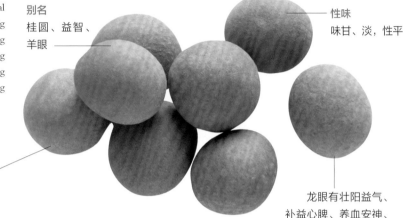

别名
桂圆、益智、羊眼

性味
味甘、淡，性平

龙眼可辅助治疗贫血、心悸、失眠、健忘、神经衰弱，以及病后、产后身体虚弱等。

龙眼有壮阳益气、补益心脾、养血安神、润肤美容等多种功效。

☺ 保鲜小窍门

鲜龙眼可以放在冰箱里冷藏。冷藏的好处是减轻龙眼的热性，避免食用后上火。冷藏后的龙眼味道更鲜美、肉感更滑腻、水分更充实。

滋补气血的龙眼茶

龙眼茶可补气养血、安定神智，适合作为产后、病后的滋补饮品。

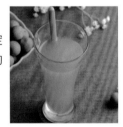

党参龙眼膏

补肾益气，可有效治疗腹泻

材料：

党参250g，沙参125g，龙眼肉120g，蜂蜜适量

做法：

党参、沙参、龙眼肉加水熬煮20分钟取煎液1次，加水再煮，煎熬至黏稠如膏时，加蜂蜜拌匀。冷却后即可装瓶。

选购指南

好的龙眼果大肉厚，皮薄核小，呈黄褐色，或黄中带青，手捏富有弹性，味香多汁，果壳完整，表面洁净、无斑点。如剥壳后果肉莹白、厚实，为上好龙眼。

🍴 饮食搭配

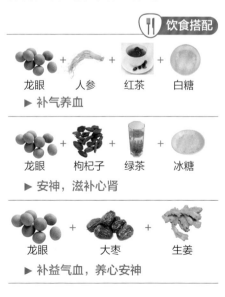

龙眼 + 人参 + 红茶 + 白糖
▶ 补气养血

龙眼 + 枸杞子 + 绿茶 + 冰糖
▶ 安神，滋补心肾

龙眼 + 大枣 + 生姜
▶ 补益气血，养心安神

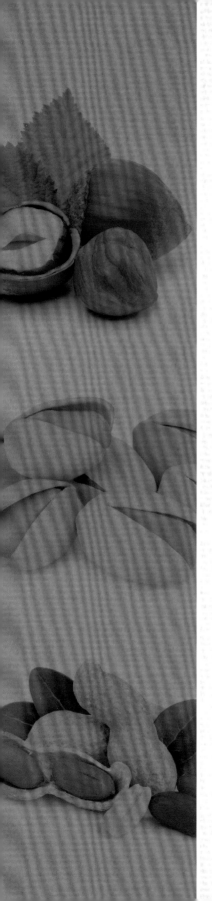

第六章

坚果

　　坚果又称壳果，多为植物种子的子叶或胚乳，营养价值很高。坚果一般分为两类：一是树坚果，如杏仁、腰果、核桃、榛子、板栗、松子、开心果等；二是种子，如花生、葵花子、南瓜子等。坚果营养丰富，除富含蛋白质和脂肪，还含有大量的维生素、微量元素、膳食纤维等。每周食用少量坚果，有助于心脏健康。坚果虽为营养佳品，但因其所含热量较高，不可过量食用。

核桃

健胃润肺，补血养神

核桃不仅味美，而且营养价值很高，享有"益智果""万岁子""长寿果"的美称。现代医学研究证明，核桃中的磷脂对脑神经有极好的保健作用。核桃既可以生食、炒食，也可以榨油、配制糕点、制作糖果等。核桃还有较高的药用价值，中医认为，核桃性温，味甘，无毒，有补肾润肺、补血养神等功效。《神农本草经》中将核桃列为久服轻身益气、延年益寿的上品。

核桃仁有十分明显的止咳平喘作用。慢性气管炎和哮喘患者冬季食用，疗效极佳。

主产区
河北、新疆

每100g核桃(干)含有：

热量	646.0kcal
蛋白质	15.2g
脂肪	29.9g
碳水化合物	0.8g
膳食纤维	11.6g

性味
味甘，性温

成熟期
8~9月

品种群

石门核桃

石门核桃产于河北，纹细、皮薄、口味香甜，出仁率在50%左右，出油率高达75%，有"石门核桃举世珍"之誉。

纸皮核桃

纸皮核桃产于新疆库车一带，维吾尔族人称其为"克克依"，意思就是壳薄。纸皮核桃结果较快，含油量达75%。

绵核桃

绵核桃被认为是最好的核桃品种，皮薄肉厚。将2个核桃握在手里，稍用劲一捏，核桃皮就碎了。

核桃所含的蛋白质及不饱和脂肪酸是人体大脑组织细胞代谢的重要物质，能滋养脑细胞、增强脑功能。

🍽 食用宜忌

中医认为，核桃性温、含油脂多，吃多了令人上火、恶心，所以内热炽盛、腹泻的人不宜吃。

核桃仁表面的褐色薄皮含有一部分营养成分，食用核桃时宜连薄皮一起吃。

选购指南

挑选时，要选择不易接触到空气的带壳核桃，食用时再去壳，而且最好选择没有虫子蛀过的、具重量感的核桃。

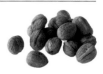

当归苁蓉炖羊肉

材料：

当归10g，肉苁蓉15g，山药块25g，桂枝5g，黑枣6个，核桃仁15g，羊肉250g，生姜3片，米酒适量

做法：

① 先将羊肉洗净，切块，在沸水中汆烫一下，去除血水和羊膻味。

② 将当归、肉苁蓉、山药块、桂枝、黑枣、核桃仁放入锅中，羊肉置于药材上方，再加入适量米酒、生姜片及水（水量盖过材料即可）。

③ 用大火煮滚后，再转小火炖约40分钟即可。

薄荷拌核桃

材料：

薄荷300g，核桃仁150g，红辣椒1个，白糖适量

做法：

① 水锅置火上烧沸，熄火，放入核桃仁浸泡10分钟，用牙签剔去皮膜。

② 薄荷择洗干净，沥干装盘，撒上白糖。

③ 辣椒去籽、去蒂，洗净，切丝，用白糖腌至入味，与核桃仁一起放到薄荷上即可。

核桃祛病方

（1）嚼食核桃生姜方：核桃仁15g，生姜3g。两者一同细嚼慢咽，早晚各服1次。用于虚寒喘咳、短气乏力等。

（2）核桃补肾汤：核桃仁15g，杜仲12g，补骨脂10g。加水煎服。用于肝肾亏虚所致腰膝酸痛、头晕耳鸣等。

😊 保鲜小窍门

核桃是干果，保存时要以保持干燥为主。夏天可密封放入冰箱冷藏，秋冬在室温状态下存放即可。

▶ 巧剥核桃分步详解

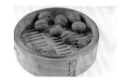

把核桃放在蒸屉上蒸3～5分钟。

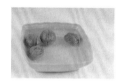

取出后马上放入冷水中浸泡3分钟。

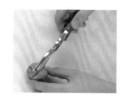

捞出来用锤子在核桃四周轻轻敲击。

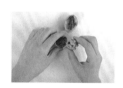

破壳后即能取出完整的核桃仁。

坚果

🍱 中华小食屋

核桃酪

核桃酪是老北京一款历史悠久的著名小吃。

材料：

糯米、核桃仁、大枣、白糖各适量

做法：

① 先将糯米淘净，放在温水中浸泡1小时；核桃仁用沸水浸泡，然后剔去外衣；大枣洗净，用沸水泡30分钟，剥去外皮，去核。

② 糯米、核桃仁、大枣加清水100ml，用石磨磨成浆待用。

③ 锅里放清水350ml，加白糖烧沸，将糯米浆倒入，边倒边用勺子慢慢推动，不使米浆粘住锅底；待浆烧沸起糊即可装碗。

杏仁

生津止渴，润肺定喘

杏仁中富含蛋白质、胡萝卜素、维生素及钙、磷、铁等营养成分。杏仁还含有丰富的脂肪油，可降低胆固醇，对心血管疾病的防治有良好作用。中医理论认为，杏仁有生津止渴、润肺定喘的功效。

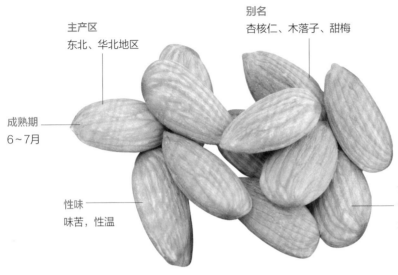

主产区
东北、华北地区

别名
杏核仁、木落子、甜梅

成熟期
6~7月

性味
味苦，性温

每100g杏仁含有：

- 热量 ………… 578.0kcal
- 蛋白质 ………… 22.5g
- 脂肪 ………… 45.4g
- 碳水化合物 ……… 23.9g
- 膳食纤维 ………… 8.0g

杏仁中含有丰富的黄酮类和多酚类成分，能够降低人体内胆固醇的含量，可显著降低心脏病和多种慢性病的发病风险。

玫瑰枸杞养颜茶

材料：

枸杞子、杏仁、葡萄干各10g，玫瑰花瓣20g，酒酿1瓶，玫瑰露酒50ml，白糖10g，淀粉20g，醋适量

做法：

①将新鲜的玫瑰花瓣洗净、切丝，备用。

②锅中加水烧开，放入白糖、醋、酒酿、枸杞子、杏仁、葡萄干；倒入玫瑰露酒，待煮开后转小火，放入玫瑰花丝。

③稍煮片刻，即可倒出汤汁饮用。

功效：

养颜祛斑，保肝明目。

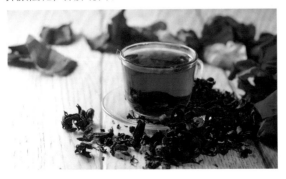

🧳 中华小食屉

杏仁茶

杏仁茶又称杏仁酪或杏酪，是由宫廷传入民间的一种风味小吃。色泽艳丽，香味纯正，滋补益寿。

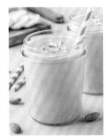

选购指南

杏仁应选颗粒大、均匀、饱满、有光泽的，最好是仁衣呈浅黄略带红色、色泽清新鲜艳、皮纹清楚不深、仁肉白净的。同时，要选择干燥的杏仁，成把捏紧时，仁尖有扎手感，用牙咬松脆有声音。

🍽 食用禁忌

急慢性肠炎患者不宜食用。杏仁富含油脂，可润肠导泻，急慢性肠炎患者食用则会明显加重病情，故不宜食用。

板栗

健脾益气，消除湿热

板栗与大枣、桃、杏、李同为我国古代五大名果之一。板栗甘甜芳香，含有丰富的营养成分，有"干果之王"的美称。板栗生食、炒食皆宜，最流行的糖炒板栗始于宋代，余香满口，回味无穷。板栗还可以制成栗干、栗粉、栗酱、栗浆、糕点、罐头等食品。板栗可入药，能健脾益气、强壮腰膝、健胃补肾，为延年益寿的上等果品。

板栗有益气血、养胃、补肾、健脾的功效，可舒筋活络，辅助治疗腰腿酸痛。

板栗中淀粉含量高，可提供高热量，其中丰富的膳食纤维能增强肠蠕动，并保持排泄系统的正常功能。

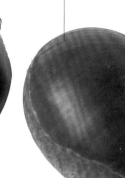

每100g板栗含有：

热量	189.0kcal
蛋白质	4.2g
脂肪	0.7g
碳水化合物	42.2g
膳食纤维	1.7g

别名
栗子、毛栗

主产区
河南、河北

性味
味甘，性温

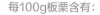
坚果

品种群

罗田板栗

罗田板栗产自大别山区，历史悠久，品种多样，风味独特，品质优良，深受国内外专家的赞誉。

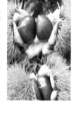

迁西板栗

迁西板栗外形玲珑，色泽鲜艳，不粘内皮；果仁呈米黄色，糯性强，甘甜芳香，口感极佳，久负盛名。

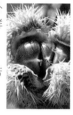

信阳板栗

信阳板栗具有个大皮薄、肉嫩味甜、香味独特等特点，且不易生虫、易储运，颇受消费者的青睐。

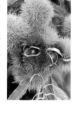

板栗香菇焖鸡翅

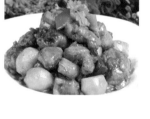

材料：

板栗300g，鸡翅50g，香菇2个，生姜4片，青椒、红椒各5g，淀粉2小匙，蚝油1大匙，盐1小匙，香菜叶、食用油适量

做法：

① 板栗用水烫过冲凉，剥壳备用；青椒、红椒洗净，切片；将鸡翅洗净，切块，然后加入淀粉、蚝油、盐腌渍25分钟左右；香菇洗净，泡发。

② 锅中加油，烧热后，加入备好的板栗肉翻炒，然后加入香菇、鸡翅块一起炒至熟透；加适量水、蚝油、盐、青椒片、红椒片、香菜叶，焖10分钟即可食用。

☺ 板栗去皮小窍门

暴晒法：将生板栗放在阳光下晒1天，板栗壳便会开裂，这时无论生吃还是煮熟吃，都很容易剥去外壳和里面的薄皮。

浸泡法：用刀将每个板栗切1个小口，然后加入沸水浸泡，约1分钟后即可从板栗切口处剥出果肉。

开心果

润肠通便，保护视力

开心果果仁味道鲜美，具有特殊香味，是营养丰富的食品，其中含有丰富的油脂，因此有润肠通便的作用，有助于机体排毒。开心果中还富含精氨酸，有助于降低血脂和胆固醇，不仅可以减少动脉硬化的发生，还能降低心脏病的发病率。开心果除可以鲜食、炒食外，还被广泛应用于制作糖果、糕点、巧克力、面包、冰激凌、蜜饯、干果罐头等。

每100g开心果含有：

热量 …………… 614.0kcal
蛋白质 …………… 20.6g
脂肪 …………… 53.0g
碳水化合物 ……… 21.9g

别名
必思答、绿仁果、阿月浑子

开心果的果衣含有花青素，是一种天然抗氧化物质；而翠绿色的果仁中含有丰富的叶黄素，不仅可以抗氧化，对保护视网膜也很有好处。

成熟期
8~9月

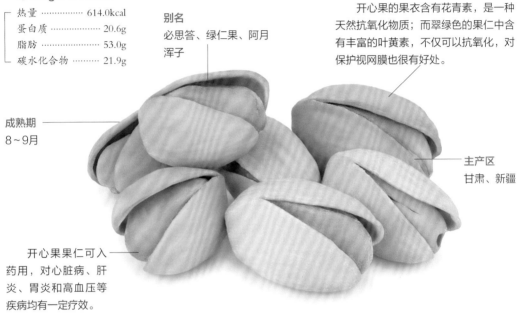

主产区
甘肃、新疆

开心果果仁可入药用，对心脏病、肝炎、胃炎和高血压等疾病均有一定疗效。

品种群

早熟开心果
主产于新疆疏附县，果实近椭圆形，顶端和阳面红色，坚果小，8月中下旬成熟。

短果开心果
主产于新疆疏附、疏勒两县，果实中大，卵形，黄白色，果尖而细，8月中下旬成熟。

长果开心果
主产于新疆喀什和甘肃甘谷，果长卵圆形，果面有红晕，果大，9月上旬成熟。

选购指南

选购开心果时，应挑选颗粒大、果实饱满、果壳呈奶白色、果衣呈深紫色、果仁为翠绿色、开口率高的。若果壳呈现不自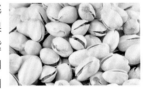然的白色或果衣变成黄褐色，则可能是经过漂白处理的，有害身体健康，不宜购买。

饮食搭配

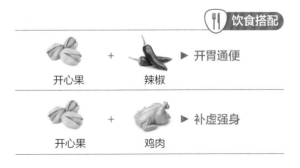

开心果 + 辣椒 ▶ 开胃通便

开心果 + 鸡肉 ▶ 补虚强身

葵花子

防癌抗癌，抗氧化

葵花子是向日葵的果实，富含不饱和脂肪酸、多种维生素和微量元素，味道可口，是一种深受人们喜爱的悠闲零食。葵花子含有大量油脂，是一种重要的榨油原料。葵花子油是近几年来深受营养学界推崇的健康油脂。葵花子还可以用来制作糕点。

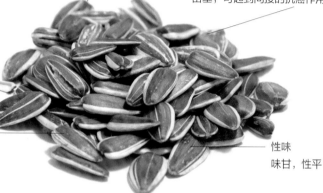

每100g葵花子含有：
```
热量·············606.0kcal
蛋白质··············19.1g
脂肪················53.4g
碳水化合物············12.2g
膳食纤维··············4.5g
钙·················115mg
维生素E·············79.1mg
```

别名
天葵子、葵子、向日葵子

葵花子中含有丰富的维生素E，可防止不饱和脂肪酸在体内过度氧化，有助于活化毛细血管、促进血液循环、防止细胞衰老，有抗氧化、防衰老的功效。维生素E还可有效对抗自由基，可起到间接的抗癌作用。

成熟期
9~11月

主产区
全国各地均有栽种

性味
味甘，性平

坚果

选购指南

选购葵花子时，应挑选个大均匀、干燥丰满、形体整齐、色泽光亮的。

☺ 保鲜小窍门

干燥的带壳葵花子可用保鲜袋装好，扎紧口，置有盖容器内，于通风、干燥处保存。炒熟者要防潮保存。

葵花子油

葵花子油含有一定量的蛋白质及钾、磷、铁、镁等矿物质，对糖尿病、缺铁性贫血有一定的辅助治疗效果，对促进少年骨骼和牙齿的健康发育具有重要意义。

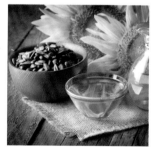

葵花子粥

材料：
糯米、葵花子仁、盐各适量

做法：
① 糯米洗净，用冷水浸泡半小时，捞出沥干水分。
② 锅中加冷水，加入葵花子仁、糯米，先用大火煮沸，再改用小火煮15分钟，加盐调味即可。

🍴 饮食搭配

 + 葵花子仁250g
芝麻100g
 + 薏苡仁250克

葵花子仁250g　芝麻100g　薏苡仁250克
▶ 治便秘、慢性胃肠炎

 +
葵花子6g　　白糖适量
▶ 治眩晕

 +
葵花子适量　芹菜汁适量
▶ 辅助治疗高血压

松子

降低血脂，软化血管

松子被称为"坚果中的鲜品"，对老年人的身体极为有益。松子中含有大量不饱和脂肪酸，常食可以延年美容、强身健体，对老年体弱、腰痛、便秘、眩晕、小儿生长发育迟缓等均有较好的作用。松子除食用外，可作糖果、糕点辅料，还可作为植物油的替代品。松子油除可食用外，还是干漆、皮革工业的重要原料。

每100g松子含有：

热量	640kcal
蛋白质	12.6g
脂肪	62.6g
碳水化合物	6.6g
膳食纤维	12.4g
钙	30mg

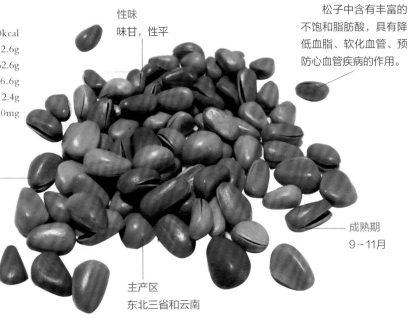

性味
味甘，性平

松子中含有丰富的不饱和脂肪酸，具有降低血脂、软化血管、预防心血管疾病的作用。

松子富含维生素E，可以有效地软化血管、延缓衰老，是美容养颜的理想食物。

成熟期
9~11月

主产区
东北三省和云南

松子油

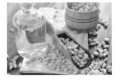

红松子油是用松子仁制取的油脂，其制取可以用物理压榨法，也可以用溶剂浸出法，以物理压榨法制出的产品品质最好。可榨油的松子有很多种，以红松子的品质最佳。

饮食搭配

松子不仅可以作为菜肴的原料，还可以与其他材料配合制成茶饮，香气浓郁，口感较好，营养丰富。

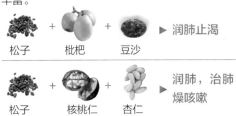

松子 + 枇杷 + 豆沙 ► 润肺止渴

松子 + 核桃仁 + 杏仁 ► 润肺，治肺燥咳嗽

选购指南

选购松子时应选色泽光亮、壳色浅褐、壳硬且脆、内仁易脱出、粒大均匀、壳形饱满的。壳色发暗、形状不饱满、有霉变或干瘪现象的不宜选购。

☺ 保鲜小窍门

松子存放时间过长会产生"油哈喇"味，不宜食用。散装的松子最好放在密封容器里，以防油脂氧化变质。

典故

相传，乾隆南下到松鹤楼，见神台上有条活蹦乱跳的鲤鱼，便下令要厨师烹调给他食用。厨师得知皇上驾到，不敢怠慢，不仅在口味上下足功夫，而且将鱼做成昂首翘尾的松鼠形状。此鱼色泽酱红，外脆里嫩，酸甜可口。乾隆食后，龙颜大悦，从此，"松子鳜鱼"扬名大江南北。

花生

滋养补益，延年益寿

花生可滋养补益，有助于延年益寿，所以民间称为"长生果"。花生和黄豆一同被誉为"植物肉""素中之荤"。花生的营养价值很高，可以与鸡蛋、牛奶及肉类等一些动物性食物媲美。花生的含油量高达50%，品质优良，气味清香。除供食用外，还用于印染、造纸工业。花生也是一味中药，中医认为，花生具有悦脾和胃、润肺化痰、益气补虚的作用，适于产后体虚、乳汁不足者食用。

每100g花生含有：

- 热量 ………… 313.0kcal
- 蛋白质 ………… 12.0g
- 脂肪 ………… 25.4g
- 碳水化合物 ……… 13.0g
- 膳食纤维 ………… 7.7g
- 钙 ………… 8.0mg

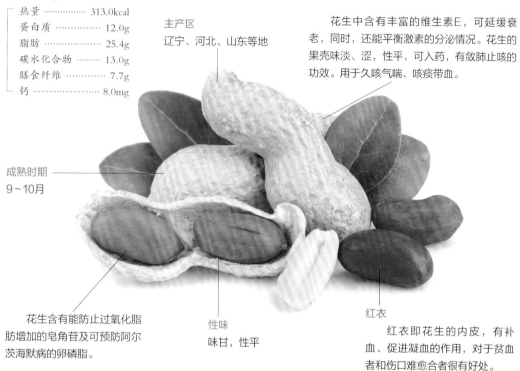

主产区
辽宁、河北、山东等地

花生中含有丰富的维生素E，可延缓衰老，同时，还能平衡激素的分泌情况。花生的果壳味淡、涩，性平，可入药，有敛肺止咳的功效。用于久咳气喘、咳痰带血。

成熟时期
9~10月

花生含有能防止过氧化脂肪增加的皂角苷及可预防阿尔茨海默病的卵磷脂。

性味
味甘，性平

红衣
红衣即花生的内皮，有补血、促进凝血的作用，对于贫血者和伤口难愈合者很有好处。

坚果

🍽 食用宜忌

花生不适合油炸和生食，最好煮食，营养素的损失最小，且易于消化。

另外，糖尿病患者要控制花生的食用量。

中老年人的理想食用油脂

花生油是花生的提取物。研究证实，花生油含锌量是色拉油、豆油的许多倍。虽然补锌的途径很多，但是食用花生油特别适合大众补锌；花生油还可延缓大脑衰老。

选购指南

优质花生的果荚呈土黄色或白色，果仁呈各品种所特有的颜色，色泽分布均匀一致。

去掉外壳和内皮的花生米呈乳白色或象牙色，具有很高的营养价值。

品种群

黑花生

黑花生是彩色花生的一种，也被称作富硒黑花生，与红花生相比，粗蛋白质、精氨酸、钾等含量都较高。

榛子

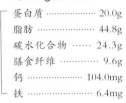

明目，增进食欲

榛子是榛树的果实，外形似栗而比栗小，所以又叫"山板栗"。榛子外壳坚硬，果仁肥白而圆，有香气，油脂含量大，吃起来特别香美，余味绵绵，因此成为最受人们欢迎的坚果类食品之一，有"坚果之王"的美称，与杏仁、核桃、腰果并称为"四大坚果"。榛子可鲜食、炒食、制果酱、烘焙甜点等。榛子中富含的磷、钾、镁等矿物质对促进骨骼发育、益智健脑及保护视力都有很好的作用。榛树是十分珍贵的木材，木质坚硬，纹理细腻，色泽美观。

每100g榛子含有：

蛋白质	20.0g
脂肪	44.8g
碳水化合物	24.3g
膳食纤维	9.6g
钙	104.0mg
铁	6.4mg

成熟期
9～10月

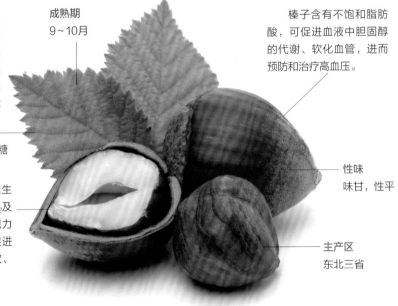

榛子含有不饱和脂肪酸，可促进血液中胆固醇的代谢、软化血管，进而预防和治疗高血压。

性味
味甘，性平

主产区
东北三省

适宜人群
高脂血症、便秘、癌症、糖尿病患者

榛子中含有丰富的维生素A、维生素B$_1$、维生素B$_2$及烟酸，有利于维持正常视力和神经系统的健康，可促进消化系统功能、增进食欲、提高记忆力。

品种群

平榛

平榛是我国东北地区野生的榛子品种，呈黄色、褐色或红褐色，圆球形，果仁无空心，味道香脆，营养丰富。

欧洲榛

欧洲榛原产于地中海沿岸，形状多样，果型较大，果皮薄，果仁味香，营养丰富。

选购指南

选购榛子时应注意：质量好的榛子皮薄、个大，用手一拍即开，或有裂缝，用手沿裂缝掰一下即开；榛子仁大而饱满、光滑，无木质绒毛，仁香酥脆。

榛子燕麦粥

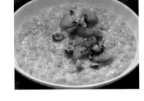

材料：

榛子仁30g，猕猴桃15g，燕麦50g，肉桂粉适量

做法：

① 将榛子仁捣碎；猕猴桃去皮，切小块；备用。

② 将燕麦与捣碎的榛子一同放入锅，加水，小火熬成粥，加入猕猴桃块，最后撒上肉桂粉即可。

🍽 食用禁忌

榛子含有丰富的油脂，因此，肝功能严重不良者应慎食。另外，发黑的榛子要忌食。脾胃虚弱、消化不良或患有风湿病的人也不宜食用榛子。

腰果

润肠通便，润肤美容

腰果因其果实呈肾形而得名，是著名的四大干果之一。它富含油脂，可以润肠通便、润肤美容、延缓衰老，经常食用可增强人体的抗病能力。它含有丰富的蛋白质、脂肪和碳水化合物，味道香甜可口，营养价值高，食用方法多样，油炸、盐渍、糖饯均可。中医认为，腰果味甘，性平，可止咳逆、润肺、除烦、祛痰。

每100g腰果含有：

热量	651.0kcal
蛋白质	20.0g
脂肪	44.8g
碳水化合物	24.3g
膳食纤维	9.6g
钙	104.0mg

腰果中的某些维生素和微量元素有很好的软化血管的作用，对保护血管、防治心血管疾病大有益处。

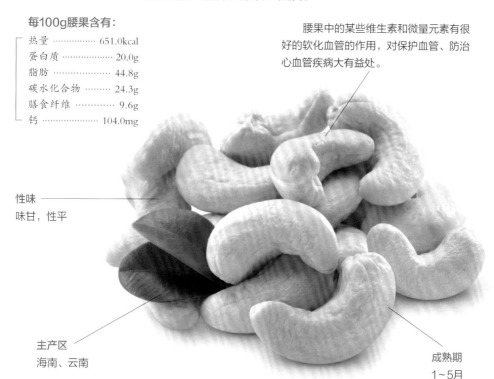

性味
味甘，性平

主产区
海南、云南

成熟期
1~5月

坚果

选购指南

购买腰果时要挑选外观呈完整月牙形、色泽白、颗粒饱满、气味香的腰果；有黏手感或受潮现象的，不宜购买。

食用禁忌

一般对其他食物或物品过敏的人，也容易对腰果过敏，最好不要食用。

保鲜小窍门

腰果应放于密封罐中，放入冰箱冷藏保存，或摆放在阴凉、通风处，避免阳光直射。

腰果炒虾仁

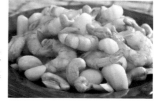

材料：

虾仁300g，炸腰果仁30g，葱花10g，生姜片、蒜末、水淀粉、蛋清、植物油、香油、料酒、盐各适量

做法：

① 虾仁洗净，加盐、料酒、水淀粉、蛋清上浆，入温油锅中滑熟，捞起沥油。

② 炒锅中加植物油烧热，放入葱花、生姜片、蒜末、料酒爆香，放入虾仁翻炒，加盐调味，用水淀粉勾芡，淋香油，撒上炸腰果仁炒匀，即可出锅。

151

南瓜子

防治前列腺疾病，杀虫

南瓜子是南瓜的种子，一般在夏、秋季节南瓜成熟时采收，自瓤内取子，晒干。可生食或熟食，也可研粉入药用。南瓜子有驱虫、消肿的功效，主要用于治绦虫、蛔虫、产后手足水肿、百日咳、痔疮等。用于治绦虫病时，若与槟榔同用，可增强疗效。

每100g南瓜子含有：

热量.............. 566kcal
蛋白质.............33.2g
脂肪.................48.1g
碳水化合物...........4.9g
膳食纤维.............4.9g
维生素B$_1$...........0.15mg
钙.....................16mg

性味
味甘，性平

别名
南瓜仁、倭瓜子

每天吃50g左右的南瓜子，可较有效防治前列腺疾病。

主产区
浙江、江苏、河北等地

南瓜子有相当好的杀虫效用，对急性血吸虫患者产生的发热、食欲不振等症状有缓解作用。

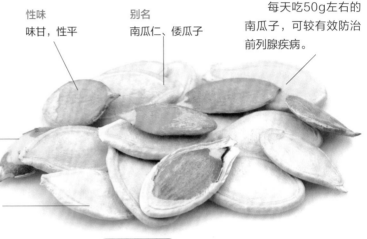

南瓜子蛋糕

材料：

南瓜子仁35g，鸡蛋2个，白糖、玉米油、低筋面粉、小苏打、椰子粉各适量

做法：

① 将1个鸡蛋打入碗中，加糖打匀，再加入玉米油继续打匀。

② 低筋面粉、小苏打拌匀后筛入做法①中，加入椰子粉。

③ 将另一个鸡蛋的蛋清打发，入做法②中拌成面糊，将面糊倒入小纸杯中，表面撒上南瓜子仁。

④ 放入烤箱，烤30分钟即可。

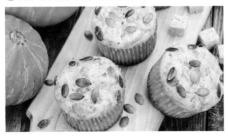

选购指南

选购南瓜子时，如果买散装的，以个大、表面无斑纹、色泽洁白、颗粒均匀、籽粒饱满、无霉烂变质、无虫蛀者品质为佳。

😊 **保鲜小窍门**

晒干后的南瓜子应用塑料袋装好，尽量排出空气，扎紧口，再放入有盖容器内保存，注意防潮、防虫等。

🍴 **食用禁忌**

过多食用南瓜子会导致头昏，胃热患者要少吃，否则会感到脘腹胀闷。

不宜食用霉变的南瓜子，霉变的南瓜子不仅营养价值下降，还可能含有致癌物质。

饮食搭配

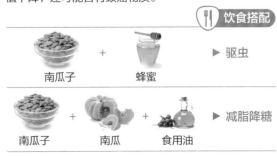

南瓜子 ＋ 蜂蜜 ▶ 驱虫

南瓜子 ＋ 南瓜 ＋ 食用油 ▶ 减脂降糖

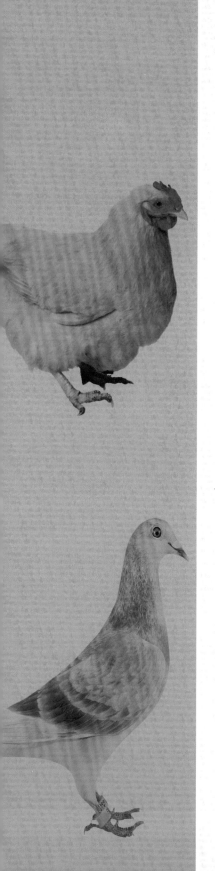

第七章

肉

人们经常食用的肉类食物包括畜肉和禽肉两种。一般来说，人们食用畜肉的量相对较多。动物不同部位的可食用部分营养成分的含量也会有一定的差异。肉类营养丰富，滋味鲜美，长期食用有助于机体的强壮。此外，经常食用肉类，可以刺激消化液分泌、促进消化。肉类的蛋白质含量一般在10%~20%，且是完全蛋白质，可以提供人体所需全部种类的氨基酸。肉类蛋白质与植物性蛋白质搭配食用，可以互相补充，营养价值更高。

牛肉

补中益气，滋养脾胃

牛肉不仅是我国人们经常食用的肉类食品之一，也是西方国家经常食用的肉类食物。牛肉蛋白质含量高，氨基酸组成能满足人体需要。经常食用牛肉可增强机体抵抗力，尤适于术后、病后之人恢复体力。中医认为，牛肉有补中益气、滋养脾胃、强健筋骨的功效。

牛肉中的肌氨酸含量比其他食品都高，这使它对增长肌肉、增强力量特别有效。在进行训练的前几秒里，肌氨酸是肌肉燃料之源，它可以有效提供三磷酸腺苷，从而使训练能坚持得更久。

牛肉含有丰富的维生素B_6，有助于增强免疫力，促进蛋白质的代谢和合成。

牛肉中含有丰富的卡尼汀，卡尼汀主要用于支持脂肪的新陈代谢，产生支链氨基酸，是对健美运动员增长肌肉起重要作用的一种氨基酸。

牛肉中脂肪含量很低，却富含结合亚油酸，这些潜在的抗氧化成分可以有效对抗举重等运动中造成的组织损伤。另外，亚油酸还可以作为抗氧化成分来保持肌肉组织。

性味
味甘，性平

铁是造血必需的矿物质。牛肉中富含铁质，有补血益气的功效。

选购指南

闻：新鲜牛肉气味正常，不新鲜的牛肉则有酸味。

摸：新鲜牛肉具有弹性，按压后凹陷立即恢复，不新鲜的牛肉弹性差或者根本没有弹性；新鲜牛肉表面微干或微湿润，无黏手感，不新鲜的牛肉切面湿润黏手，而注水牛肉外表呈水湿样。

看：从肉色看，新鲜牛肉具有光泽；从脂肪看，新鲜牛肉的脂肪洁白或呈淡黄色，次品牛肉的脂肪则无光泽。

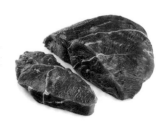

每100g牛肉含有：

- 热量…………125.0kcal
- 蛋白质……………19.9g
- 脂肪………………4.2g
- 胆固醇…………109.0mg
- 维生素A…………92.0μg

🍽 食用宜忌

适宜于生长发育，术后、病后调养，中气下陷，气短体虚，筋骨酸软，贫血久病及面黄目眩者食用。

牛肉是一种发物，患有疮毒、湿疹、瘙痒等皮肤病者应忌食，而患有肝炎、肾炎者应慎食，以免加重病情或使疾病复发。

🍳 烹饪指导

炖牛肉时，先要将切好的牛肉用冷水浸泡1小时，使肉变松。浸泡后，将牛肉放入烧开的水中，热水可使牛肉表面的蛋白质迅速凝固，防止肉中氨基酸外浸，保持肉味鲜美。

将适量茶叶用纱布包好，放入锅内与牛肉一起炖煮，这样可使牛肉易熟，味道清香。

炖牛肉必须等肉炖到九分熟时再放盐和酱油，盐会促进蛋白质凝固，放早了牛肉自然就不易烂。另外，盐放得早会使汤中的蛋白质沉淀，影响汤汁的味道。

酱牛肉

材料：

牛腱肉500g，干辣椒、八角、肉桂、生姜片、葱段、老抽、料酒、白糖各适量

做法：

① 牛肉洗净，过水沥干。

② 洗净锅，加水、老抽、白糖、干辣椒、八角、肉桂、料酒、生姜片、葱段、牛肉，大火将肉和所有的作料烧开，开锅后转小火续煮60分钟，用筷子能穿透牛肉时即可捞出切片。

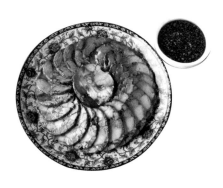

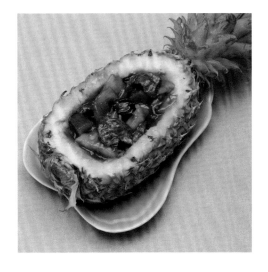

山楂牛肉菠萝盅

材料：

山楂5g，甘草2g，菠萝1个，牛肉100g，竹笋片10g，甜椒片5g，生姜末3g，番茄酱、食用油各适量

做法：

① 菠萝洗净，切成两半，挖出果肉，做成容器备用；山楂、甘草熬煮后，滤取汤汁备用。

② 牛肉洗净，切片，入油锅炒熟捞出；菠萝果肉榨成汁，淋在炒熟的牛肉片上。

③ 另起油锅，将备好的生姜末、竹笋片、甜椒片与牛肉片拌炒，加番茄酱拌匀，装入菠萝盅即可。

肉

鸡肉

温中益气，补虚填精

鸡肉既是营养的食品，又是治病的良药。鸡肉可炒、煮汤或凉拌。它味甘，性温，入脾、胃经，可温中益气、补虚填精、健脾胃，用途十分广泛。高蛋白、低脂肪的配比符合现代人健康的需求。

每100g鸡肉含有：

- 水分 ················· 69.0g
- 碳水化合物 ········ 1.3g
- 蛋白质 ·············· 19.3g
- 脂肪 ················· 9.4g
- 胆固醇 ·············· 106.0mg
- 维生素A ············ 48.0μg

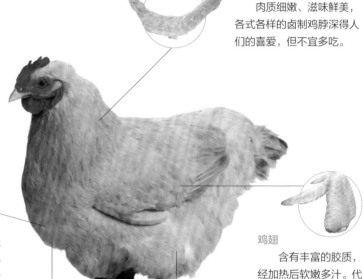

鸡脖

肉质细嫩、滋味鲜美，各式各样的卤制鸡脖深得人们的喜爱，但不宜多吃。

鸡胸肉

蛋白质含量高，易被人体消化吸收，可增强体力、强壮身体。烹饪时应采用煮或蒸的方式，以保留较多的营养成分。

鸡翅

含有丰富的胶质，经加热后软嫩多汁。代表菜品有麻辣鸡翅、可乐鸡翅等。

性味

味甘，性温

鸡腿肉

蛋白质的含量高、种类多，易消化。紧实有嚼劲，富含铁质。

品种群

三黄鸡

三黄鸡不同于家养鸡，为农户大自然放养。体形小，肉质细嫩，味道鲜美，营养丰富，产蛋量高，在国内外享有较高的声誉。因其羽毛、爪、喙均为黄色，故名"三黄鸡"。

乌鸡

乌鸡源自我国的江西省泰和县武山。它的营养价值远胜于普通鸡，口感细嫩，有较明显的食疗作用，有"名贵食疗珍禽"之称。可补虚劳、养身体。

🍴 饮食搭配

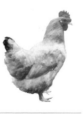 鸡肉	＋ 金针菇	▶ 预防肝脏、肠胃疾病，促进儿童智力发育
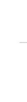 鸡肉	＋ 枸杞子	▶ 补五脏、益气血
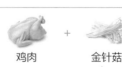 鸡肉	＋ 龙眼	▶ 久病体虚、产后虚弱者的食疗佳品

食用宜忌

鸡肉适宜气血不足、虚劳瘦弱、面色菱黄、营养不良者食用；适用于女性月经不调、体虚浮肿、白带清稀频多、神疲无力、产后体质虚弱或乳汁缺乏等症。

在感冒发热、内热偏旺和痰湿偏重的时候忌食鸡肉；患有高血压和高脂血症的患者宜少食；患有热毒的人和肥胖患者宜少食；患有胆囊炎、胆石症的人最好不要食用，以免刺激胆囊，引起胆绞痛发作。

选购指南

活鸡：鸡冠挺直鲜红，鸡毛整齐滑润，肛门清洁、干燥、呈现微红色，胃里没有沙石。

白条鸡（光鸡）：新鲜鸡表皮呈乳白色或奶油色，肌肉有较好的弹性，眼珠充满眼窝。

活着宰杀的鸡，切面一般不平整，周围组织被血液浸润，呈现红色。否则即为死杀。

烹饪指导

将宰好的鸡放在盐、胡椒粉和啤酒的混合液中浸1小时会去除鸡肉的腥味；炖鸡时，先用醋爆炒鸡块，然后炖制，可使鸡块味道鲜美、色泽红润，而且能快速软烂；炖鸡汤时，在鸡汤炖好降温后加适量盐调味即可，否则会影响鸡肉的口感。

卤凤爪

材料：

鸡爪（凤爪）750g，红辣椒30g，葱段20g，花椒5g，生姜片、甘草各3片，盐、料酒各1大匙，鸡精1匙，香油1/2小匙，白糖、高汤各适量

做法：

① 鸡爪切除趾尖，洗净，锅中加清水，放入鸡爪烧沸，转小火煮熟，捞入凉水中浸泡1小时；红辣椒去蒂、去籽，洗净，切成小粒。

② 锅置火上，加入高汤、白糖、葱段、生姜片、花椒、甘草、盐、料酒、鸡精，熬煮30分钟成卤汁，关火。

③ 将鸡爪放入卤汁内拌匀，浸泡约1.5小时至入味；食用时捞出鸡爪，码放在盘上，撒上红辣椒粒，浇淋香油和适量卤汁即可食用。

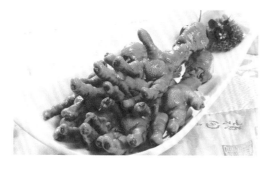

温姜鸡汤

材料：

母鸡1只，生姜片6g，盐3g，黄酒10ml，葱花10g

做法：

① 鸡去毛后，从脊背处剖开，除去内脏，清洗后待用。

② 砂锅加清水放在火上，将鸡在内脊骨处切几刀（保持骨断皮连），背面向上放入砂锅内，加入葱花、生姜片、黄酒，烧开后撇去浮沫，盖好锅盖；改用小火焖炖1.5小时左右；将鸡翻身，鸡腹向上，加盐调味，继续炖至鸡肉酥烂即成。

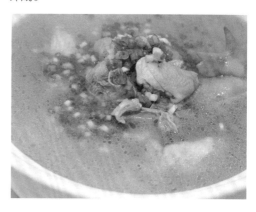

肉

猪肉

营养丰富

猪肉是人们日常生活中经常食用的肉类，是餐桌上重要的动物性食品。猪肉骨细筋少肉多，纤维细软，结缔组织少，肌肉组织中含有较多的肌间脂肪，因此，经过烹调加工后，肉味特别鲜美。食用猪肉是人体获得脂肪和热量的重要途径之一。

臀尖肉

位于臀部上部，均为瘦肉，肉质鲜嫩，与里脊肉肉质相似，烹饪时多用于炸、熘、炒。

猪排

猪剔肉剩下的肋骨和脊椎骨，上面还附有少量瘦肉，除含蛋白质、脂肪、维生素外，还含有大量磷酸钙、骨黏蛋白等，可为青少年及老人提供钙质。

里脊肉

脊骨下面一段与大排骨相连的瘦肉。无筋，肉质细嫩，可切片、切丝、切丁，作炸、炒、熘、爆之用，口感最佳。

性味

味甘，性平

猪耳朵

含蛋白质、脂肪、碳水化合物等，适合气血虚损、身体虚弱者食用。口感极佳，常被拌作凉菜食用。

后腿肉

位于后腿上部、臀尖肉的下部，均为瘦肉，但肉质稍老，纤维较多，烹饪时多作为白切肉或回锅肉用。

五花肉

肥瘦相间、肉嫩多汁，适于红烧、白炖和粉蒸等用。五花肉一直是一些代表性中餐的主料，如东坡肉、回锅肉、卤肉饭、粉蒸肉等。

猪蹄

含有丰富的胶原蛋白，脂肪含量较低，有强壮腰膝和通乳之效。多吃猪蹄，对女性大有益处。

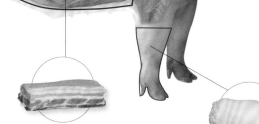

🔖 烹饪指导

冷冻的肉类在加热前，先用生姜汁浸渍，可起返鲜的作用。

炖肉时，在锅里加上几块橘皮可除异味和油腻，并可增加汤的鲜味。

焖肉时，加入适量醋，既可除去异味，又可缩短焖煮的时间。

选购猪肉5观法

① 健康猪肉呈鲜红色或淡红色，切面有光泽而无血液，肉质嫩软，脂肪呈白色，肉皮平整光滑，呈白色或淡红色；② 死猪肉的切面有黑红色的血液渗出，脂肪呈红色，肉皮呈现青紫色或蓝紫色；③ 老猪肉肌肉纤维粗，皮肤较厚，瘦肉多；④ 变质猪肉肌肉暗红，刀切面湿润，弹性基本消失，气味异常；⑤ 注水肉透过塑料薄膜，可以看到里面有灰白色半透明的冰和红色的血冰。

兰德瑞斯猪

腌肉型猪种，在我国通称"长白猪"。体躯特长，耳大前垂，腹线平直，后躯发达，被毛白色。皮薄，瘦肉多。每胎产仔平均11头左右。

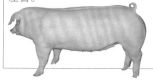

杜洛克猪

原产于美国，其毛色棕红，大小适中、较清秀，嘴筒短直，结构匀称紧凑，背腰略呈拱形，腹线平直，四肢粗壮，肌肉发达，属瘦肉型肉用品种。

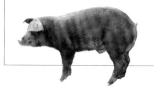

大花白猪

产于广东省珠江三角洲一带，以佛山为中心产区。其体形中等，毛色为黑白花，头部和臂部有大块黑斑，腹部、四肢为白色。

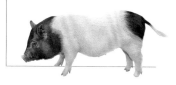

小耳花猪

广东省茂名市电白区一个优良的地方品种，因耳朵比一般猪小，通体黑白相间而得名。其头短、耳短、颈短、身短、脚短，奔跑速度快。

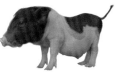

汉普夏猪

原产于英国南部，其背部长肌和后躯肌肉发达，瘦肉率高。颜面长而挺直，耳直立，后躯丰满，躯体长，背膘薄。被毛黑色，以有一白色环带为特征。

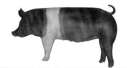

处理猪蹄的步骤

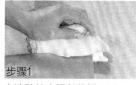

步骤1

在猪蹄的中间部位切一刀。

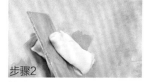

步骤2

将猪蹄一分为二断开。

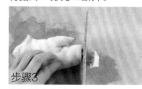

步骤3

将猪蹄尖切去。

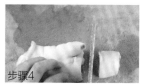

步骤4

将猪蹄切成段。

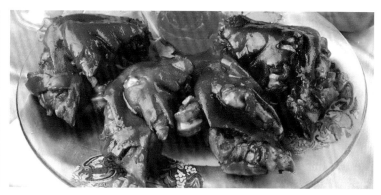

红烧猪蹄

材料：

猪蹄750g，盐、葱各13g，生姜8g，香油、料酒各25ml，花椒5粒，冰糖50g，高汤适量

做法：

① 将猪蹄处理干净后切块，用水煮透后放入凉水中；生姜切片、葱切段待用。

② 锅中加适量香油烧热，放入冰糖炒至红色为度。

③ 加入猪蹄块及配料，汤烧开后除去浮沫；用大火烧至猪蹄块上色后，转至小火炖烂，收浓汁即可。

四喜丸子

材料：

猪肉末250g，嫩藕1节，鸡蛋1个，生姜1块，葱3段，酱油3大匙，水淀粉1小匙，盐适量

做法：

① 藕洗净，去皮切末；葱、生姜洗净，一半切末，一半切段。

② 猪肉末中打入蛋液，加藕末、葱末、生姜末、盐和酱油，搅匀后捏成丸子，入锅炸至金黄色时即可捞出。

③ 锅中加入丸子、水、酱油、生姜段、葱段，烧沸后改小火烧1小时，勾芡后即成。

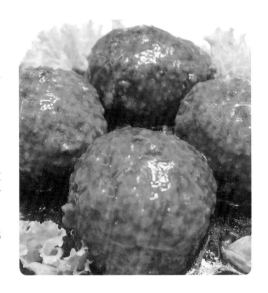

糖醋排骨

材料：

排骨500g，蒜末5g，生姜末5g，洋葱片30g，红甜椒片30g，青椒片30g，菠萝块40g，面粉1大匙，白糖2大匙，白醋2大匙，盐1/4小匙，番茄酱3大匙，水淀粉1大匙，水200ml，米酒1小匙，鸡蛋1/3个，淀粉1小匙，食用油、香菜叶各适量

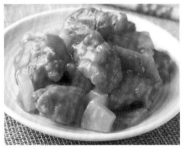

做法：

① 排骨洗净，切块，加入米酒、盐、白糖、鸡蛋、淀粉腌1小时，加入面粉拌匀备用。

② 热锅，倒入稍多的油（材料外），待油温热至160℃，将排骨块放入锅中炸约4分钟至熟且上色，捞出沥油备用。

③ 锅中留约1大匙油，加入蒜末、生姜末爆香，放入洋葱片炒软，再放入红甜椒片、青椒片炒匀，盛出备用。

④ 放入白糖、白醋、番茄酱和水煮沸，再以水淀粉勾芡，最后加入排骨块、做法③的所有材料及菠萝块拌匀，盛盘后放上香菜叶装饰即可。

黄花菜木耳肉片

材料：

黄花菜100g，木耳适量，猪肉片200g，油菜1根，盐2小匙

做法：

① 黄花菜去硬梗打结，以清水泡软，捞起，沥干。

② 木耳洗净，泡发至软，切片；油菜洗净，切段。

③ 锅中加1碗水煮沸后，放入黄花菜、木耳片、猪肉片，待肉片将熟，放入油菜段，再加适量盐调味，待水沸腾，即成。

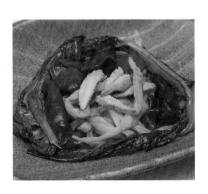

鸭肉

养胃，补肾，止热痢，止咳化痰

鸭肉为餐桌上的常见品，也是人们进补的良品。鸭肉的营养价值与鸡肉相当。在中医看来，鸭肉有滋补、养胃、补肾、止热痢、止咳化痰等作用。体质虚弱、食欲不振和水肿的人食用更为有益。鸭是肺结核患者的"良方"，可滋阴润肺。一般认为，药用以老鸭为佳。老鸭与猪肉一起煮食，补气肥体；与鸡肉一起煮食，则治血虚头晕。虚性发热的肿瘤患者，也以吃鸭为宜。用鸭绒制成的鸭绒服、鸭绒被更是人们喜爱的冬季用品。

每100g鸭肉含有：

- 水分 …………………… 63.9g
- 碳水化合物 ……… 0.2g
- 蛋白质 …………… 15.5g
- 脂肪 ………………… 19.7g
- 胆固醇 ………… 94.0mg
- 维生素A ……… 52.0μg

鸭肉、鸭血、鸭头、鸭胆、鸭胶、鸭肪、鸭卵皆可入药，用以辅助治疗多种疾病。

适宜人群
阴虚、体内有热、上火者

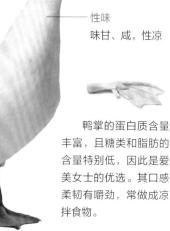

性味
味甘、咸，性凉

鸭掌的蛋白质含量丰富，且糖类和脂肪的含量特别低，因此是爱美女士的优选。其口感柔韧有嚼劲，常做成凉拌食物。

吃法讲究

讲究季节

冬、春、秋三季的烤鸭肉质肥嫩，风味更佳。

讲究片法

片鸭讲究片片有皮带肉，薄而不碎。

讲究作料

吃烤鸭主要搭配两种作料：甜面酱、蒜泥加酱油。

讲究佐食

吃烤鸭常用佐食有两种：一为荷叶饼；一为空心芝麻烧饼。

玉竹沙参焖老鸭

材料：

玉竹50g，沙参50g，泡发木耳5g，老鸭1只，葱、生姜各适量

做法：

① 将老鸭洗净，切块后放入锅中；生姜去皮，切片；葱切末。

② 在锅中放入沙参、玉竹、生姜片，加水适量，用大火煮沸。

③ 续入木耳，转用小火煨煮，1小时后加入调味料，撒上葱末即可。

🧳 中华小食屋

北京烤鸭是北京著名菜式，色泽红润，肉质细嫩，味道醇厚，肥而不腻，驰名中外。

盐水鸭是南京著名的特产。此鸭皮白肉嫩、肥而不腻。逢年过节吃一碗盐水鸭，已成了南京世俗的礼节。

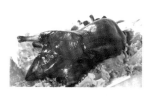
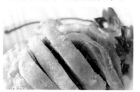

☺ 食疗特长

鸭汁善补五脏之阴和虚劳之热，以老而肥大之鸭汁为优。公鸭、母鸭作用略有区别，母鸭肉性微温，公鸭肉性微寒，入药以老而白、白而骨乌者为佳，适于骨蒸劳热、小便不利、遗精、月经量少、水肿等患者食用。

羊肉

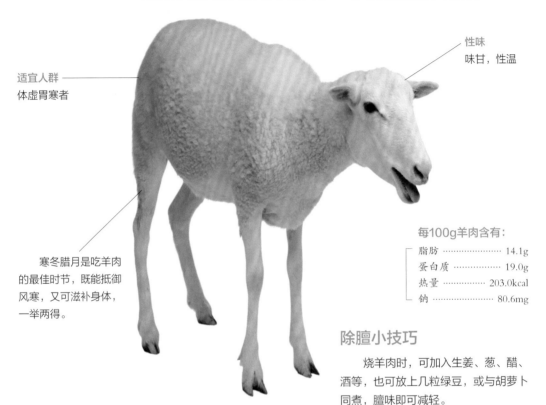

祛风寒，补身体

羊肉鲜嫩，味美可口，是我国人们的传统食物。羊肉堪称补益身体之佳品。它既能祛风寒，又可补身体，对风寒咳嗽、虚寒哮喘、小腹冷痛、肾亏、腰膝酸软、面黄肌瘦、病后体虚等一切虚症均有补益作用，尤适于冬季食用，有"冬令补品"之称，深受人们欢迎。羊肉的吃法更是多种多样，蒸、煮、烧、炒、烤、沏……都可以烹调出美味佳肴。

性味
味甘，性温

适宜人群
体虚胃寒者

寒冬腊月是吃羊肉的最佳时节，既能抵御风寒，又可滋补身体，一举两得。

每100g羊肉含有：

脂肪 ………………… 14.1g
蛋白质 ………………… 19.0g
热量 ………………… 203.0kcal
钠 ………………… 80.6mg

除膻小技巧

烧羊肉时，可加入生姜、葱、醋、酒等，也可放上几粒绿豆，或与胡萝卜同煮，膻味即可减轻。

食用禁忌

感冒初期及素有痰火者不宜食用。羊肉性温，食用后会加重内热，感冒初期应发表散邪，不宜补益，补益则资助邪气，使病邪化热入里。

附子蒸羊肉

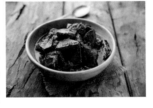

材料：

附子30g，鲜羊肉1kg，生姜片、料酒、葱段、葱花、肉清汤、盐、熟猪油、味精、胡椒粉各适量

做法：

① 将羊肉洗净，切块，放入锅中，加适量清水将其煮至七分熟，捞出。
② 取一个大碗，依次放入羊肉块、附子、生姜片、料酒、熟猪油、葱段、肉清汤等配料。
③ 隔水蒸3小时，加葱花、盐、味精、胡椒粉调味即可食用。

手抓羊肉

手抓羊肉是以白水煮肉，煮肉期间加入生姜、八角、花椒、葱段等调料。羊肉上盘后，以醋、蒜、炸的辣椒面混合为作料，蘸肉食用。

鹅肉

滋阴补气，益胃生津

鹅肉含有人体所必需的各种氨基酸，脂肪含量较低，含有大量不饱和脂肪酸，对人体健康极为有利。鹅肉脂肪的熔点很低，质地柔软，容易被人体消化吸收。鹅肉有滋阴补气、益胃生津之效，是食疗之上品。经常口渴、乏力、气短、食欲不振者，常食鹅肉可补充营养，又可缓解病情，尤适合在冬季进补。鹅肉鲜嫩、松香、不腻，以煲汤居多，其中香卤鹅、腐乳炖鹅等，都是秋冬养阴的良菜佳肴。

每100g鹅肉含有：

水分 ················ 61.4g
蛋白质 ············· 17.9g
脂肪 ················ 19.9g
胆固醇 ············· 74.0mg
维生素A ··········· 42.0μg

性味
味甘，性平

经常食用鹅肉可预防咳嗽病症，尤其对感冒和慢性气管炎、老年水肿等有一定疗效。

适宜人群
身体虚弱、气血不足者

鹅血中含有优质蛋白质，能强化人体的免疫机能，进而达到防癌的目的。

肉

黄瓜烧鹅肉

材料：

鹅肉100g，黄瓜120g，木耳15g，生姜10g，盐5g，料酒10ml，胡椒粉、香油、红椒丝、食用油各适量

做法：

① 鹅肉切块；黄瓜洗净，切滚刀块；生姜切片；木耳泡发，切小片。

② 鹅肉块汆水后捞出洗净。

③ 烧锅下油，放生姜片、红椒丝、黄瓜块、鹅肉块爆炒，调入盐、料酒、胡椒粉，下木耳炒透，淋上香油即可。

🍽 食用禁忌

鹅肉为发物，湿热内蕴者、皮肤疮毒者、瘙痒者，应忌食。

肝炎、胆囊炎患者不应食用。鹅肉含有较多脂肪，能助湿热、阻遏气机，进而加重肝胆疾病。

🍲 烹饪指导

将鹅宰杀后先用冷水浸透，再放入62~66℃的水中。当头部的毛可以拔掉时，说明其他部位的毛也已烫好，应立即开始拔毛。先拔大羽毛，再拔绒毛。拔毛时应顺着毛的方向，然后用明火烧去不易拔的绒毛。拔毛时要注意不要弄破皮，否则会有脂肪溢出。

兔肉

滋阴凉血，益气润肤，解毒祛热

兔肉含有丰富的蛋白质，脂肪和胆固醇含量较低，有"荤中之素"的说法。中医认为，兔肉性凉，有滋阴凉血、益气润肤、解毒祛热的功效。经常食用兔肉，既能增强体质，使肌肉丰满健壮、抗衰老，又不至于使身体发胖。它还富含有健脑益智功效的卵磷脂。高脂血症患者经常食用，可保护血管壁，防止血栓的形成。

每100g兔肉含有：

水分	76.2g
碳水化合物	0.9g
蛋白质	19.7g
脂肪	2.2g
胆固醇	59.0mg
维生素A	26.0μg

兔肉肉质细嫩，结缔组织和纤维少，易于被消化吸收，特别适合老年人食用。

性味
味甘，性凉

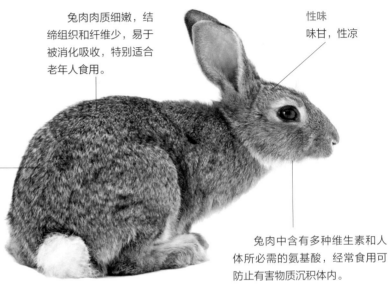

适宜人群
老人、妇女及肥胖者

兔肉中含有多种维生素和人体所必需的氨基酸，经常食用可防止有害物质沉积体内。

选购指南

看：肌肉有光泽，红色均匀，脂肪洁白或呈黄色的为好兔肉。

摸：用手指稍按下肉的表面，凹陷能恢复原状的质量佳。

闻：气味正常的为好兔肉。

烹饪指导

兔肉适用于烤、炒、炖等烹调方法；可红烧、粉蒸、炖汤；另外，兔肉和其他食物一起烹调时也会吸取其他食物的滋味；兔肉肉质细嫩，肉中筋络少，切肉时需顺着纤维纹路切，若切法不当，兔肉经烹制后会变成粒屑状，且不易熟烂。

花汇兔丁

花汇兔丁是川味冷菜的传统菜品，以兔肉、花生米为主料，用麻辣味调料调制而成。花生米酥香，兔肉鲜嫩，花汇兔丁细嫩酥脆，色泽红亮，麻辣鲜香，别具风味。

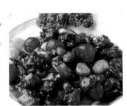

土豆萝卜兔肉汤

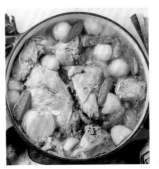

材料：
兔肉250g，土豆块120g，生姜4片，胡萝卜块50g，葱段、盐各适量

做法：
兔肉洗净，切块，与生姜片一起放入锅内，加入清水适量，小火煮约1.5小时至兔肉熟烂；加入土豆块、胡萝卜块，再煮约30分钟，加入葱段、盐调味后，即可饮汤食肉。

鸽肉

益气补血，补肝强肾

《本草纲目》中记载，鸽羽色众多，唯白色入药。古语说"一鸽胜九鸡"，中医更是将鸽肉列为益气补血、补肝强肾的上品。鸽子营养价值较高，对老年人、体虚病弱者、术后患者、孕妇等有极强的调补作用。贫血的人食用鸽肉，有助于恢复健康。

每100g鸽肉含有：

水分	66.6g
蛋白质	16.5g
脂肪	14.2g
碳水化合物	1.7g
胆固醇	99.0mg
维生素A	53.0μg

鸽肉含有可促进细胞代谢的特殊物质，对于防止细胞衰老有一定作用；对毛发早脱、少白头等有一定的疗效。

性味
味甘、咸，性平

适宜人群
术后体虚者

鸽肉可缓解神经衰弱、增强记忆力，对腰腿疼痛有一定的疗效。

肉

小药膳

妇人经闭，经血量少：白鸽1只，鳖甲、龟板各18g，怀牛膝12g，柏子仁15g，大枣5个，共煎，取汁食肉。

老人肾亏体虚：白鸽1只，黄芪15g，党参15g，山药30g，同煮汤食用。

选购指南

看：以无鸽痘、皮肤无红色充血痕迹、表皮和肌肉切面有光泽者为佳。

摸：以肌肉有弹性，经指压后凹陷部位立即恢复原位者为佳。

闻：具有鸽肉固有气味，无异味者为佳。

脆皮乳鸽

脆皮乳鸽是粤菜中的经典名菜。酥香味美、皮酥肉嫩。

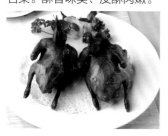

椰肉银耳煲乳鸽

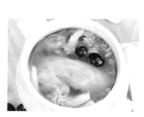

材料：

乳鸽1只，银耳10g，椰子肉100g，大枣、枸杞子、盐各适量

做法：

① 乳鸽收拾干净；银耳泡发洗净；大枣、枸杞子均洗净，浸水10分钟。

② 乳鸽余尽血渍，捞起。

③ 将乳鸽、大枣、枸杞子放入炖盅，注水后以大火煲沸，放入椰子肉、银耳，小火煲煮2小时，加盐调味即可。

驴肉

益肾壮阳，强筋壮骨，安神去烦

"天上龙肉，地上驴肉"是人们对驴肉的最高褒扬。我国福建、山东、河北、陕西等地都有很多独具特色的驴肉小吃，如河间驴肉火烧、曹记驴肉等。从营养学角度讲，驴肉营养丰富，富含人体必需的氨基酸和十种非必需氨基酸。驴肉对动脉硬化、高血压、冠心病有辅助治疗作用。另外，它所含的动物胶等成分可为人体补充充足的营养。

每100g驴肉含有：

- 水分 …………… 73.8g
- 碳水化合物 …… 0.4g
- 蛋白质 ………… 21.5g
- 脂肪 …………… 3.2g
- 胆固醇 ………… 74.0mg
- 维生素A ……… 72.0μg

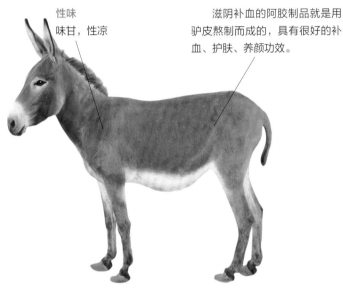

性味
味甘，性凉

滋阴补血的阿胶制品就是用驴皮熬制而成的，具有很好的补血、护肤、养颜功效。

铁板驴肉

材料：

驴肉350g，洋葱50g，青椒、红椒各20g，盐、味精、料酒、白糖、老抽、香油、黑胡椒粉、食用油各适量

做法：

① 驴肉洗净，切片，加盐、味精、料酒腌制片刻，下入温油锅滑透，捞出；青椒、红椒洗净，切片；洋葱切块，备用。

② 锅中留油，下入洋葱块、青椒片、红椒片略炒，再加入黑胡椒粉、料酒、盐、味精、白糖及老抽；然后下入驴肉片，淋入香油，放在烧热的铁板上，煎5分钟即可。

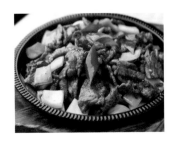

🍲 烹饪指导

烹制时，加少量苏打水，可有效去除驴肉的腥味。制作驴肉时，配些生姜末、蒜汁，可杀菌、除异味。

🍽 食用宜忌

驴肉一般人群均可食用，尤适合身体虚弱者。

驴肉虽然好吃，但是脾胃虚寒、肥胖、经常腹泻者，以及婴幼儿不宜食用。

🧺 中华小食屋

驴板肠

材料：

驴大肠1副，盐、酱油、辣椒段、草果、肉桂、丁香、小茴香、蒜片、料酒各适量

做法：

① 将驴大肠洗净，入锅中加料酒，大火煮熟，捞出晾干备用。

② 将盐、酱油、辣椒段、草果、肉桂、丁香、小茴香、蒜片放入锅中烧开，将驴大肠放入，先用急火煮，再用慢火煮。

③ 熟后切成寸长的小块，装盘即可食用。

功效：

滋阴补肾。

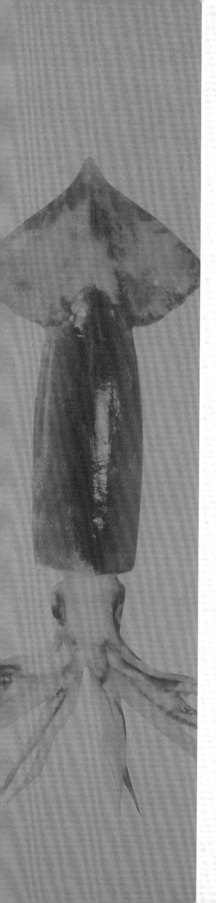

第八章

鱼虾蟹贝

　　水产动物包括鱼类、虾类、蟹类、贝类及海蜇、海参、鱿鱼等。许多食材都含有丰富的蛋白质，但是像水产动物一样含有丰富优质蛋白质的食材不多，它所含的蛋白质不仅能提供人体必需的氨基酸，而且人体吸收利用率较高。人们日常生活中经常食用的鱼类含丰富的EPA与DHA，不仅可以防止动脉硬化、降低血胆固醇，还有健脑益智的作用；经常食用水产动物，还可预防骨质疏松；贝壳类海鲜还可强肝护肾。

虾

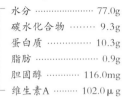

补肾壮阳，通乳抗毒

虾是一种生活在水中的长身动物，属节肢动物甲壳类，种类繁多，具有较高的食疗价值，也可作药用。其肉质肥嫩鲜美，含有丰富的蛋白质和钙质，食用方便，老幼皆宜。另外，虾是滋补壮阳之妙品。中医认为，虾味甘、咸，性温，具有补肾壮阳、通乳、壮骨的功效。

每100g虾含有：

水分	77.0g
碳水化合物	9.3g
蛋白质	10.3g
脂肪	0.9g
胆固醇	116.0mg
维生素A	102.0μg

性味
味甘、咸，性温

虾皮有镇静作用，常用来辅助治疗神经衰弱、自主神经功能紊乱诸症。

主产区
对虾分布于黄海、渤海及长江口以北各海域；龙虾分布于浙江南部、福建和广东沿海。

虾中含有丰富的镁，可减少血液中胆固醇的含量、防止动脉硬化，同时能扩张冠状动脉，有利于预防高血压及心肌梗死。

虾被称为"含钙之王"，对防治儿童、妇女缺钙，老年骨质疏松症特别有益。

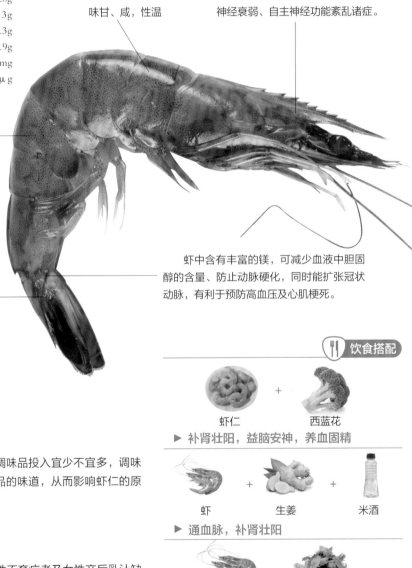

烹饪指导

烹制虾仁菜肴，调味品投入宜少不宜多，调味品太多就突出了调味品的味道，从而影响虾仁的原汁鲜味。

食用宜忌

肾虚阳痿者、男性不育症者及女性产后乳汁缺少者适宜食用。

高血压、动脉硬化、急性炎症、阴虚火旺和皮肤病患者忌食。

🍴 饮食搭配

虾仁 + 西蓝花
► 补肾壮阳，益脑安神，养血固精

虾 + 生姜 + 米酒
► 通血脉，补肾壮阳

虾 + 香菜
► 补脾益中

便捷优质——家中巧炸琵琶虾

材料:

琵琶虾10只,面粉20g,鸡蛋 2个,盐、番茄酱、食用油各适量

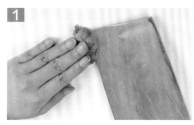

1 虾洗净,去泥、剥皮后,用刀在虾背中部切入3/4,不要完全切断。

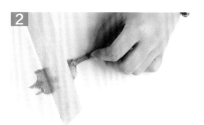

2 用手将虾背抚平。

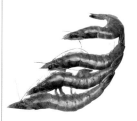

新虾买回来时,不需清洗,将不完整的和不新鲜的虾挑出来即可。

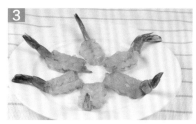

3 将虾用盐腌制10分钟。

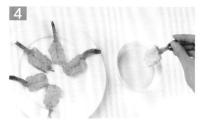

4 用面粉与鸡蛋调糊,将虾肉裹满面糊。

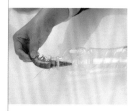

矿泉水瓶洗净,将虾放入瓶内(虾头先放入瓶内),一直放满,向瓶内灌水,不要灌满。

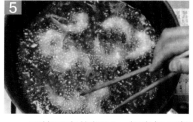

5 用筷子夹住虾尾,虾肉切口朝下,入锅炸制。

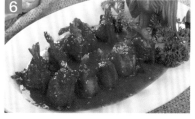

6 起锅,用番茄酱勾芡即成。

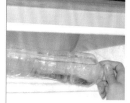

把瓶口向下放入冷冻室内,吃时自然解冻,剪开瓶子拿出虾即可。

食用虾前应将虾线去除

虾线,即虾的消化道,在虾的背部,呈黑色,食用前应将其去除,否则会影响口感,有时还会掩盖鲜虾清甜的味道。

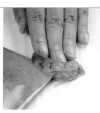

剪去虾枪、虾腿及虾尾,用刀划开虾的后背处。

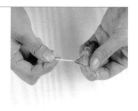

虾的后背处有一根黑色的线,用牙签挑除即可。

鱼虾蟹贝

青虾

青虾广泛分布于我国淡水湖泊中，肉质细嫩鲜美，营养丰富。体表有外壳，由20个体节组成，每节附肢1对，尾节尖细。

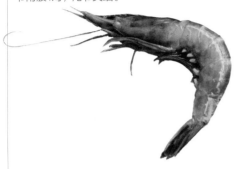

对虾

对虾又名中国对虾。体形呈长筒形，左右侧扁，身体分为头、胸和腹部，由20个体节组成。腹部较长，肌肉发达，分节明显。

琵琶虾

琵琶虾身体呈窄长筒状，略平扁，腹部宽大，共6个体节，最后另有宽而短的尾节，与腹部最后1对附肢构成尾扇。

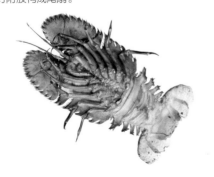

草虾

草虾又称黑壳虾，属对虾科，体表有暗绿、深棕和浅黄横斑相间排列。个体大，肉味鲜美，营养丰富，成虾产量高。

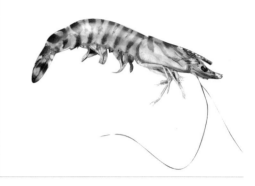

基围虾

基围虾体长8厘米左右，体表有许多凹陷部分，体被淡棕色，腹部游泳肢呈鲜红色，营养丰富，其肉质松软、易消化。

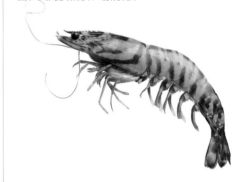

龙虾

龙虾头胸部较粗大，外壳坚硬，色彩斑斓，腹部短小，体长一般在20~40厘米，重500g左右，是名贵海产品。我国龙虾产量较大。

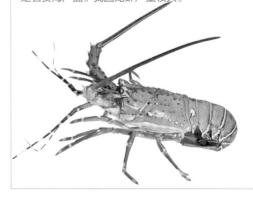

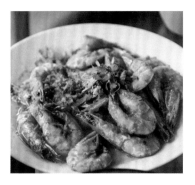

油焖大虾

材料：

对虾10个，料酒25g，白糖30g，味精5g，花生油100ml，香油25ml，八角2g，葱段75g，生姜片50g，清汤、味精、盐各适量

做法：

① 将对虾冲洗，剪去虾须、虾腿，取出虾线。

② 炒锅上火，放入花生油烧热；投入八角、葱段、生姜片煸炒，放入对虾煸炒出虾油，烹入料酒；加入盐、白糖、清汤烧开，盖上盖，用微火焖烤透；转至大火，收汁微浓时放入味精，淋入香油即成。

虾仁汤包

材料：

面粉600g，虾仁300g，猪五花肉500g，猪皮冻400g，生姜末50g，盐6g，味精4g，酱油、白糖、胡椒粉、麻油各适量

做法：

① 将猪五花肉、虾仁剁末，猪皮冻切成丁。

② 将虾仁末、猪肉末、生姜末、盐、猪皮冻丁、酱油、白糖、味精、胡椒粉、麻油搅成馅料。

③ 面粉揉成面团，做成面剂子，擀成圆皮，包入馅料，捏住，即成包子生坯，开大火，以沸水蒸熟即成。

草莓小虾球

材料：

白芍10g，当归5g，草莓3颗，虾仁300g，鲜山药50g，土司3片，莲藕粉1小匙，水1大匙，米酒1小匙

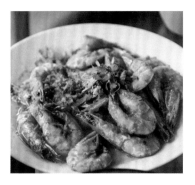

做法：

① 白芍、当归洗净，加水煮滚，适时取汁备用。

② 草莓去蒂洗净，切4片；虾仁洗净，和米酒同腌20分钟，拭干，同山药一同剁碎，加莲藕粉，拍打成泥；土司切丁备用。

③ 用虾泥、土司丁包裹草莓片，炸至金黄色起锅备用，最后用准备好的浆汁勾芡即可。

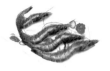

选购鲜虾有妙法

　　鲜虾体形完整，甲壳透明发亮，须足无损，体硬，表面清洁，肉质致密有韧性，内脏清楚完整，呈暗绿色。

鱼虾蟹贝

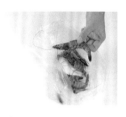

选购对虾有妙法

　　新鲜对虾头尾完整，有一定的弯曲度，虾皮壳发亮，肉青白色，肉质坚实、细嫩。

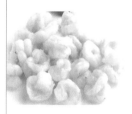

选购虾仁有妙法

　　新鲜和质量上乘的虾仁应是无色、透青、手感饱满有弹性的。看上去个大、色红的不一定为质量上乘的虾仁。

螃蟹

清热滋阴，凉血散血

蟹乃食之珍品，自古以来就有"一盘蟹，顶桌菜"的民谚。螃蟹营养丰富、味道鲜美，东汉郑玄注《周礼·天官·庖人》载："荐羞之物谓四时所膳食，若荆州之鱼，青州之蟹胥。"中医认为，蟹肉味咸，性寒，入肝、胃二经，可清热、散血。中国有中秋时节食用河蟹的传统，食用时应配以姜蓉、紫苏等温性调料。

蟹黄即螃蟹卵，营养价值高，含丰富的微量元素、胶原蛋白等多种人体必需的营养成分，有"海中黄金"之称。

主产区
江苏、山东、河北

成熟期
8~9月

螃蟹富含蛋白质，胆固醇含量高，痛风患者食用时应控制食用量；感冒、肝炎、心血管疾病患者不宜食用。

性味
味咸，性寒

每100g螃蟹含有：

水分 ………………… 75.8g
碳水化合物 ……… 2.3g
蛋白质 …………… 17.5g
脂肪 ……………… 2.6g
胆固醇 ………… 267.0mg
维生素A …… 389.0μg

蟹八件

（食趣）

我国人们食蟹的历史可追溯到西周时代。据史书记载，早在明代，能工巧匠就创制出一整套食蟹工具，包括锤、镦、钳、铲、匙、叉、刮、针八种，从此，吃蟹便成了一种饮食享受。

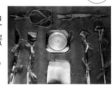

清蒸大闸蟹

"九月圆脐十月尖"，只有农历九月的雌蟹黄满肉厚最肥美；农历十月的雄蟹膏足肉坚更鲜醇。最经典的大闸蟹吃法当属清蒸，更能突出大闸蟹的色、香、味，膏黄脂肥肉甜，蘸些精心调制的姜汁醋，真可谓"蟹肉上席百味淡"。

材料：

大闸蟹300g，香醋、白糖、生姜末各适量

做法：

① 大闸蟹洗净后用绳子绑好，然后放入蒸锅，以大火蒸15分钟。

② 把适量香醋、白糖入碟，再加入姜末，搅拌至白糖溶化，制成姜醋汁。

③ 关火，取出大闸蟹，去掉绳子，蘸姜醋汁食用，味道极佳。

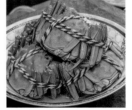

😊 螃蟹加工刀法实例

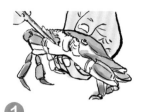

① 剪去固定螃蟹的皮筋。

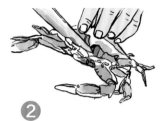

② 用刀将蟹盖掀开。

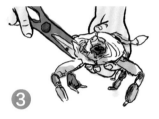

③ 用剪刀剪去蟹内脏的腮毛。

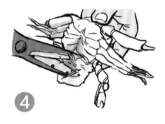

④ 翻转，剪去腹部的腮毛。

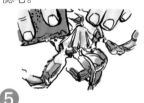

⑤ 将螃蟹洗净。

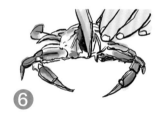

⑥ 用刀从螃蟹腹部将其斩断。

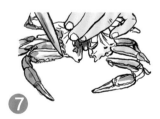

⑦ 用刀斩去前足。

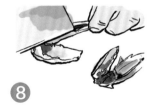

⑧ 用刀将蟹肉切成小块。

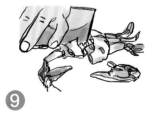

⑨ 切去蟹盖的边缘。

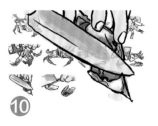

⑩ 用刀背将蟹钳拍碎。

选购指南

买螃蟹时一定要选新鲜、有活力的活螃蟹。

特点：蟹壳青绿色、有光泽，腹部雪白饱满，腿毛顺，腿完整，蟹脚坚硬。剥开脐盖后，若壳内的蟹黄凝聚成形，则为好蟹。

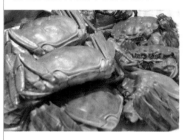

🍴 烹饪指导

买回螃蟹后不用水冲洗，放入干净的缸、坛里，用糙米加入2个打碎壳的鸡蛋，再撒上2把黑芝麻将蟹盖淹没，然后用棉布蒙住缸口，使空气能流通，但又不能使蟹见阳光，这样养3天左右取出。由于蟹吸收了米、蛋中的营养，蟹肚即壮实丰满，重量明显增加，吃起来更加肥鲜香美。

螃蟹为什么横着走 （趣闻）

螃蟹依靠地磁场判断方向。在斗转星移的漫长过程中，地磁南北极已发生多次倒转，螃蟹的内耳有定向小磁体，由于地磁场的倒转，使螃蟹体内的小磁体失去了原来的定向作用，所以我们见到的螃蟹，都是"横行"的。

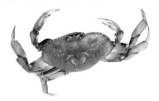

鱼虾蟹贝

鲤鱼

滋补健胃，清热解毒，消肿通乳，止咳下气

　　鲤鱼，河鱼中的佳品。鲤鱼肉质细嫩鲜美，是人们日常喜爱食用的水产品之一。逢年过节，餐桌上都能见到它的身影，取其"年年有余"之意，以增加喜庆气氛。中医认为，鲤鱼有滋补健胃、清热解毒、消肿通乳、止咳下气的功效，对各种水肿、腹胀、少尿、产后缺乳都很有作用。较为有名的黄河鲤鱼颜色金黄，最受人们喜爱。

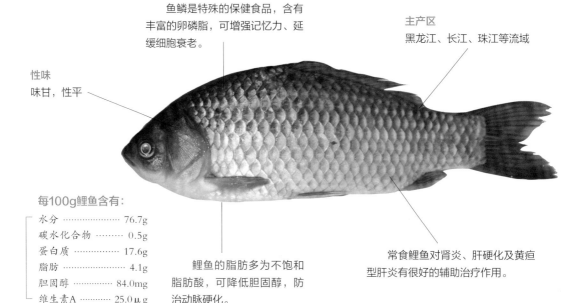

鱼鳞是特殊的保健食品，含有丰富的卵磷脂，可增强记忆力、延缓细胞衰老。

主产区
黑龙江、长江、珠江等流域

性味
味甘，性平

每100g鲤鱼含有：
- 水分 ·············· 76.7g
- 碳水化合物 ········· 0.5g
- 蛋白质 ············· 17.6g
- 脂肪 ··············· 4.1g
- 胆固醇 ············· 84.0mg
- 维生素A ·········· 25.0μg

鲤鱼的脂肪多为不饱和脂肪酸，可降低胆固醇，防治动脉硬化。

常食鲤鱼对肾炎、肝硬化及黄疸型肝炎有很好的辅助治疗作用。

选购指南

　　优质的鲤鱼眼球凸出、角膜透明、鱼鳃色泽鲜红、鳃丝清晰，鳞片完整有光泽、不易脱落，鱼肉坚实、有弹性。

🍽 食用禁忌

　　鲤鱼为发物，湿疹患者应忌食，否则会加剧皮肤瘙痒，引起神倦乏力、食欲不振等症状。

🍴 烹饪指导

　　鲤鱼腹部两侧各有一条同细线一样的白筋，去掉它们可以除去腥味。通乳用时应少放盐。烹制鱼虾等水产时不用放味精，因为它们本身就有足够的鲜味。

糖醋鲤鱼

（鲁菜）

材料：

鲤鱼1kg，生姜末10g，葱末15g，蒜末10g，盐5g，酱油10ml，白糖40g，醋40ml，清汤150ml，水淀粉适量，花生油100ml

做法：

① 鱼处理干净后，腹部切花刀，在腹部洒入盐稍腌，在鱼的周身均匀地裹上水淀粉；然后手提鱼尾入锅炸制，炸至金黄色时捞出。

② 锅内留适量底油，油锅烧热，放入葱末、生姜末、蒜末、盐、酱油、清汤、白糖，大火烧沸后，放水淀粉搅匀；烹入醋即成糖醋汁，迅速浇到鱼身上即可。

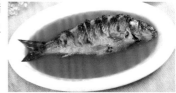

当归鲤鱼汤

材料：

当归15g，白芷15g，黄芪15g，青辣椒2个，小番茄5个，鲤鱼1条(约600g)，盐、味精各适量

做法：

① 将当归、白芷、黄芪洗净；青辣椒洗净，切圈；小番茄洗净，对半切。

② 鲤鱼处理干净，切片，加清水适量，放入当归、白芷、黄芪、青辣椒圈、小番茄，煮至鲤鱼熟，加盐调味即成。

鲤鱼汤

材料：

鲤鱼1条，葱段、生姜丝、胡椒粉、盐各适量

做法：

① 将鲤鱼处理干净，加适量清水，放入葱段、生姜丝，大火煮至肉烂熟。

② 转小火，加适量胡椒粉、盐调味，略煮即可关火。

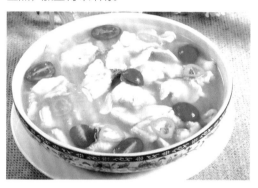

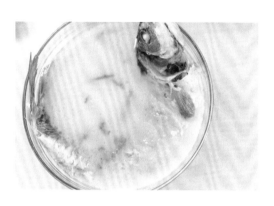

鲤鱼药膳处方颇多

鲤鱼为主做药膳，处方颇多，举例如下：

益气健脾方：鲤鱼切块煮汤，开锅约半小时，去刺留汤，酌加盐、料酒、大枣5个及粳米适量，入汤煮粥。

利水消肿方：赤小豆50g，薏苡仁100g，冷水泡6小时后水煮1小时，加入鲤鱼1条，小火清炖成粥。

升血养胃方：鸡内金50g（泡6小时），加入党参100g（先煮1小时），加入鲤鱼1条，酌加调料，小火清炖约1小时，吃鱼喝汤。

品种群

锦鲤

锦鲤源于中国，制种改良始于日本。日本将其誉为"国鱼"。锦鲤具有鲜艳似锦的色彩，变幻多姿的斑纹，是一种大型高贵的观赏鱼类。

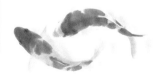

池鲤鱼

青黑鳞，刺硬。泥土味较浓，但肉质较为细嫩。

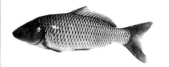

河鲤鱼

体色金黄，有金属光泽，胸、尾鳍带红色，肉味纯正鲜美，肉质佳，食用价值高。

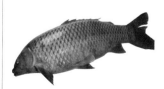

鲫鱼

和中补虚，除湿利水

鲫鱼又名鲫仔，生长于溪流、湖泊、沟渠中，盛产期多在秋、冬两季。鲫鱼肉质细嫩，肉味甜美，高蛋白而低脂肪的配比具有很高的营养价值。用鲫鱼炖制的汤更是滋补佳品，具有和中补虚、除湿利水、温胃进食、补中生气之功效，为我国重要的食用鱼类。

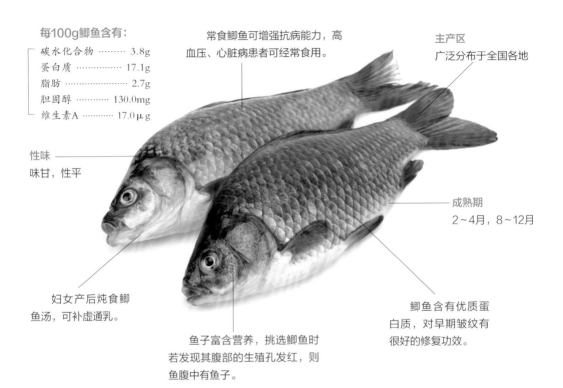

每100g鲫鱼含有：

- 碳水化合物 ……… 3.8g
- 蛋白质 ………… 17.1g
- 脂肪 …………… 2.7g
- 胆固醇 ………… 130.0mg
- 维生素A ……… 17.0μg

常食鲫鱼可增强抗病能力，高血压、心脏病患者可经常食用。

主产区
广泛分布于全国各地

性味
味甘，性平

成熟期
2~4月，8~12月

妇女产后炖食鲫鱼汤，可补虚通乳。

鱼子富含营养，挑选鲫鱼时若发现其腹部的生殖孔发红，则鱼腹中有鱼子。

鲫鱼含有优质蛋白质，对早期皱纹有很好的修复功效。

清蒸鲫鱼

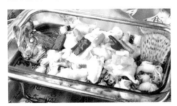

清蒸鲫鱼为川菜代表菜，鱼肉细嫩鲜美，口味咸鲜。制作时，将洗净的鲫鱼氽烫后用盐腌制待用；将用葱花爆香的油淋在鱼身上，然后将冬笋片、香菇、葱段、生姜片摆在鱼上，加入盐、料酒、味精和汤，放入蒸锅蒸15分钟即成。

🍲 烹饪指导

巧去鱼腥味

将鱼去鳞剖腹，洗净后，放入盆中倒一些黄酒，可除鱼腥味，还可使鱼滋味鲜美；也可在鱼剖开洗净之后，将其放在牛奶中浸泡片刻。

🍚 食用宜忌

适宜脾胃虚弱者食用；适宜痔疮出血、慢性久痢者食用。

感冒发热期间不宜多吃；阳盛体质和素有内热者不宜食用。

选购指南

看外形：以鲜活的，鱼体光滑整洁、无病斑、无鱼鳞脱落，体色青灰，体形健壮者为佳。体型扁平、色泽偏白的，肉质比较鲜嫩。新鲜鲫鱼眼睛略凸，眼球黑白分明。

看反应：以反应敏捷，游动自如，用网兜捞起来时扭动、挣扎有力者为佳。

草鱼

温中健胃，补益气血

　　草鱼又叫鲩鱼，是中国淡水养殖的四大家鱼之一，有暖胃和中之功效。广东民间用草鱼与油条、蛋、胡椒粉同蒸，以益眼明目。草鱼味甘，性温，无毒。中医认为，它有温中健胃、补益气血的作用。而与药材同煮的草鱼汤有助于辅助治疗慢性胃炎。草鱼营养丰富，适合给老人、幼童与病后身体虚弱者调理体质。

每100g草鱼含有：

```
水分 ··················· 77.3g
蛋白质 ············· 16.6g
脂肪 ··················· 5.2g
胆固醇 ············· 86.0mg
维生素A ·········· 11.0μg
硒 ·····················6.7μg
```

草鱼含有丰富的不饱和脂肪酸，可促进血液循环，适合心血管疾病患者食用。

主产区
东北及广西等平原地区

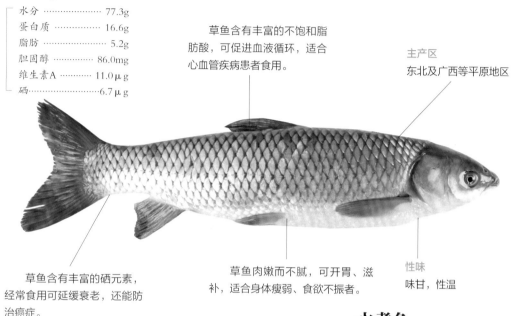

草鱼含有丰富的硒元素，经常食用可延缓衰老，还能防治癌症。

草鱼肉嫩而不腻，可开胃、滋补，适合身体瘦弱、食欲不振者。

性味
味甘，性温

鱼虾蟹贝

🍽 食用宜忌

　　凡体虚气弱、身体瘦弱、食欲减退的人，均可用草鱼食疗滋补。

　　草鱼虽味道鲜美，但不可一次吃得过多，否则有可能诱发各种疔疮。

🍳 烹饪指导

　　处理草鱼时，如不小心将鱼胆弄破，要立刻用清水冲洗，不要沾到鱼肉；若已经沾到，可用米酒擦拭鱼肉，能有效去除苦味。另外，将草鱼用米酒、盐腌制，也能去除腥味。

🍴 饮食搭配

草鱼　＋　冬瓜

▶ 祛风，清热，平肝

草鱼　＋　生姜　＋　米酒

▶ 退热，止痛

草鱼　＋　豆腐

▶ 补脾利水，平肝祛风

水煮鱼

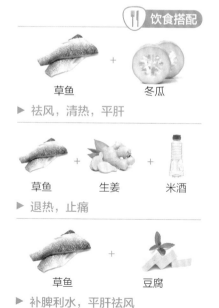

　　"水煮鱼"又称"江水煮江鱼"，重庆渝北风味。主料为新鲜活草鱼，配以温中御寒、益气养血的辣椒，口感滑嫩，油而不腻。

刮鱼鳞有妙招

　　将鱼装在一个塑料袋中，放到砧板上，用刀背反复拍打鱼体，然后再用小勺刮，鱼鳞就可轻松去除。

带鱼

养肝补血，润肤养发

带鱼又名牙带鱼、刀鱼，侧扁如带，银灰色，含有优质蛋白质、丰富脂肪、多种不饱和脂肪酸。带鱼肉嫩体肥、味道鲜美、食用方便，是人们比较喜欢食用的一种海洋鱼类，对病后体虚、产后乳汁不足和外伤出血等症具有一定的补益作用。另外，带鱼还具有降低血脂、预防动脉硬化、预防脑出血的作用。

每100g带鱼含有：

- 碳水化合物 …… 3.1g
- 蛋白质 …… 17.7g
- 脂肪 …… 4.9g
- 胆固醇 …… 76.0mg

带鱼具有一定的药用价值，据古代药书记载，带鱼可养肝、祛风、止血。带鱼还可降低胆固醇。

主产区
沿海各省

性味
味甘，性平

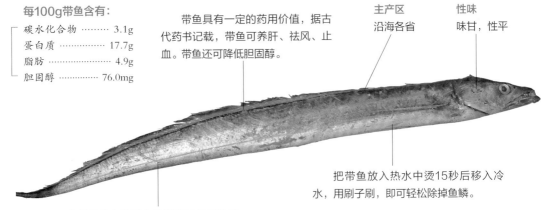

把带鱼放入热水中烫15秒后移入冷水，用刷子刷，即可轻松除掉鱼鳞。

白带鱼身上的银白色粉末不仅使鱼体发亮，而且含有一种嘌呤的有机盐基，对白血病和癌症有一定的治疗效果。

红烧带鱼

材料：

带鱼1条，鸡蛋1个，盐、白糖、料酒、水淀粉、生姜末、葱末、辣椒末、蒜末、食用油各适量

做法：

① 带鱼洗净后切段，用盐腌制15分钟。

② 将葱末、生姜末、蒜末、盐、白糖、料酒、水淀粉放入碗内，调汁。

③ 取另一个小碗，打入鸡蛋搅拌均匀。

④ 将腌好的带鱼段裹上鸡蛋放入油锅煎至金黄；把调好的汁倒鱼锅里，待汤汁变黏稠即成。

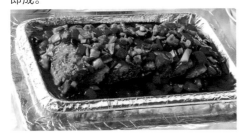

选购指南

选购带鱼时，以体宽厚、眼亮、色泽洁白、有亮点、呈银粉色薄膜的为佳品。

烹饪指导

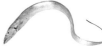

① 剖开鱼肚，将黑色内膜刮除。

② 烧带鱼时加入葱、生姜，可有效去腥。

③ 适量地烹入醋，也可有效去腥。

④ 使用白酒去腥时，不可多放，以免影响风味。

饮食搭配

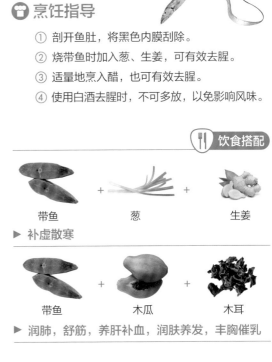

带鱼　　　　葱　　　　生姜

▶ 补虚散寒

带鱼　　　　木瓜　　　　木耳

▶ 润肺，舒筋，养肝补血，润肤养发，丰胸催乳

黄鱼

健脾开胃，安神止痢，益气填精

黄鱼又名黄花鱼，有大小黄鱼之分，属鱼纲，石首鱼科。鱼头中有两颗坚硬的石头，叫鱼脑石，故又名"石首鱼"。大黄鱼又称大鲜、大黄花、桂花黄鱼；小黄鱼又称小鲜、小黄花、小黄花鱼。大黄鱼、小黄鱼和带鱼一起被称为我国三大海产。黄鱼身体肥美、鳞色金黄，具有较高的食用价值。

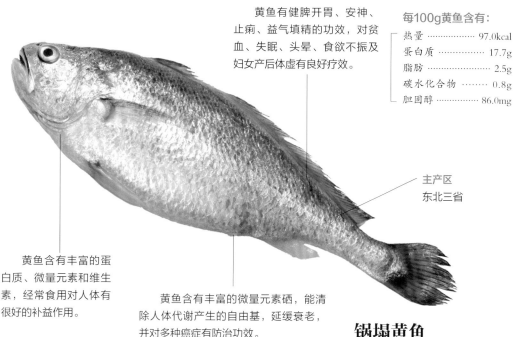

黄鱼有健脾开胃、安神、止痢、益气填精的功效，对贫血、失眠、头晕、食欲不振及妇女产后体虚有良好疗效。

每100g黄鱼含有：

热量	97.0kcal
蛋白质	17.7g
脂肪	2.5g
碳水化合物	0.8g
胆固醇	86.0mg

主产区
东北三省

黄鱼含有丰富的蛋白质、微量元素和维生素，经常食用对人体有很好的补益作用。

黄鱼含有丰富的微量元素硒，能清除人体代谢产生的自由基，延缓衰老，并对多种癌症有防治功效。

🍴 食用宜忌

适合老人、儿童和久病体弱者食用。

黄鱼容易生痰助湿、发疮助热，所以易发皮肤溃疡的人不宜多食。

🍳 烹饪指导

黄鱼适合烧、煎、炸、糖醋等做法；黄鱼的肉质鲜嫩，适合清蒸，如果用油煎，油量需多一些，以免将黄鱼肉煎散，煎的时间也不宜过长；烧黄鱼时，除去鱼皮，就可有效去除异味。

品种群

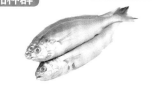

小黄鱼

体形似大黄鱼，但头较长，眼较小，鳞片较大，尾柄短而宽，肉嫩且多，肉呈蒜瓣状，刺少，味鲜美。

选购指南

新鲜的黄花鱼眼球饱满，角膜透明清亮，鳃盖紧密，鳃色鲜红，黏液透明无异味；肉质坚实有弹性，头尾不弯曲，手指压后凹陷能立即恢复；体表有透明黏液，鳞片完整有光泽，黏附鱼体紧密，不易脱落。

锅塌黄鱼

锅塌黄鱼是鲁菜中很有特色的菜式之一。所谓塌，就是将主料两面煎黄后，放入调料汁及清汤，盖上锅盖，大火烧开小火塌，收尽汤汁，使汤汁完全吸收到主料内，成菜酥、软、嫩，鲜味悠长。

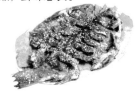

鱼虾蟹贝

鲢鱼

暖胃，益气，润肤，利水

鲢鱼又叫白鲢、水鲢、跳鲢、鲢子，主要以浮游植物为食，属鲤科，是著名的四大家鱼之一。体形侧扁、稍高，呈纺锤形，背部青灰色，两侧及腹部白色，头较大，眼睛位置很低，鳞片细小，肉质鲜嫩、营养丰富。适合蒸、烧、炖等食用方法。由于其肉质松软，炖汤口感更佳。

每100g鲢鱼含有：

- 蛋白质 ………… 17.8g
- 脂肪 ………… 3.6g
- 胆固醇 ………… 99.0mg
- 维生素A ………… 20.0μg

鲢鱼内含丰富的胶原蛋白，是女性滋养肌肤的理想食品。

主产区
长江、珠江、黄河、黑龙江等水系

适宜人群
肾炎、肝炎、水肿、小便不利、脾胃气虚、营养不良者

常吃鱼头可以健脑、延缓脑力衰退。

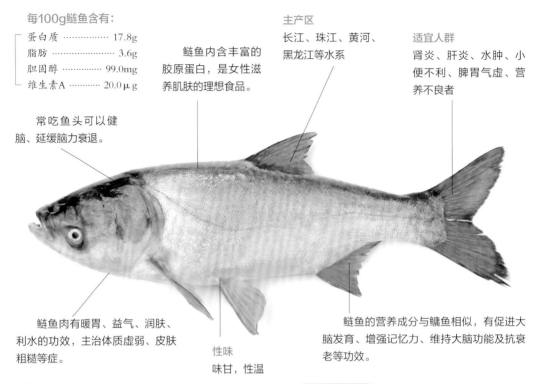

鲢鱼肉有暖胃、益气、润肤、利水的功效，主治体质虚弱、皮肤粗糙等症。

性味
味甘，性温

鲢鱼的营养成分与鳙鱼相似，有促进大脑发育、增强记忆力、维持大脑功能及抗衰老等功效。

🍴 烹饪指导

鲢鱼肝脏含有有毒物质，清洗时，要将其去除；鲢鱼适于烧、炖、清蒸、油浸等烹调方法，尤以清蒸、油浸最能体现鲢鱼清淡鲜香的特点。

选购指南

选购时应挑选活泼但不是特别好动的鱼，特别好动的鱼可能是缺氧或生病快死的鱼。

拆烩鲢鱼头

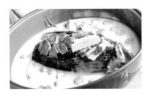

拆烩鲢鱼头是苏菜中的代表菜，以鲢鱼头为主要材料，口味咸鲜、鱼肉肥嫩、汤汁稠浓、口味鲜美、营养丰富。

材料：
鲢鱼头1个，葱结、生姜片各10g，熟猪油50g，虾仁、蟹肉、笋片、香菇片、鸡肉片、菜心、水淀粉、胡椒粉、火腿片各适量

做法：
① 将鱼头分成2片，洗净，加水入锅，用大火煮至鱼肉离骨时，捞出鱼头肉。
② 锅内再换清水，放入鱼头，加葱结、生姜片，置大火上烧沸，舀入熟猪油，烧至五分热时；放入虾仁、蟹肉略炒，烹入调料，再放入笋片、香菇片、鸡肉片，盖上锅盖，烧10分钟左右。
③ 加入菜心，用水淀粉勾芡，盛盘后，撒上胡椒粉，放火腿片即成。

鳙鱼

润泽肌肤，保护心脑血管

鳙鱼属鲤科鳙属，又称胖头鱼、花鲢鱼、摆佳鱼、大头鱼等，是我国四大家鱼之一，鳙鱼体侧扁，头极肥大。口大，体侧上半部呈灰黑色，腹部灰白，两侧杂有许多浅黄色及黑色的不规则小斑点。我国各大水系均有此鱼。

每100g鳙鱼含有：
- 水分 ……………… 76.5g
- 碳水化合物 ……… 4.7g
- 蛋白质 …………… 15.3g
- 脂肪 ……………… 2.2g
- 胆固醇 …………… 112.0mg
- 维生素A ………… 34.0μg

鳙鱼属高蛋白、低脂肪、低胆固醇鱼类，经常食用可起到保护心脑血管的作用。

主产区
长江、黄河、黑龙江、珠江等流域

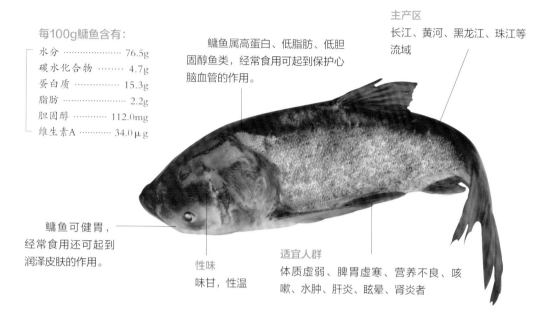

鳙鱼可健胃，经常食用还可起到润泽皮肤的作用。

性味
味甘，性温

适宜人群
体质虚弱、脾胃虚寒、营养不良、咳嗽、水肿、肝炎、眩晕、肾炎者

鱼虾蟹贝

剁椒鱼头

材料：

鳙鱼头1个，剁椒、泡椒各150克，生姜4片，蚝油10ml，蒸鱼豉油80ml，白胡椒粉3g，白酒、葱段、葱末、食用油、香菜末各适量

做法：

① 将鱼头冲洗干净，从鱼唇中心位置一分为二，两面用蚝油抹匀，放在盆中，倒入白酒、白胡椒粉、生姜片和葱段腌制20分钟。

② 将泡椒洗净，切碎；将腌鱼的葱段放入蒸盘中；把腌制好的鱼头平铺在上面，然后一半撒剁椒、一半撒泡椒碎，淋上蒸鱼豉油，放入蒸锅。

③ 大火隔水蒸20分钟，撒上葱末、香菜末，浇上热油即可。

鳙鱼豆腐汤

材料：

鳙鱼1条，豆腐50g，生姜、料酒、盐、葱花、食用油各适量

做法：

① 鳙鱼处理干净，生姜切片，豆腐切块，备用。

② 热锅加油，待油七八分热时放入鳙鱼，略煎后翻面，续入豆腐块一起煎1分钟，放入适量料酒。

③ 将食材放入炖锅，加清水没过食材，水开后加生姜片，盖上锅盖，大火熬煮8~10分钟；至汤变奶白色后，加盐调味，再煮1分钟，撒上葱花即可出锅。

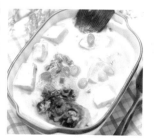

鳝鱼

小暑黄鳝赛人参

鳝鱼又称黄鳝、长鱼、蛇鱼等，富含蛋白质、脂肪、鳝鱼素、钙、磷、铁、维生素 B_1、维生素 B_2 等多种营养物质。相传，古代有些大力士之所以力大无穷，归功于常吃鳝鱼。鳝鱼味鲜柔美，刺少肉厚，肉质细嫩。小暑前后一个月的夏鳝鱼最为滋补味美，故有"小暑黄鳝赛人参"之说。

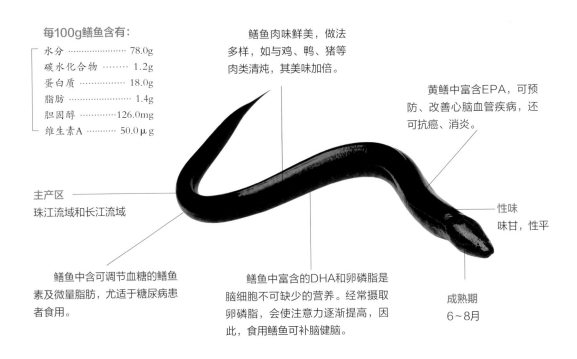

每100g鳝鱼含有：
- 水分 ············· 78.0g
- 碳水化合物 ······· 1.2g
- 蛋白质 ············ 18.0g
- 脂肪 ················ 1.4g
- 胆固醇 ···········126.0mg
- 维生素A ········· 50.0μg

鳝鱼肉味鲜美，做法多样，如与鸡、鸭、猪等肉类清炖，其美味加倍。

黄鳝中富含EPA，可预防、改善心脑血管疾病，还可抗癌、消炎。

主产区
珠江流域和长江流域

鳝鱼中含可调节血糖的鳝鱼素及微量脂肪，尤适于糖尿病患者食用。

鳝鱼中富含的DHA和卵磷脂是脑细胞不可缺少的营养。经常摄取卵磷脂，会使注意力逐渐提高，因此，食用鳝鱼可补脑健脑。

性味
味甘，性平

成熟期
6~8月

子龙脱袍

材料：

鳝鱼300g，鸡蛋1个，香菇丝20g，辣椒末、淀粉、盐、味精、黄醋、胡椒粉、香油、葱花、食用油各适量

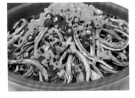

做法：

① 将鳝鱼去皮，在沸水中氽烫后，去刺切丝。

② 将鸡蛋打入碗内，搅匀，放入淀粉、盐调匀，再放鳝鱼丝抓匀上浆。

③ 锅中加适量油，倒入鳝鱼丝翻炒，然后入香菇丝、辣椒末、盐、味精、黄醋煸炒，盛入盘中；撒上胡椒粉、淋入香油，撒上葱花即可。

选购指南

鳝鱼头粗尾细，圆而细长，色泽黄褐，腹部灰白，头大、口大、唇厚、眼小，体滑无鳞。新鲜的鳝鱼浑身黏液丰富，色黄褐而发亮，并不停游动；若发现鳝鱼长时间将头伸出水面，则不宜购买。

🍴 烹饪指导

① 鳝鱼最好现杀现做，鳝鱼死后，其体内的组氨酸会转变为有毒的组胺，因此死鳝鱼不能吃。

② 鳝鱼肉味鲜美，骨少肉多，可炒、可爆、可炸、可烧；与鸡、鸭、猪等肉类一起炖，味道更加鲜美；还可作为火锅原料之一。

鲈鱼

补肝肾，益脾胃，化痰止咳

鲈鱼俗称鲈鲛，是四大名鱼之一。中医认为，鲈鱼具有补肝肾、益脾胃、化痰止咳之功效，适合肝肾不足的人食用。鲈鱼肉质鲜美，口味鲜香，肉为蒜瓣形，最宜清蒸、红烧或炖汤。秋末冬初，鲈鱼尤其肥美，鱼体内积累的营养物质也最丰富，是吃鲈鱼的最佳时节。

每100g鲈鱼含有：

水分	76.5g
蛋白质	18.6g
脂肪	3.4g
胆固醇	86.0mg
维生素A	19.0μg

鲈鱼营养丰富，可促进钙的吸收、强化骨质，还能保证人体代谢的正常进行。

鲈鱼中富含铜元素，能维持神经系统的正常运转。

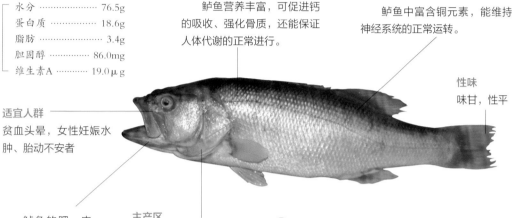

性味
味甘，性平

适宜人群
贫血头晕，女性妊娠水肿、胎动不安者

鲈鱼的腮、肉都可入药，有健脾益气之功效。

主产区
我国、朝鲜及日本的近岸浅海

☺ 保鲜小窍门

将鱼洗净，刮去鱼鳞，除去鱼鳃及内脏，剪掉鱼鳍，擦干水后，抹适量盐，包上保鲜膜，冷冻保存。

🍴 烹饪指导

为了保留鲈鱼的风味，蒸鱼时可以不必先用调料，可以在盘内放一些葱、生姜垫底，而蒸锅内的水要先煮沸，才能把鱼放入。蒸完鱼的汤汁腥气较重，应把盘内的汤汁倒去不用。煮鱼片汤时，可以加些酒，以去除腥味。

清蒸鲈鱼

—— (粤菜)

材料：

鲈鱼1条，猪肉丝50g，水发香菇丝20g，猪油40g，香油、生姜丝、胡椒粉、葱结、葱丝、味精、盐、生抽各适量

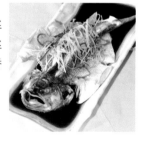

做法：

① 将鲈鱼处理干净，用盐、香油、味精等拌料汁，然后浇入鲈鱼肚内；将葱结放在碟底，然后将鲈鱼放在葱结上。

② 将猪肉丝、香菇丝、生姜丝、盐、生抽搅匀，淋在鱼身上，隔水大火蒸10分钟，熟后将葱丝及胡椒粉撒于鱼上，再淋上热猪油，加适量生抽调味即成。

🍴 饮食搭配

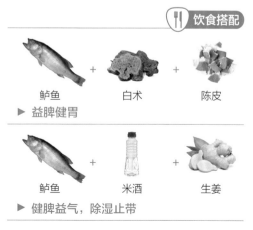

鲈鱼	+	白术	+	陈皮

▶ 益脾健胃

鲈鱼	+	米酒	+	生姜

▶ 健脾益气，除湿止带

鲳鱼

益气养血，健脾益胃

鲳鱼又名镜鱼、平鱼、叉片鱼。常见的鲳鱼包括银鲳和金鲳，银鲳即白鲳，体短而高，鳍侧扁，略呈菱形。头较小，眼圆，口小，牙细。鲳鱼营养丰富，含有不饱和脂肪酸，经实验证明，其可降低心脑血管疾病的发病率。鲳鱼的胆固醇含量也低于所有的动物食品。鲳鱼肉厚、少刺、味美，是天然营养佳品。

每100g鲳鱼含有：

蛋白质	18.5g
脂肪	7.3g
胆固醇	77.0mg
维生素A	24.0μg
钙	46.0mg

鲳鱼含有丰富的硒和镁，对心血管疾病有预防作用，可预防癌症，还可延缓衰老。

主产区
我国南海、东海、黄海、渤海等沿海地区

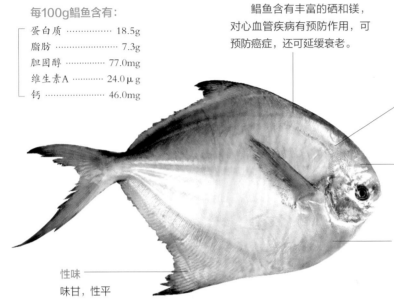

适宜人群
脾胃虚弱、气血不足者

鲳鱼的维生素含量较高，经常食用对眼睛大有益处。中医认为，鲳鱼具有益气养血之功效。

性味
味甘，性平

煎封鲳鱼

材料：

鲳鱼1条，蒜泥1.5g，生姜片1.5g，煎封汁250ml，葱末5g，绍酒10ml，香油0.5ml，生抽15ml，姜汁酒15ml，花生油、胡椒粉各适量

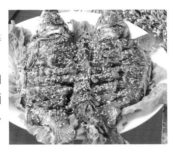

做法：

① 将鱼处理干净后，两面各斜拉数刀，用生抽、姜汁酒腌约10分钟；将煎封汁、香油、胡椒粉兑成芡汁。

② 炒锅用中火烧热，下花生油，放入鲳鱼，煎炸至两面呈金黄色，捞起盛在盘中。

③ 热锅烧油，下蒜泥、葱末、生姜片爆香，加绍酒、芡汁，淋在鱼身上即成。

选购指南

我们日常食用的鲳鱼大多数是冰冻的。选购时，应选眼球饱满、角膜透明、体表细鳞紧密且色泽银白的鱼。冷冻鲳鱼若出现了微黄油斑，表示冷冻时间过久。

烹饪指导

由于鲳鱼的脂肪和水分较多，肉质脆，所以不适合煲汤，应采用蒸、炸、煎等烹饪方法。鲳鱼从冰箱取出后待食用时，不要与水直接接触。

食用宜忌

青少年和儿童多吃鲳鱼，有助于生长发育、提高智力；高脂血症、高胆固醇血症患者尤其适宜。

有过敏性皮肤病的患者应忌服。

螺

清热利水，除湿解毒

螺是一种腹足类动物，特指可以完全缩入其壳中以得保护的腹足类动物。螺肉营养丰富，味道鲜美。螺的食用价值很高，对肝炎、黄疸及泌尿系统疾病有一定的辅助治疗作用。中医认为，螺肉有清热利水、除湿解毒的功效，但由于螺肉性寒，所以胃寒患者及产后妇女不宜食用。

每100g螺含有：
- 碳水化合物 ……… 6.6g
- 蛋白质 …………… 15.7g
- 脂肪 ……………… 1.2g
- 钙 ………………… 722.0mg

性味
味甘，性寒

螺肉能润肺消积、镇肝熄风。天气炎热时，食用螺肉可解毒润燥。

新鲜的螺肉最适合做食疗品以补阴虚。但伤风感冒未愈者或脾胃虚寒者不宜食用过多。

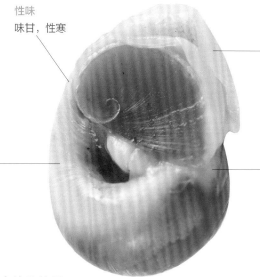

适宜人群
小便不利、黄疸、脚气、水肿、消渴者

🍲 烹饪指导

买回来的螺要在清水中滴几滴香油，浸泡2日后再食用，以使其吐出腹中的脏物。

醉香螺

材料：
香螺、料酒、味精、盐、葱段、生姜片、辣椒末、蒜片、卤汁各适量

做法：

①香螺洗净，加料酒和盐腌制。

②锅内加入适量水、料酒、盐、味精，烧成汤汁。

③倒入香螺，烧至螺熟，加入葱段、生姜片、辣椒末、蒜片即可。

④出锅后，放在容器内，加入适量卤汁，腌制24小时即可食用。

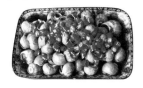

鱼虾蟹贝

选购指南

新鲜的螺养在水里时会伸出螺肉来，碰触时，会马上将肉缩入壳内；若螺肉不会向外伸出，可能螺已死亡。螺身较大时，螺肉比较肥美。

品种群

海螺
海螺分布于沿海水域，肉质最肥美。

田螺
田螺为田螺科动物的中国圆田螺的全体。

青菜炒螺肉

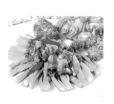

螺肉90g，青菜250g，与生姜丝、葱花同炒，可益气健脾、利湿退黄。

扇贝

健脑，降低血脂

扇贝又名元贝、江瑶柱、带子，肉色洁白，口感细嫩，味道鲜美，营养丰富，被列入"八珍"之一，与海参、鲍鱼齐名，并列为"海味中的三大珍品"。古人称赞扇贝"食后三日，尤觉鸡虾乏味"，可见扇贝味道之鲜美。中医认为，扇贝具有滋阴、补肾、调中、下气、利五脏之功效，可改善头晕目眩、脾胃虚弱等症状。

每100g扇贝含有：

- 热量 ·············· 60.0kcal
- 蛋白质 ·············· 11.1g
- 脂肪 ················ 0.6g
- 碳水化合物 ········· 2.6g
- 胆固醇 ············· 140.0mg

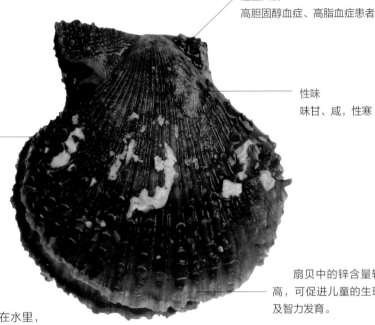

适宜人群
高胆固醇血症、高脂血症患者

性味
味甘、咸，性寒

扇贝富含维生素B$_{12}$和钾，蛋白质含量丰富，脂肪含量少，具有降低血脂的功效。

扇贝中的锌含量较高，可促进儿童的生理及智力发育。

😀 保鲜小窍门

新鲜活扇贝买回后放在水里，撒适量盐，一天换3次水，可使扇贝保持长时间鲜活。

蒜蓉粉丝蒸扇贝

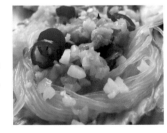

材料：
扇贝10个，粉丝、辣椒末、生姜末、蒜蓉、葱末、盐、生抽、料酒、香油各适量

做法：

① 将扇贝肉从壳中取出，洗净；粉丝泡发备用。

② 取1只小碗，放入生姜末、蒜蓉、辣椒末、料酒、生抽、香油、盐调匀成汁。

③ 将扇贝壳摆入盘中，放入一层粉丝，再放入扇贝肉，将调好的汁淋在扇贝上，放入蒸锅蒸5分钟，出锅后撒入葱末，淋适量生抽即可。

🍴 烹饪指导

扇贝本身极富鲜味，烹制时不宜再加味精，也不宜多放盐，以免鲜味丢失。

选购指南

活扇贝：以颜色比较均匀且有光泽、大小均匀的扇贝为佳；活扇贝受外力影响会闭合，闭合紧的一般就是活扇贝，壳张开的用手一触碰马上收紧的更是活的。

冰鲜扇贝：出品率在70%左右，色洁白、颗粒大且饱满、新鲜度高、无碎粒的冰鲜扇贝为合格品。

蛤蜊

清热，保健

蛤蜊肉质鲜美无比，被称为"天下第一鲜""百味之冠"。蛤蜊不仅味道鲜美，而且它的营养素构成也比较全面。同其他贝类一样，经常食用蛤蜊肉，也可降低胆固醇。它还含有蛋白质、脂肪、碳水化合物、铁、钙、磷、碘、维生素、氨基酸和牛磺酸等多种成分，对缺碘性甲状腺肿大、小便不利、糖尿病等症也有辅助疗效，是一种低热量、高蛋白食品。

每100g蛤蜊含有：

碳水化合物	2.8g
蛋白质	10.1g
脂肪	1.1g
胆固醇	156.0mg
钙	133.0mg
磷	128.0mg

适宜人群
孕妇及年老体弱者

蛤蜊全身都可作药用。蛤蜊壳可用来辅助治疗糖尿病和宿醉后的喉咙干渴；蛤蜊肉可清热，改善眼部充血、月经异常、内分泌失调等症状。

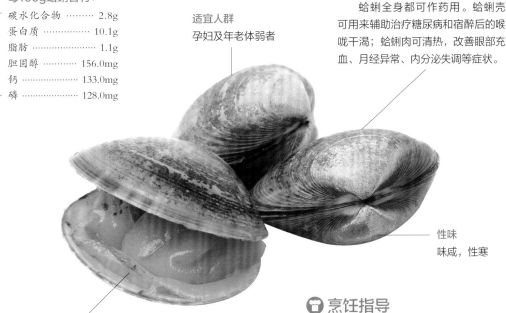

性味
味咸，性寒

蛤蜊具有预防心脑血管疾病的功效，所含的牛磺酸有助于排出体内多余的胆固醇，可防止动脉硬化、强化肝功能。

鱼虾蟹贝

🍳 烹饪指导

煮蛤蜊时，可加入适量米粒，待吃时就能较容易地把贝柱部分取出。

选购指南

听：可拿起轻敲，若有"膨嘭"声，则表明已经不新鲜或是死的；相反，若为较清脆的"咯咯"声，则是活的。

看：静水里养着的，要买那种张着嘴但碰一下就会自己合上的；将水搅动一下，立即将壳闭上的也表示是活的；如果动作迟缓，或者毫无反应，则是死的，不宜购买。

辣炒蛤蜊

材料：

蛤蜊500g，葱花、生姜末、红辣椒段各适量，绍酒半大匙，酱油、盐、味精、食用油各适量

做法：

① 锅中放适量油，将葱花炒出香味后放入生姜末；放入蛤蜊翻炒至蛤蜊壳微微张开（翻炒不宜过勤，每隔5~10秒翻一次）。

② 放入绍酒、盐、酱油，继续翻炒至蛤蜊壳全部张开；盖上锅盖，焖煮至汤汁收干；放入红辣椒段、味精，炒熟即成。

🍴 食用禁忌

蛤蜊虽然味道鲜美，但也应该控制摄入量。食用蛤蜊过多，容易出现恶心和湿疹，严重者还会出现荨麻疹。

鱿鱼

营养丰富，保护心脑血管

鱿鱼又名柔鱼、枪乌贼，并非鱼类，属于海洋软体动物，与墨鱼、章鱼等软体腕足类海产品在营养价值方面基本相同，是名贵的海产品，富含蛋白质、钙、磷、铁等，且含有十分丰富的硒、碘、锰、铜等微量元素。鱿鱼的做法多样，适合爆、炒、烧、烩等烹饪方法。

每100g鱿鱼含有：

脂肪	0.8g
蛋白质	17.0g
维生素E	0.94mg
镁	61.0mg
钙	43.0mg

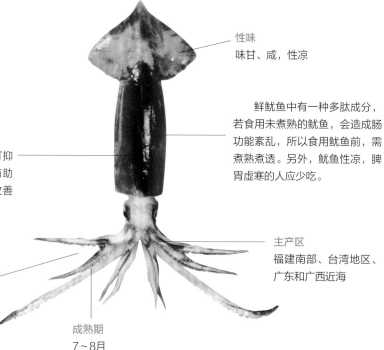

性味
味甘、咸，性凉

鲜鱿鱼中有一种多肽成分，若食用未煮熟的鱿鱼，会造成肠功能紊乱，所以食用鱿鱼前，需煮熟煮透。另外，鱿鱼性凉，脾胃虚寒的人应少吃。

鱿鱼中富含牛磺酸，可抑制血液中的胆固醇含量，有助于缓解疲劳、恢复视力、改善肝功能。

鱿鱼所含的胆固醇可有效减少血管壁内所累积的胆固醇，进而维护心脑血管健康。

主产区
福建南部、台湾地区、广东和广西近海

成熟期
7~8月

砂锅炖鱿鱼

材料：

干鱿鱼、熟鸡皮、香菇、火腿、猪蹄、鸡汤、盐、料酒、生姜、葱、胡椒粉各适量

做法：

① 将泡发的鱿鱼切成丝；鸡皮、香菇、火腿均切细丝；葱、生姜洗净，切末；猪蹄洗净，切块。

② 砂锅中放入清水，加葱末、生姜末、料酒、猪蹄块，放火上烧开后撇去浮沫，转微火炖约1.5小时成浓汤。

③ 从砂锅内捞出猪蹄块，加鸡汤、鱿鱼丝及鸡皮丝、香菇丝、火腿丝再炖半小时，加盐和胡椒粉调味即成。

选购指南

看：看鱿鱼的身体是否呈透明状，新鲜状态下应该呈现自然光泽，且触须无断落，表皮完整；如果变成灰暗的颜色，表皮无光泽则是不新鲜的鱿鱼，千万不要选。

摸：摸一下表面是否光滑，轻轻按压是否有弹性，如果失去弹性且表皮粘连，说明鱿鱼已经不新鲜。

市场上所能见到的鱿鱼有冰冻鱿鱼、水发鱿鱼和干鱿鱼三种，水发鱿鱼的香气不如干鱿鱼，质量好的干鱿鱼外表颜色微红、有香气，且带有较多的白粉。

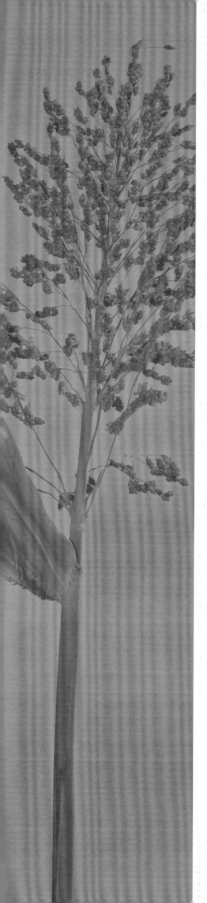

第九章

调味品

　　人类自古就食用药草和香料。数千年来，调味品一直是人们饮食生活、药用等不可缺少的东西。调味品指具有酸、甜、苦、辣、咸等用于给菜肴添加特殊风味的作料。调味品在厨房烹饪中起着举足轻重的作用。具体说来，调料分为甜味调料、辣味调料、鲜味调料。常见的调味品有糖、盐、酱油、醋、葱、生姜、蒜、辣椒等。调味品如果存放不当，香味将会消失，因此，存放时应避免阳光直射。

解表，宣肺通阳

葱在东方人的饮食中是一种很普遍的调味品，也可单独作为蔬菜来食用，"煎饼卷大葱"就是山东著名的小吃。葱有解表、宣肺通阳、通乳止血、定痛疗伤的功效，可治疗风寒感冒、头痛、发热、鼻塞、阴寒腹痛、痢疾泄泻、虫积内阻、乳汁不通等症。

每100g大葱含有：

- 热量 ················ 33.0kcal
- 蛋白质 ················ 1.7g
- 脂肪 ················ 0.3g
- 碳水化合物 ········ 6.5g
- 膳食纤维 ·········· 1.3g
- 维生素A ·········· 10.0μg
- 胡萝卜素 ·········· 60.0μg

一般人群均可食用，脑力劳动者更适宜。视力不好的人或患有胃肠道疾病的人不宜多食；表虚多汗者应忌食大葱。

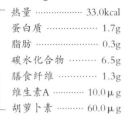

葱白部分仅含维生素C，其中的微量元素硒可以降低胃液内亚硝酸盐的浓度，这对胃癌及多种癌症有一定的预防作用。

主产区
山东章丘

成熟期
一年四季均可栽种

性味
味辛，性平

农历正月生长出来的葱，由于气候的关系，有助于身体机能的恢复，多吃正月葱可以充分补给热量。

品种群

香葱
香葱又称细香葱、北葱等。质地柔嫩、味清香、微辣，主要用于调味。

小葱
根白，葱白是青色的、叶绿色，生吃有甜味。

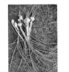

胡葱
有治水肿、肿毒和胀满的作用。味淡，以食葱叶为主。

短葱
葱白短粗，葱叶肥厚，辣味稍淡。

葱爆羊肉

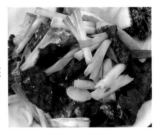

材料：
羊肉500g，葱、盐、蒜片、醋、酱油、料酒、白糖、胡椒粉、香油各适量

做法：
① 羊肉洗净，切片；葱洗净，滚刀切成段，备用。
② 碗中放盐、醋、酱油、料酒、白糖、胡椒粉、香油，搅拌均匀成料汁。
③ 热锅烧油，放葱段、蒜片煸出香味，下入羊肉片，大火翻炒，最后倒入料汁，拌炒均匀即可。

生姜

解毒杀虫，发汗止呕

生姜也称姜，姜科姜属植物，花为黄绿色，根茎有刺激性香味。根茎鲜品或干品可以作为调味品，经过炮制，可作为中药材入药用。生姜的原产地为东南亚，虽然生姜所含的营养成分不多，但其独特的辛辣味及香味却有较高的药用价值。

每100g生姜含有：

热量 46.0kcal
蛋白质 1.3g
碳水化合物 10.3g
脂肪 0.6g
膳食纤维 2.7g

生姜具有解毒杀菌的作用，其所含的姜酮和姜油有强烈的杀菌效果，生姜提取液具有显著抑制皮肤真菌的功效。

生姜在进入人体后能产生一种抗氧化本酶，可以有效地抵抗自由基，从而发挥抗衰老和抗癌的作用。

生姜能加快血液循环、刺激胃液分泌、促进肠道蠕动、促进消化，有助于促进新陈代谢。

主产区
山东

性味
味辛，性微温

成熟期
6~8月

生姜的挥发油、姜辣素、氨基酸等成分有增进食欲、发汗、止呕的作用。

调味品

风姜仔鸭

材料：

肥嫩仔鸭1只，麦芽糖35g，香菇15g，火腿15g，冬笋30g，熟猪油2kg，盐 6g，生姜、胡椒粉各适量

做法：

① 将仔鸭处理干净，入沸水锅焯一下，捞出后在表面抹上麦芽糖，静置1小时。

② 炒锅置大火上，下入熟猪油，烧至七分热，将鸭放入炸至橘红色捞起。

③ 香菇、冬笋、生姜洗净，切丁；火腿切丁，加盐炒热，拌入胡椒粉后塞入鸭腹，入笼大火蒸1小时即成。

🍽 食用禁忌

生姜不可一次食用过多，每次食用100g左右即可；有内热者忌食生姜；烂姜、冻姜会产生致癌物质，不可食用。

🍴 饮食搭配

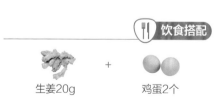

生姜20g + 鸡蛋2个

▶ 生姜同鸡蛋搅匀，炒熟，可改善哮喘

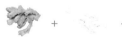

生姜3片 + 葱白1段 + 大枣4个

▶ 水煎服，盖被发汗，可治伤风感冒

辣椒

祛风发汗，化痰除湿

辣椒原产于拉丁美洲热带地区，原产国是墨西哥。果实通常呈圆锥形或长圆形，也有灯笼形、心脏形等，未成熟时呈绿色，成熟后变成鲜红色、黄色或紫色，以红色最为常见。因果皮含有辣椒素而有辣味，能增进食欲。辣椒中维生素 C 的含量丰富，对胃寒疼痛、胃肠胀气、消化不良等症有很好的食疗效果。

辣椒有一定的药性，因此能祛风发汗、化痰除湿，可促进血液循环、改善血管性头疼。

中医认为，辣椒虽能祛寒、止痢、增进食欲、促进消化，但膳食上应当讲究五味（酸、苦、甘、辛、咸）调和，过于偏爱辣味，易造成脏腑阴阳失调，引起疾病。

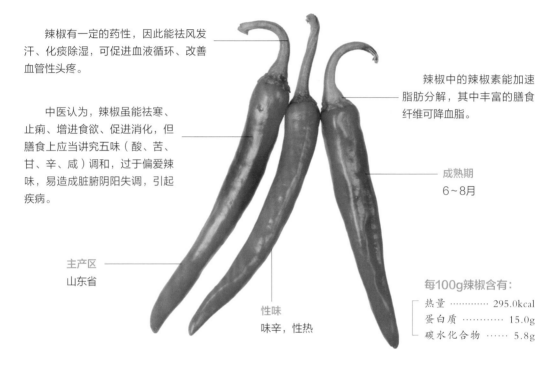

辣椒中的辣椒素能加速脂肪分解，其中丰富的膳食纤维可降血脂。

成熟期
6~8月

主产区
山东省

性味
味辛，性热

每100g辣椒含有：

热量 ……… 295.0kcal
蛋白质 ……… 15.0g
碳水化合物 … 5.8g

辣子鸡丁

材料：

整鸡1只或鸡腿1盒，盐、味精、料酒、生姜、蒜、食用油、熟芝麻、花椒、干辣椒、白糖各适量

做法：

① 鸡肉处理干净，切小丁，放盐和料酒拌匀后，放油锅中炸至外表呈深黄色后捞起待用；干辣椒切成3厘米长的段；生姜、蒜去皮，切片。

② 锅里放油烧热，倒入生姜片、蒜片炒出香味后倒入干辣椒段和花椒；最后倒入炸好的鸡丁，烹入味精、白糖、熟芝麻，炒匀后起锅即可。

切辣椒小技巧

切辣椒时用指腹按着辣椒，而不是用指甲掐住辣椒，这样，切辣椒时，手就不容易被辣到了。

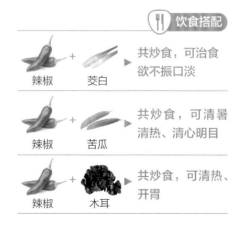

🍴 饮食搭配

辣椒 + 茭白 ▶ 共炒食，可治食欲不振口淡

辣椒 + 苦瓜 ▶ 共炒食，可清暑清热、清心明目

辣椒 + 木耳 ▶ 共炒食，可清热开胃

蒜

防癌抗癌，美容防晒

原产于亚洲中部地区的蒜，早在 5000 多年前的古埃及时代就被认为具有强壮身体的作用而被用于食用，其中的蒜素是蒜发挥药用价值的主要功臣。蒜素能有效地抑制癌细胞活性，使癌细胞不能正常生长代谢，最终导致癌细胞死亡；另外，蒜中的锗和硒等元素有良好的抑制癌细胞或抗癌作用。

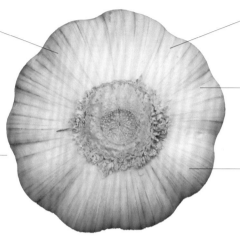

蒜外用可以促进皮肤的血液循环，去除老化的角质，软化皮肤并增强弹性；还可防日晒、防止黑色素沉着，具有良好的美容功效。

性味
味辛，性温

主产区
河北、河南、江苏、江西

蒜中含有甘露醇素等，能促进新陈代谢与血液循环，对辅助治疗手足冰冷或心脏病相当有效。

成熟期
3~4月

蒜泥白肉

材料：

猪后腿肉500g，蒜50g，辣椒油15ml，盐5g，味精1g，生抽15ml，香油15ml，葱段、葱末各15g，姜末15g

做法：

① 将猪后腿肉洗净，放入下有葱段、姜末的汤锅中，煮熟后，在原汁中浸泡20分钟。

② 将肉捞出，切成薄片，码放在盘中。

③ 蒜剥皮，剁蓉，加盐、葱末、香油、生抽、辣椒油、味精调匀，即成蒜泥酱。食用时搭配蒜泥酱蘸食即可。

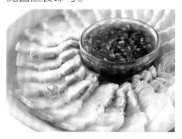

选购指南

蒜以蒜头大、包衣紧、蒜瓣大且均匀、味道浓厚、辛香可口、汁液黏稠的为佳。

糖醋蒜

将蒜去皮、洗净，与盐、醋、白糖等调料共同置于腌缸中腌制即成。营养丰富、酸甜适口，是老百姓餐桌上的常见佐食。

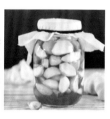

蒜炒西蓝花

材料：

西蓝花150g，菜花100g，胡萝卜50g，蒜、盐各适量

做法：

① 菜花、西蓝花洗净，分小朵；胡萝卜洗净，切片；蒜剥皮，切片备用。

② 煮一锅水，将菜花、西蓝花烫熟，捞起沥干备用。

③ 热锅烧油，爆香蒜片，放入菜花、西蓝花和胡萝卜片略拌炒，加盐调味即可。

每100g蒜含有：

热量	128.0kcal
蛋白质	4.5g
碳水化合物	27.6g
脂肪	0.2g
膳食纤维	1.1g

调味品

促进消化液分泌，增进食欲

盐

　　盐是人类日常生活中不可缺少的食品，中国有句古话："开门七件事，柴、米、油、盐、酱、醋、茶。"可见盐在老百姓日常生活中的重要性。盐的制作与使用起源于中国，放盐不仅能增加菜肴的滋味，还能促进胃消化液的分泌、增进食欲，是调味品中用得最多的，号称"百味之王"。

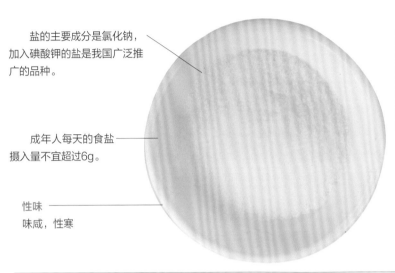

盐的主要成分是氯化钠，加入碘酸钾的盐是我国广泛推广的品种。

成年人每天的食盐摄入量不宜超过6g。

性味
味咸，性寒

每100g盐含有：

钙	22.0mg
钾	14.0mg
钠	39.3g
镁	2.0mg
铁	1.0mg
锌	0.24mg
铜	0.14mg

🍳 烹饪指导

　　烹饪时宜在菜肴即将出锅前加入盐，以免盐中所含的碘、钠等营养素受热蒸发掉。

为人体提供热能

糖

　　我国是世界上最早制糖的国家之一。史前时期，人类就已知道从鲜果、蜂蜜、植物中摄取甜味食物。糖是人类赖以生存的重要物质之一，也是人体三大主要营养素之一，是人体热能的主要来源。糖供给人体的热能约占人体所需总热能的 60%~70%，除纤维素外，一切糖类物质都是热能的来源。

每100g糖含有：

热量	396.0kcal
蛋白质	0.1g
碳水化合物	98.9g
钙	6.0mg
钾	2.0mg
钠	2.0mg

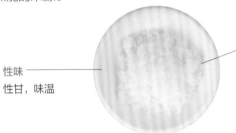

性味
性甘，味温

主产区
广东、广西、云南、福建、海南、四川等地

品种群

冰糖

　　冰糖养阴生津、润肺止咳，可烹羹炖菜或制作甜点，如"冰糖雪梨""冰糖燕窝"等菜肴。

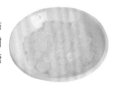

红糖

　　中医认为，红糖味甘，性温，入脾经，具有益气补血、健脾暖胃、缓中止痛、活血化瘀的作用。平时应注意在饮食中补充，以维持正常代谢功能，延缓衰老。

缓解疲劳，软化血管

醋

醋是由古代酿酒大师杜康的儿子发明的，中国各地物产气候不同，产生了各具特色的地方食醋，如今最著名的当属山西老陈醋、镇江香醋、保宁醋及红曲米醋。醋在中国菜的烹饪中有举足轻重的地位，常用于溜菜、凉拌菜等，经常喝醋，能够起到缓解疲劳、软化血管等作用。

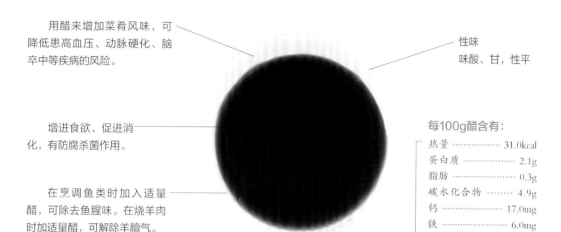

用醋来增加菜肴风味，可降低患高血压、动脉硬化、脑卒中等疾病的风险。

性味
味酸、甘，性平

增进食欲、促进消化，有防腐杀菌作用。

每100g醋含有：

热量	31.0kcal
蛋白质	2.1g
脂肪	0.3g
碳水化合物	4.9g
钙	17.0mg
铁	6.0mg
钾	351.0mg

在烹调鱼类时加入适量醋，可除去鱼腥味。在烧羊肉时加适量醋，可解除羊膻气。

降低胆固醇

酱油

酱油用豆、麦、麸皮酿造而成，色泽鲜亮，有独特酱香，滋味鲜美，有助于提色增味，是我国的传统调味品。酱油起源于我国，早在周朝时期就有相关的记载。最早的酱油是用牛、羊、鹿和鱼、虾等动物性蛋白质酿制的，后来才逐渐改良为用豆类和谷物的植物性蛋白质酿制。如今，我国的酱油在国际上享有极高的声誉。

调味品

每100g酱油含有：

热量	63.0kcal
膳食纤维	0.2g
碳水化合物	10.1g
蛋白质	5.6g
脂肪	0.1g
钙	66.0mg
磷	204.0mg

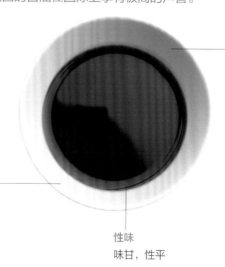

酱油含有异黄酮，这种特殊物质可降低人体胆固醇，降低心脑血管疾病的发病率。

选购指南

如果是瓶装酱油，将瓶子倒竖，看瓶底是否有沉淀物，再将其竖正摇晃，看瓶壁是否挂有杂物、瓶中液体是否混浊、是否有悬浮物。优质酱油应澄清透明，无沉淀、沉渣，无霉花浮沫。

烹饪时加入适量酱油，可为食物加香添色。出锅后放酱油，可保留酱油中的有效氨基酸和营养成分。

性味
味甘，性平

味精

对人体各系统功能有一定的助益作用

味精是调味料的一种，它的主要成分谷氨酸钠在温度高于120℃时会变为焦点谷氨酸钠，食后对人体有害，且难以排出体外，所以应在菜肴快出锅时烹入味精。

每100g味精含有：

热量	268.0kcal
碳水化合物	26.5g
蛋白质	40.1g
脂肪	0.2g
钙	100.0mg
磷	4.0mg
钾	4.0mg

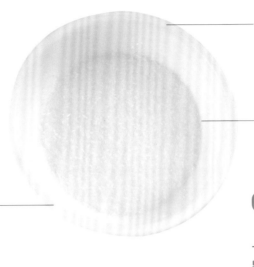

性味
味酸，性平

味精中的主要成分谷氨酸钠具有辅助治疗慢性肝炎、神经衰弱、癫痫、胃酸缺乏等病症的作用。

味精在酸性环境中不易溶解，所以做糖醋、醋熘菜时，不宜使用味精。孕妇及婴幼儿也不宜吃味精。

选购指南

优质味精的颗粒形状一致，色洁白、有光泽，颗粒间呈散粒状态。

胡椒

开胃增食，解食物毒

胡椒为胡椒科植物胡椒的果实，有黑胡椒和白胡椒之分。胡椒的食用历史悠久，它的种子含有挥发油、胡椒碱、粗脂肪、粗蛋白等，是人们喜爱的调味品。中医认为，胡椒可作体内废物代谢和脂肪燃烧、净化血管之用。胡椒主要有抗菌、增进食欲、促进消化、促进发汗等作用，具体可用来治疗食欲缺乏、消化不良等症。

每100g胡椒含有：

热量	361.0kcal
蛋白质	9.6g
脂肪	2.2g
碳水化合物	76.9g
不溶性纤维	2.3g
钙	2.0mg

黑胡椒、白胡椒皆不能高温油炸，应在菜肴即将出锅时添加适量，均匀拌入。

🍲 烹饪指导

在烹调饮食时，胡椒用于去腥解膻及调制浓味的肉类菜肴，兼有开胃增食的功效，又能解鱼、蟹、荤等食物中毒，故为家庭厨房中常用调料。

胡椒所含的化学物质可刺激鼻黏膜细胞产生稀释黏液，从而缓解感冒症状。

性味
味辛，性热

花椒

温中散寒，除湿，止痛，杀虫

花椒是代表性香料之一，其历史悠久。中医认为，花椒性温，有温中散寒、除湿、止痛、杀虫的作用，烹饪时加入适量花椒，可除各种肉类的腥气、促进唾液分泌、增进食欲。另外，花椒独有的辛辣味可使血管扩张，从而起到降低血压的作用。春季食用有助于人体阳气的升发。花椒有温中除湿的作用，适宜脾胃虚寒、食欲不振者。

每100g花椒含有：

热量 …………… 258.0kcal
蛋白质 ………… 6.7g
脂肪 …………… 8.9g
碳水化合物 … 37.8g
膳食纤维 …… 28.7g
钙 …………… 639.0mg
钾 …………… 204.0mg

性味
味辛，性温

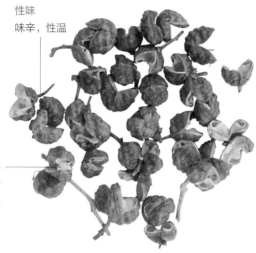

用锅煮花椒水，凉后将布袋浸泡于其中，捞出晾干后，将大米倒入布袋中，再用纱布包些花椒，分放在大米的各部分，扎袋后置于阴凉通风处，可防虫蛀。

食用禁忌

花椒等天然调味品都有一定的毒性，可诱发恶性肿瘤。所以，花椒虽可食用，但不宜多食。

选购指南

挑选时，应选购壳色红艳油润、果实开口而不含籽粒、手感糙硬的。

肉桂

温通血脉，散寒止痛

肉桂又称桂皮、官桂或香桂，为常用中药，又为食品香料或烹饪调料。日常烹饪中常用它给炖肉调味，是五香粉的成分之一。中医认为，肉桂性热，具有暖胃祛寒、活血舒筋、通脉止痛和止泻的功能。另外，肉桂能够重新激活脂肪细胞对胰岛素的反应能力，大大加快葡萄糖的新陈代谢，对糖尿病有一定的预防作用。

调味品

肉桂可温通血脉、散寒止痛，用于寒凝气滞所致的痛经、肢体疼痛。

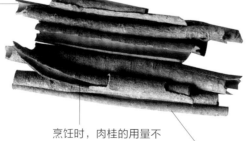

每100g肉桂含有：

热量 ……… 258.0kcal
蛋白质 ………… 7.7g
脂肪 …………… 6.9g
碳水化合物 … 56.5g
膳食纤维 …… 28.7g
钙 …………… 639.0mg
钾 …………… 204.0mg

烹饪时，肉桂的用量不宜太多，香味过重反而会影响菜看本身的味道。另外，肉桂含有可致癌的黄樟素，所以不宜长期、大量食用。

性味
味辛、甘，性热

肉桂红糖饮

肉桂15g，水煎，去渣取汁，加入红糖10g，调匀热饮。

功效：

温胃散寒，可缓解胃部受寒所致的胃痛、胃胀等。

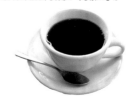

八角

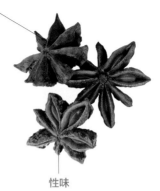

功效
温阳散寒，理气止痛

温经散寒，理气止痛

    八角能除肉中臭气，使之重新添香，故又名茴香，又称八角茴香、大料和大茴香，为烹饪的调味料之一。气味芳香而甜，全果或磨粉使用。八角具有浓烈香味，在烹饪中应用广泛，主要用于煮、炸、卤、酱及烧等烹调加工中，可除腥膻等异味、增香，并可增进食欲。

性味
味辛，性温

孜然

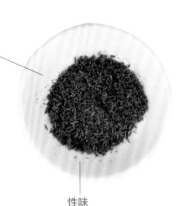

功效
祛寒除湿，理气开胃，
祛风止痛

理气开胃，祛风止痛

    孜然，学名为枯茗，也叫安息茴香、野茴香，为伞形花科孜然芹一年生草本植物。原产地在北非和地中海沿岸地区。气味芳香而浓烈，适用于肉类烹调，可理气开胃、祛风止痛，是烧烤时常用的作料，同时是配制咖喱粉的主要原料之一。用孜然加工牛、羊肉，可以去腥解腻，还可使肉质更鲜美、增进食欲。用孜然调味，还能防腐杀菌。不过，用孜然调味，用量不宜过多，且夏季应少食。

性味
味辛，性温

茴香

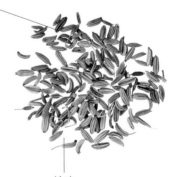

功效
开胃进食，理气祛寒，助阳道

开胃进食，理气祛寒

    大茴香、小茴香都是常用调料，因皆能去除肉中臭气，故曰"茴香"。大茴香即八角。小茴香的种实可作调味品，茎叶部也具有香气，常被用来作馅料。它的主要成分是茴香油，能促进消化液分泌，排出积存的气体，健胃、行气。小茴香的主要成分是蛋白质、脂肪、膳食纤维、茴香脑、小茴香酮、茴香醛等，集医药、调味、食用于一身。

性味
味辛，性温

芥末

开胃，解鱼蟹毒

芥末是芥末菜的成熟种子碾磨成的一种粉状辣味调料，原产于中国，从周朝起就开始在宫廷食用。芥末味道独特，可用作泡菜、腌渍生肉的调味品。芥末的主要辣味成分是芥子油，可刺激唾液和胃液的分泌，具有开胃的作用；它还有很强的解毒功能，能解鱼蟹之毒；芥末油有美容养颜的功效，经常用作按摩精油。高脂血症患者、高血压患者、心脏病患者、食欲不振者适宜食用。

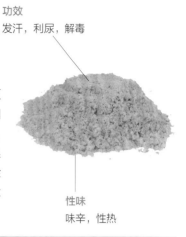

功效
发汗，利尿，解毒

性味
味辛，性热

豆豉

发汗解表，清热透疹，宽中除螨

豆豉是以大豆或黄豆为主要原料，经过发酵而成的，按加工原料可分为黑豆豉和黄豆豉，按口味可分为咸豆豉和淡豆豉。豆豉含有丰富的蛋白质、脂肪和碳水化合物，且含有人体所需的多种氨基酸，还含有多种矿物质和维生素等营养物质。味道独特、香气浓郁，可增进食欲、促进消化吸收，广泛用于烹调之中。著名的麻婆豆腐、回锅肉等均少不了用豆豉调味。

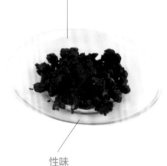

功效
发汗解表，清热透疹，宽中除满

性味
味甘、微苦，性平

调味品

丁香

温中，暖肾，降逆

丁香由于外形酷似钉子而得名。在我国古代，朝廷百官在朝拜皇帝时，口含丁香，取其清新口气之功效。丁香的主要成分是丁香酚，它具有强有力的抗菌防腐作用及防油脂氧化的作用，可镇痛、暖胃、抗痉挛，用于辅助治疗腹痛、胃炎等症。丁香具有强烈的刺激性气味及苦味与辣味，用途广泛，去腥效果明显，是炖、焖、煨等烹饪中必不可少的香料。用于烹饪时，应加热煮透，并控制用量。

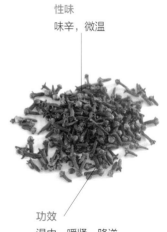

性味
味辛，微温

功效
温中，暖肾，降逆

百式百味——中式面点小吃图录

黄桥烧饼

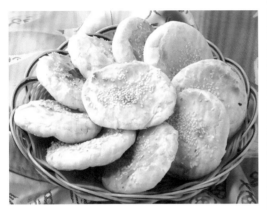

黄桥烧饼是古老的传统食品，同时也是江苏千年古镇黄桥的特色小吃。制作时以油酥和面，内馅由火腿或猪油等做成，口味香甜，外撒芝麻内擦酥，酥脆焦黄，令人唇齿留香。

狗不理包子

狗不理包子是全国闻名的传统风味小吃，被公推为闻名遐迩的"天津三绝"食品之首。据传，清咸丰年间有一个乳名叫"狗子"的年轻人，他学得一手做包子的好手艺，忙时无暇与客人交谈，吃包子的人都戏称他为"狗不理"……狗不理包子每个包子都是十八个褶，大小整齐、色白面柔，看上去爽眼舒心，油水汪汪，香而不腻，深得大众的青睐。

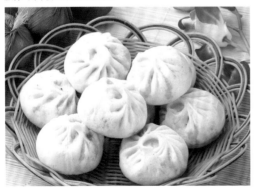

麻花

麻花是中国的一种特色健康食品，以湖北崇阳的小麻花和天津的大麻花最为出名。相传很久以前，大营一带毒蝎横行，人们为了诅咒和驱赶它，每年阴历二月二，每家每户把和好的面拉成长条，扭成毒蝎尾状，油炸之后吃掉，寓意"咬蝎尾"，久而久之，就演变成今天的麻花。

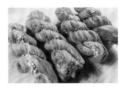 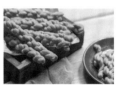

桂发祥十八街麻花，历史悠久，酥脆香甜，风味醇厚。　　稷山麻花，原为宫廷食品，口味咸鲜，色香味诱人。

萨其玛

萨其玛是满族风味糕点，制作萨其玛的最后两道工序是：切成方块，随后码起来。"萨其玛"便是这两个词的满语缩写。清朝建立后，满汉杂居，萨其玛作为一种民族风味食品，也逐渐被汉族人们接受和喜爱。

做法：

将鸡蛋与面粉等原料和匀为面团，后切成面条；将面条生坯入油锅炸至金黄后捞出待用；白糖加水下锅煎熬至可拉丝后将面坯投入锅中，拌匀，捞出后压实，切块，冷却后即可食用。

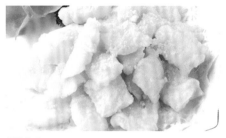

糍粑

糍粑是用熟糯米饭放到石槽里捣碎制作而成的，是我国南方一些地区流行的美食。制作时，将糯米浸泡后搁蒸笼里蒸熟，然后将糯米捣制成团状后蘸白糖食用，口味香甜。

在四川一些地方，在热糍粑中裹入熟红豆等豆制品，加入适量盐，切成椭圆状片块放到熟菜油中油炸，做出的红豆油糍粑，色、香、味俱佳。

艾窝窝

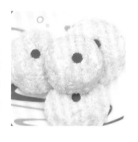

北京传统风味小吃，历史悠久。色泽雪白，形如球状，质地黏软，口味香甜。

煎饼

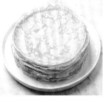

中国传统食品之一。用调成糊状的杂面摊烙而成，多由粗粮制作，营养价值高。疏松多孔，可与其他食品搭配。据传，山东的煎饼就是诸葛亮发明的。诸葛亮辅佐刘备之初，兵微将寡，常被曹兵追杀，一次被围在沂河、涑河之间，将士饥饿困乏，诸葛亮便让伙夫以水和玉米面为浆置火上，煎出香喷喷的薄饼，将士食后，杀出重围，从此煎饼在沂蒙大地上流传至今……

叉烧包

叉烧包是广东的代表性点心之一，与虾饺、干蒸烧卖、蛋挞并称为粤式早茶的"四大天王"。制作叉烧包时，将腌制好的叉烧肉切块，加入调味品成为馅料，包入面内放在蒸笼内蒸熟即成。馅皮蒸熟后软滑适口，散发出阵阵叉烧的香味。

皮色雪白，包面含馅而不露馅，内馅香滑有汁、甜咸适口，味美，百吃不厌。

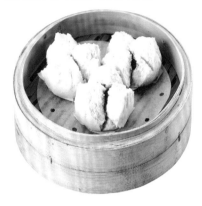

耳朵眼炸糕

天津三绝食品之一，以优质糯米做皮面，以赤小豆、白糖炒制成馅，经油炸而成。呈扁球状，淡金黄色，外酥脆、内软黏，馅心黑红细腻、香甜适口。据传，创始人"炸糕刘"刘万春以卖炸糕谋生，由于精工细做，并逐渐形成独特风格，又因为店铺在窄小的耳朵眼胡同出口处，众食客戏称之为"耳朵眼炸糕"。

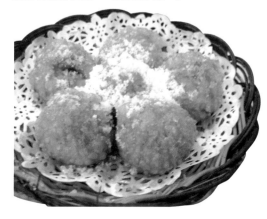

爽口小菜自己做，营养健康滋味足

腌菜

"好看不过素打扮，好吃不过咸菜饭"。腌菜是中国特有的一种食品。古时，冬天时令鲜蔬稀缺，所以伟大而聪明的中国人发明了腌菜。在生活水平相对落后的年代，腌制蔬菜主要为家庭式自制自食，其目的是延长蔬菜的贮藏及食用期，以弥补粮食的不足。腌菜种类很多，辣椒、茄子、蒜头、荞头、萝卜、豆角、大豆、黄瓜、生姜……几乎地里长的，都可以入坛，成为腌菜。不同地区形成许多独具风格的小菜，如重庆涪陵榨菜、贵州独山盐酸菜、四川冬菜、北京八宝酱菜、江苏扬州酱萝卜干、四川泡菜和山西什锦酸菜等。如今，随着现代生活水平的不断提高，腌菜已成为人们餐桌上的一道佐餐。腌菜具有助消化、消油腻、调节脾胃等作用，深得都市人青睐。

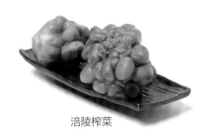

涪陵榨菜

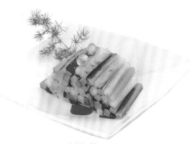

四川泡菜

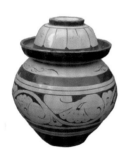

一般使用陶制坛子作为容器，腌菜含有酸性物质，不可以使用金属或塑料容器盛装。坛子要放在阴凉处。

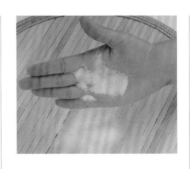

腌菜的盐最好用粗盐。粗盐与细盐相比，保留了较多原有的微量元素。适当食用这些元素，可对人的身体起到很好的平衡作用。将粗盐撒在食物上，可以短期保鲜，用来腌制食物还能防变质。

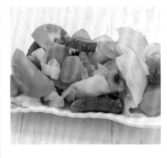

蔬菜在腌制过程中，维生素C被大量破坏，大量吃腌菜，会造成人体维生素C缺乏。另外，腌菜中含有大量亚硝酸盐，也对健康不利。

山西菜系·豆酱腌萝卜

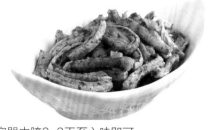

材料：

豆酱腌床400g，白萝卜2根，葱20g，盐10g

做法：

① 白萝卜带皮洗净，切条，用盐拌匀，搓揉至软。

② 用冷开水将做法①中的材料洗净，挤干水分备用。

③ 将豆酱腌床与做好的白萝卜条拌匀，葱切末，一起放入容器中腌2~3天至入味即可。

酱黄瓜

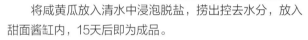

材料：

咸黄瓜5kg，甜面酱3.5kg

做法：

　　将咸黄瓜放入清水中浸泡脱盐，捞出控去水分，放入甜面酱缸内，15天后即为成品。

广东菜系·卤牛蒡

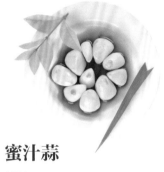

材料：

牛蒡1条，白醋4大匙，卤汁、白芝麻各适量

做法：

① 牛蒡洗净，切丝后放入白醋中，浸泡20分钟。

② 从白醋中捞出牛蒡丝，浸入卤汁中用小火煮，煮至剩下适量汤汁后熄火。

③ 做好的卤牛蒡可放冰箱冷藏，食用时撒上白芝麻即可。

蜜汁蒜

材料：

蒜5kg，白糖2kg，食醋1.5L，盐0.3kg

做法：

① 将蒜去皮，入缸用清水浸泡。

② 第2天换水，第3天捞出沥干。

③ 将白糖、食醋、盐入锅，熬煮至白糖溶化，倒入蒜缸内浸渍。2个月后即为成品。

河北菜系·秘制风味萝卜皮

材料：

白萝卜、红辣椒、小葱、酱油、粗盐、白糖、醋、味精、八角、草果、生姜各适量，白酒15ml

做法：

① 将白萝卜洗净，连皮带肉稍切厚点，挂起风干几小时。

② 小葱切花，红辣椒切丁待用。

③ 将调味料依次放入腌菜坛中，加入红辣椒丁拌匀。

④ 放入风干的白萝卜皮腌制半天。

⑤ 将白萝卜皮改刀切成自己喜欢的形状摆在盘中，倒入腌汁即可。

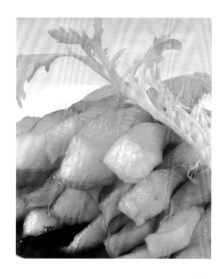

五大地方风味蜜饯全览

苹果脯（京式）

色泽鲜亮，果香浓郁，块形端正，绵甜爽口，营养丰富。含有大量葡萄糖、果糖，极易被人体吸收利用。

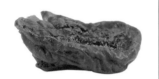

金丝蜜枣（京式）

金丝蜜枣、徽式蜜枣和桂式蜜枣共称为我国三大蜜枣。其中，金丝蜜枣呈琥珀色，素有"金丝琥珀"之称，驰名中外。

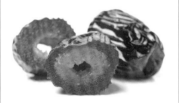

金糕条（京式）

金糕条是山楂果肉配以白糖、琼脂加工而成的，具有消积、行滞、化瘀的食疗价值。

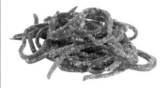

圣女果脯（京式）

由圣女果风干而成，色泽艳丽、形态优美，而且味道适口、营养丰富。

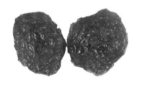

梨脯（京式）

选用鲜梨和白糖共同腌制而成，酸甜适中、甜而不腻、爽口滑润、果味浓郁。

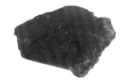

海棠脯（京式）

秋海棠经糖水熬制后风干而成，色泽有棕色、金黄色或琥珀色，鲜亮透明，表面干燥，稍有黏性。

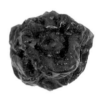

杏脯（杭式）

杏脯色泽美观，色、香、味俱全，不仅保持了鲜杏的天然色泽和营养成分，还具有生津止渴的功效。

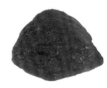

话梅（杭式）

"十蒸九晒，数月一梅"，话梅肉厚干脆、甜酸适度、清香四溢。李时珍在《本草纲目》中就这样写道："梅，血分之果，健胃、敛肺、温脾、止血涌痰、消肿解毒、生津止渴，治久嗽、泻痢……"

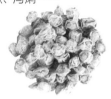

糖水青梅（杭式）

糖水青梅是以梅子加糖腌制而成的，久贮不霉变，甜中蕴酸、回味无穷，有"蜜饯之王"的美誉。

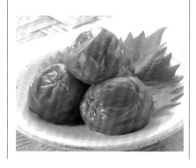

糖心莲（广式）

糖心莲是莲子糖渍加工而成的，入口即化，味甘，具有补脾止泻、益肾固精、养心安神等功效，是老年人和脑力劳动者的理想食品。

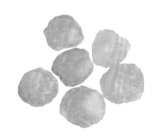

糖橘饼（广式）

糖橘饼表面干燥，有糖霜，入口甜糯，风味较浓，回味无穷，是归国探亲华侨必带土特产之一。

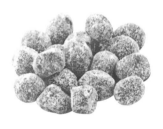

奶油话梅（广式）

甜中带酸，富奶油芳香，果肉食尽后，尚可从果核中吮吸出甜香之味。含食可生津止渴，使人回味无穷，有助茶兴。

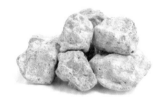

无花果（苏式）

含有较高的果糖、果酸、蛋白质、维生素等成分，有滋补、润肠、开胃、催乳等功效。

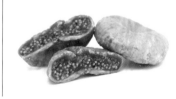

大福果（闽式）

大福果又名拷扁橄榄，制品果形硕大，棕褐发亮，果肉甜脆而带异香，甜味渗达果核，使人回味无穷，久储不坏。

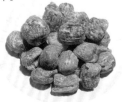

嘉应子（闽式）

嘉应子由特级或一级李胚去核而成。个体较大且肉质较厚，食用方便、营养丰富。

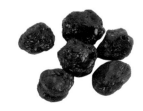

十香果（闽式）

选用新鲜橄榄与白糖腌制而成，色泽光亮、形状整齐、味甜多香、风味别致。

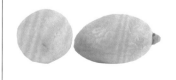

花色肉食
——香肠、腊肠、熏肉及其他

人们日常生活中所消费的动物类食品中，有很大一部分都是加工好的熟制品，包括各种肉松、卤肉、香肠等，这些制品经过加工后，芳香浓郁，营养丰富。

香肠

我国的香肠有着悠久的历史，主要分为川味香肠和广味香肠两种。以前，香肠是每年过年前制作的凉盘，过年吃香肠已经成为南方很多地区的习俗。

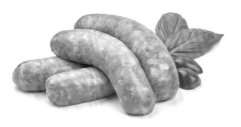

腊肉

腊肉是湖北、四川、湖南、江西、贵州、陕西的特产，已有几千年的历史。腊肉之所以被称为"腊肉"，与腊肉一般都在腊月里制作以待年夜饭之用有关。

据记载，早在2000多年前，汉宁王张鲁兵败南下，途经汉中红庙塘时，汉中人用上等腊肉招待过他；又传，清光绪二十六年，慈禧太后携光绪皇帝避难西安，陕南地方官吏曾进贡腊肉御用，慈禧食后，赞不绝口。

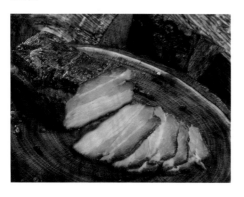

火腿

火腿是用猪腿腌制而成的。节庆喜日或家有贵客取之为宴。火腿有健脾开胃之功效，历来被作为席上佳品。

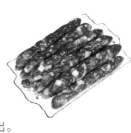

腊肠

腊肠是以肉类为主料，灌入动物肠衣，经发酵、风干制成的肉制品。腊肠可分为三大类：生抽肠、老抽肠及润肠。以广式腊肠为代表，色泽光润、脂肪雪白、条纹均匀、手感干爽、腊衣紧贴、结构紧凑、弯曲有弹性；切面肉质光滑无空洞、无杂质、肥瘦分明、肉质感好；腊肠切面香气浓郁、香味突出。

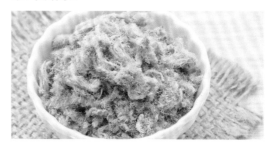

肉松

肉松是哈尼族十月年宴上常见的一道风味菜肴。肉松的肉料选择多样，如猪、牛、鱼、泥鳅、黄鳝等。

熏肉

　　熏肉是我国河北特产，制作时先在锅中加水，之后加入八角、花椒、茴香、肉桂、丁香、砂仁、酱油等调料，水烧开后将切成大块的猪肉加入其中煮制，需煮2~4小时，然后放在篦子上用锯末熏烤，其呈现出来的肉色、香、味俱佳，深得食客喜爱。

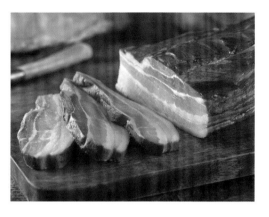

卤肉

　　卤是我国传统的烹制技法。制作时，先将糖炒好，然后加入高汤和调配好的调味包，煮制后即成卤汁；将肉投入卤汁中卤制，所得的肉即成卤肉。卤肉质地适口、味感丰富、香气宜人、润而不腻，不仅有醇厚的五香味感，还有特别的香气。

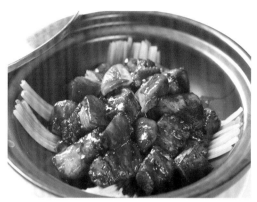

肉丸

　　肉丸是由六成肥肉和四成瘦肉加上葱、姜、鸡蛋等配料剁成肉泥后攥成的丸子，可清蒸、可红烧，肥而不腻。清香味醇，肉质鲜嫩。肉丸是餐桌上的一道家常菜，鱼丸、肉丸混合上席，更有成双、有余的寓意。

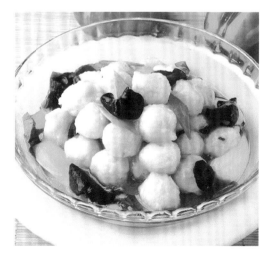

牛肉干

　　牛肉是中国人的第二大肉类食品，享有"肉中骄子"之美誉。牛肉干保持了牛肉耐咀嚼的风味，久存不变质。相传，早在成吉思汗建立蒙古帝国时，蒙古骑兵携带着只有十几斤的牛肉干出征，在作战中，蒙古骑兵就是依靠牛肉干和水来给养的。

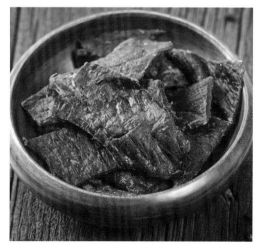